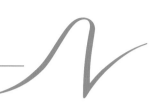

系統看護学講座

別巻

緩和ケア

■編集

恒藤　暁　京都大学大学院教授

田村　恵子　大阪歯科大学専任教授
　　　　　　がん看護専門看護師

■執筆

新幡　智子　慶應義塾大学専任講師

市原　香織　淀川キリスト教病院
　　　　　　がん看護専門看護師

宇都宮明美　関西医科大学教授

梅田　恵　ファミリー・ホスピス株式会社
　　　　　執行役員・副社長

小江奈美子　京都大学医学部附属病院
　　　　　　慢性疾患看護専門看護師

大久保暢子　聖路加国際大学大学院教授

太田　桂子　おおた社会福祉士事務所代表
　　　　　　認定社会福祉士（医療分野）

小泉亜紀子　関西医科大学大学院看護学研究科
　　　　　　博士後期課程

笹原　朋代　前東京女子医科大学教授

佐藤　寧子　慶應義塾大学健康マネジメント
　　　　　　研究科研究生
　　　　　　精神看護専門看護師

白井　由紀　京都大学大学院准教授

高梨　早苗　神戸女子大学大学院看護学研究科
　　　　　　博士後期課程
　　　　　　老人看護専門看護師

高野　純子　藤沢湘南台病院
　　　　　　がん看護専門看護師

竹川　幸恵　大阪府立病院機構
　　　　　　大阪はびきの医療センター
　　　　　　呼吸ケアセンター副センター長

竹之内沙弥香　京都大学大学院准教授

竹之内直子　前京都大学大学院
　　　　　　小児看護専門看護師

田村　恵子　大阪歯科大学専任教授
　　　　　　がん看護専門看護師

恒藤　暁　京都大学大学院教授

朴　順禮　慶應義塾大学専任講師

平原　優美　日本訪問看護財団常務理事
　　　　　　在宅看護専門看護師

二見　典子　一般社団法人いいケア研究所
　　　　　　代表理事

松岡　真里　三重大学大学院教授
　　　　　　小児看護専門看護師

宮下　光令　東北大学大学院教授

医学書院

系統看護学講座　別巻　緩和ケア

発　　行	2007 年 3 月 1 日	第 1 版第 1 刷
	2013 年 2 月 1 日	第 1 版第 12 刷
	2014 年 1 月 6 日	第 2 版第 1 刷
	2019 年 2 月 1 日	第 2 版第 7 刷
	2020 年 2 月 1 日	第 3 版第 1 刷ⓒ
	2024 年 2 月 1 日	第 3 版第 5 刷

編　者　恒藤 暁 ・田村恵子

発行者　株式会社　医学書院

　　　　代表取締役　金原　俊

　　　　〒113-8719　東京都文京区本郷 1-28-23

　　　　電話　03-3817-5600(社内案内)

　　　　　　　03-3817-5657(販売部)

印刷・製本　アイワード

本書の複製権・翻訳権・上映権・譲渡権・貸与権・公衆送信権(送信可能化権
を含む)は株式会社医学書院が保有します.

ISBN978-4-260-03865-2

はしがき

　わが国の緩和ケアは，これまでがん医療を中心に発展してきた。しかし，緩和ケアはがん患者だけではなく，がん以外の疾患の患者にも不可欠であることが広く認識されるようになり，2018(平成30)年には末期心不全患者の緩和ケアが診療報酬上認められるようになった。また，世界保健機関は，緩和ケアの定義を「生命をおびやかす病に関連する問題に直面している成人と小児の患者およびその家族の苦痛を予防しやわらげることである。これらの問題には，患者の身体的，精神的，社会的，スピリチュアルな苦痛，そして家族の精神的，社会的，スピリチュアルな苦痛が含まれる」と2018年に改定した。緩和ケアの中核は，「苦痛へのアプローチ」と「Quality of Lifeの向上」と言えるであろう。緩和ケアは，身体的・精神的症状の軽減を主とする症状マネジメントに焦点が当てられることが多いが，その本質は，病むことや死と向き合うことを余儀なくされることに苦悩し，これからの人生をどう生きるかについて思い悩む人々に寄り添い，歩んでいくことにある。すなわち，医療者にも，人間の根源的な苦悩に目を向けていく姿勢が求められている。

　こうした緩和ケアの広がりと深まりを鑑み，今回の改訂では，「病気の種類，病期，年齢，療養場所を問わない，多職種による横断的な緩和ケア」を提供することを心に留めながら，全体の構成を刷新している。第1章では「緩和ケアの現状と展望」，そして第2章，第3章，第4章では質の高い緩和ケアの実践に欠かせないチームアプローチ，コミュニケーション，倫理的な課題についての基本的な知識および臨床でよく遭遇する課題とその対応を学ぶ。そして，第5章では全人的ケアの実践を行うために必要とされる身体的ケア，精神的ケア，社会的ケア，そしてスピリチュアルケアについて，これまでがん患者に対する緩和ケアで積み上げられてきた基本的な考え方と臨床での実践を学び，第6章では「緩和ケアの広がり」として，ライフサイクルにおける広がり，さまざまな疾患への広がり，療養の場の広がりを学ぶ。現場での実践に基づく「臨床の知」とも言うべき内容をふんだんに織り込み，提示している。

　第7章，第8章では，緩和ケアのなかでもとくに配慮を必要とする臨死期のケアのエッセンスや，多様化する社会の縮図ともいえるそれぞれの家族に対するケアについて，理論やエビデンスをふまえて解説した。また第9章では，近年，緩和ケアで重視されている内容の1つである医療者自身のケアについて学ぶ。これまで，医療者は自身の悲しみを表出してはいけないとの無言のルールのもとに，黙々とケアに従事することが美徳とされてきた。しかし，よりよい緩和ケアの実践には医療者のストレスやグリーフへのケアが不可欠であり，そ

のためにはセルフケアが必要であることについて，マインドフルネスを中心に解説した。そして第 10 章，第 11 章では，提供する緩和ケアの質を向上するための医療者に対する教育システムや，エビデンスに基づく緩和ケアの開発を目ざす研究について，丁寧にわかりやすく説明している。

　このように本書は，緩和ケアに関する基本的な知識と考え方と「臨床の知」を織り混ぜながら，さらなる発展をとげようとする緩和ケアに必要な内容を網羅している。各章において，その領域の第一人者として認識されている著者により執筆を行った。看護を学ぶ学生，および臨床に携わる看護師をはじめとする医療者の緩和ケアへの関心が高まり，それぞれが理解を深めてその実践力を高めることができれば，それはまさしく患者と家族の Quality of Life の向上に繋がることであろう。ぜひ本書を手に取っていただき，一方通行ではない，双方向の書籍として活用していただければ幸いである。

　2020 年 1 月

編者ら

目次

第4章 緩和ケアにおける倫理的課題
竹之内沙弥香

第5章 全人的ケアの実践

新幡智子・佐藤寧子・平原優美・田村恵子

第6章 緩和ケアの広がり

松岡真里・竹之内直子・高梨早苗・市原香織・
宇都宮明美・竹川幸恵・小泉亜紀子・
大久保暢子・小江奈美子・太田桂子

第7章 臨死期のケア
高野純子

第8章 家族のケア
二見典子

第9章　医療スタッフのケア

朴　順禮

第10章　緩和ケアに関する教育

笹原朋代

第11章 緩和ケアにおける研究

宮下光令

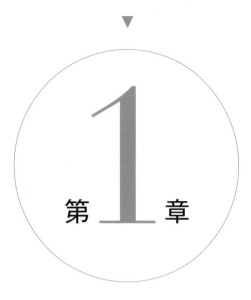

緩和ケア

第 1 章

緩和ケアの現状と展望

　医療の役割は，「ときに癒し，しばしば苦痛をやわらげ，つねに慰めるために(To cure sometimes; to relieve often; to comfort always)」と中世後期にいわれた(作者不詳)。現代医療の進歩には目ざましいものがあるが，この言葉は，現代医療の目ざすべきものとなんら違いはないように思われる。むしろ，治療が重視されるあまり，苦痛をやわらげたり，患者を慰めたりすることがおろそかになっている。

　かつて**緩和ケア**は，「治癒を目的とした治療に反応しなくなった疾患をもつ患者に対して行われる積極的で全体的な医療ケア」であると提唱され，終末期ケア terminal care と同義であると理解された。現在では，「早期からの緩和ケア」や「診断時からの緩和ケア」などと提言され，終末期ケアとは一線を画すものといわれる。しかし，実際にそうであろうか。対象者，時期，提供の場所などの緩和ケアのあり方が新たに問われている。

　本章では，緩和ケアの現状と展望についてみていく。

A｜緩和ケアの歴史と発展

① 世界の緩和ケア

1 ホスピスの誕生

　まずは，世界の緩和ケアの歴史と発展についてみていく(▶表1-1)。緩和ケアの起源は**ホスピス** hospice である。ラテン語のホスペス hospes は「旅人」と「宿の主人」の2つを意味し，ホスピティウム hospitium は「客をあたたかくもてなす」ことを意味する。ホスピスとは，ホスペスとホスピティウムの両方をあらわす言葉である。

　中世のホスピスは，巡礼者や傷病者の安息所として，11世紀にヨーロッパ西部に誕生した。また，貧しく虐げられた人々に安らぎと必要な支援を施すために，1879年にアイルランドのダブリンにおいて聖母ホスピス Our Lady's Hospice が創立された。これが近代ホスピスの原型といわれている。

▶表 1-1　世界の緩和ケアの歴史と発展

年	できごと
11 世紀	ホスピスが安息所としてヨーロッパ西部に誕生(中世ホスピス)
1879 年	聖母ホスピスがアイルランド・ダブリンに創立(近代ホスピス)
1967 年	セント・クリストファー・ホスピスが英国・ロンドンに創立(現代ホスピス)
1974 年	コネチカットホスピスが米国・コネチカット州に創立
1975 年	緩和ケア病棟がカナダ・モントリオールのロイヤル・ビクトリア病院に開設
	緩和ケアチームの活動が米国・ニューヨークの聖ルカ病院で開始
1986 年	WHO が「がんの痛みからの解放」を刊行
1988 年	欧州緩和ケア学会が設立
1990 年	WHO が「がんの痛みからの解放とパリアティブ・ケア」を刊行
1995 年	アジア太平洋ホスピス緩和ケア協会が設立
1996 年	国際ホスピス緩和ケア協会が設立
2004 年	アフリカ緩和ケア協会が設立
	WHO 欧州部門が「緩和ケア提言書(The Solid Facts: Palliative Care)」を刊行
	全米ホスピス緩和ケア連合が「良質な緩和ケア臨床実践ガイドライン(第 1 版)」を刊行
2008 年	英国・国民保健サービスが「終末期ケア戦略(End of Life Care Strategy)」を導入
2009 年	全米ホスピス緩和ケア連合が「良質な緩和ケア臨床実践ガイドライン(第 2 版)」を刊行
2011 年	WHO 欧州部門が「高齢者の緩和ケア提言書(The Solid Facts: Palliative Care for Older People)」を刊行
2013 年	全米ホスピス緩和ケア連合が「良質な緩和ケア臨床実践ガイドライン(第 3 版)」を刊行
	欧州緩和ケア学会が「欧州緩和ケア学会白書:緩和ケア教育におけるコア・コンピテンス」を発表
2014 年	欧州緩和ケア学会が「欧州緩和ケア学会白書:認知症の高齢者における最適な緩和ケア」を発表
2016 年	欧州緩和ケア学会が「欧州緩和ケア学会白書:緩和ケアにおけるアウトカム測定」を発表
2017 年	欧州緩和ケア学会が「アドバンス・ケア・プランニングの定義と推奨」を発表
2018 年	WHO が緩和ケアの定義を改定
	全米ホスピス緩和ケア連合が「良質な緩和ケア臨床実践ガイドライン(第 4 版)」を刊行

2　現代ホスピス運動

　　現代ホスピスの歴史は，英国の看護師・ソーシャルワーカー・医師であり，現代ホスピス運動の母とよばれる**シシリー・ソンダース** Cicely Saunders (1918〜2005)が，1967 年に英国のロンドンに創立した**セント・クリストファー・ホスピス** St Christopher's Hospice から始まる。このホスピスは病院とは異なる建物であり(完全独立型ホスピス)，医療者，宗教家，ボランティアなどが学際的チーム interdisciplinary team(専門分野の垣根をこえたチーム)となり，患者と家族，遺族のケアの実践，教育・研修，そして研究を行った。

　　ソンダースは当初看護師であったが，その後ソーシャルワーカーとなり，終末期がん患者との出会いを通して医師を志し，39 歳のときに医師となった。オピオイド鎮痛薬によるがん疼痛治療の研究に取り組み，そしてセント・クリストファー・ホスピスを創立した。

　　ソンダースは，「あなたはあなたであるから重要であり，あなたの人生の最後のときまで重要です。私たちはあなたが平安のうちに死ぬことができるだけでなく，最後まで生きることができるように，できる限りのことをさせていただきます(You matter because you are you. You matter to the last moment of your life, and we will do all we can not only to help you die peacefully, but also to live until you die.)」という名言を残している[1]。そこでは，患者 1 人ひとりの尊厳をまもり，最後のときまで生に焦点をあてることを提唱している。

英国における▶ ホスピスケア　　英国におけるホスピスケアは，がん患者と非がん患者の双方を対象として，約 200 の完全独立型ホスピスによる入院ケアに加え，外来ケア，デイケア，在宅ケアなどで幅広く提供されている[2]。ホスピスの運営は，国民保健サービス National Health Service（NHS）によるものから慈善団体の寄付によるものまでさまざまであるが，患者の医療費は無料となっており，英国の緩和ケアは世界で最もすぐれたものとされている。英国で生まれたセント・クリストファー・ホスピスが現代ホスピスの 礎（いしずえ）となり，英国だけでなく，北米，欧州，アジア，アフリカ，南米へと世界的に広がっていった。

3 緩和ケアの始まり

　　カナダの医師で緩和ケアの父とよばれる**バルフォア・マウント** Balfour Mount（1939〜）は，セント・クリストファー・ホスピスでソンダースに会ったのち，カナダのモントリオールにあるロイヤル・ビクトリア病院に，セント・クリストファー・ホスピスと同様のケアができるように**緩和ケア病棟** palliative care unit を 1975 年に開設した。カナダのフランス語圏では，「ホスピス」という言葉は孤児・貧困者・高齢者の収容施設を意味したため，マウントはそれにかえて緩和ケア palliative care という言葉をはじめて用いた。これ以降，カナダでは緩和ケアという言葉が浸透し，その取り組みが進められていった。

カナダにおける▶ 緩和ケア　　カナダの国土は広く（国土面積は世界第 2 位，人口密度は 183 位），都市部と地方での地域格差，がん患者が心不全や慢性閉塞性肺疾患の患者よりも緩和ケアを多く受けているという疾患格差，45〜74 歳の人が若年成人や高齢者よりも緩和ケアを多く受けているという年齢格差があると報告されている[3]。マウントらは，北米で初となる国際緩和ケア学会 International Congress on Palliative Care を 1976 年に開催した。それ以降，2 年に 1 回マギル大学主催で開催し，緩和ケアを発展させるため，学術的・学際的な活動に取り組んでいる。

キューブラー=ロス▶ の「死にゆく過程」　　1960 年代の米国において，死について患者と語ることはタブーであった。しかし，英国におけるソンダースの活動が紹介されたのち，スイス出身の精神科医である**エリザベス・キューブラー=ロス** Elisabeth Kübler-Ross（1926〜2004）の活動が，米国でのホスピス運動に重要な役割を果たした。キューブラー=ロスは，米国での終末期患者へのインタビューを通して「**死にゆく過程**」

1) Saunders, C.: Cicely Saunders, Selected Writings 1958-2004. p.xxiii, Oxford University Press, 2006.
2) Hospice UK Web サイト（https://www.hospiceuk.org/）（参照 2019-05-08）.
3) Canadian Institute for Health Information: Access to Palliative Care in Canada.（https://www.cihi.ca/sites/default/files/document/access-palliative-care-2018-en-web.pdf）（参照 2019-05-08）.

を，① 否認，② 怒り，③ 取り引き，④ 抑うつ，⑤ 受容の 5 段階にあらわした。「死は成長の最終段階」と表現し，死に直面した患者は驚くべき成長をみせると主張している。同時に「けっして患者さんを安らぎや受容へ導こうとしてはいけません。それは有害です。みなさんは，どんな人であろうと，ありのままに受け入れるべきなのです」ともいい，死の受容の理想化を強く退けている[1]。

米国における▶
ホスピスケア
　米国における最初のホスピスは，1974 年に創立されたコネチカットホスピスである。このホスピスは完全独立型であり，入院ケアと在宅ケアの両方を提供している。その後，米国では在宅ホスピスケアが中心となって発展し，約4,400 か所で在宅ホスピスケアが提供されている。メディケア（高齢者向け医療保険制度）を利用して亡くなった患者のうち，48％がホスピスケアを受けている。2016 年の統計では，患者の疾患については，がん 27％，循環器疾患19％，認知症 18％，呼吸器疾患 11％，脳血管障害 10％となっている。患者の年齢は 80 歳以上が 64％であり，ケアの期間は平均 71 日（中央値 24 日），死亡場所は自宅 45％，老人ホーム 33％，ホスピス入院施設 15％，急性期病院 7％となっている[2]。

緩和ケアチーム▶
の始動
　ニューヨークの聖ルカ病院において，多職種で構成された**緩和ケアチーム**の活動が 1975 年から開始した。これが世界初の緩和ケアチームとされている。おもな活動は，① 病棟スタッフとの協働による患者の身体的・精神的・社会的・スピリチュアルな問題への対応，②（悲嘆が問題となる可能性の高い）家族へのかかわりと支援，③ 病棟スタッフへの助言と支援，④ 緩和ケアに関する学際的な教育，⑤ 転院調整や退院調整の支援，などがあげられる。新たに緩和ケア病棟を開設することなく，専門的な緩和ケアを提供できるこの制度は，世界の医療機関で広く受け入れられている。

4 緩和ケアの世界的な発展

WHO による▶
取り組み
　世界保健機関 World Health Organization（**WHO**）は，緩和ケアの普及においても大きな役割を果たした。1986 年にがん疼痛治療の改善を目ざして「がんの痛みからの解放」，1990 年に「がんの痛みからの解放とパリアティブ・ケア」を刊行し，このなかで緩和ケアの必要性を提言した。また，2018 年に緩和ケアの定義を改定した（▶8 ページ）。さらに，WHO は緩和ケアを健康に対する人権として位置づけた。

学会・協会の設立▶
　WHO の緩和ケアに関する積極的な取り組みと国際的な連携が進むことで，緩和ケアは急速に世界中へと広がっていった。1988 年には緩和ケアの普及の

1）堀江宗正：キューブラー=ロスにおける「死の受容」：今，どう読むか．老年精神医学雑誌 23(10)：1187-93，2012.
2）National Hospice and Palliative Care Organization（NHPCO）(https://www.nhpco.org)（参照 2019-05-10).

ために欧州緩和ケア学会が設立され，1995 年にアジア太平洋ホスピス緩和ケア協会，1996 年に北米の国際ホスピス緩和ケア協会，2001 年に中南米緩和ケア協会，2004 年にアフリカ緩和ケア協会が設立された。緩和ケアは，国・地域の医療体制に応じたさまざまな形で世界的に発展している。

　また，緩和ケアに関する組織や団体が，提言書やガイドライン，報告書などを次々と発行している（▶3ページ，表 1-1）。WHO 欧州部門は，2004 年に「緩和ケア提言書」を発行した。また，全米ホスピス緩和ケア連合は，質の高い緩和ケアを提供するために基本的な概念と構造およびプロセスを記載した「良質な緩和ケア臨床実践ガイドライン，第 1 版」を 2004 年に発行した。ガイドラインはその後も改定が重ねられ，2018 年に発行された第 4 版では，① 構造とプロセス，② 身体面，③ 精神面，④ 社会面，⑤ スピリチュアル・宗教的・実存的面，⑥ 文化面，⑦ 臨死期のケア，⑧ 倫理的・法的面から構成されたものとなっている。

② わが国の緩和ケア

チームアプローチ▶　次に，わが国の緩和ケアの歴史と発展についてみていく（▶表 1-2）。精神科医・ホスピス医であり，わが国におけるホスピスケアの先駆者である柏木哲夫（1939〜）は，1973 年に「死にゆく人への組織的なケア Organized Care of Dying Patient」としてのチームアプローチの活動を淀川キリスト教病院で開始し，「死にゆく人々のケア：末期患者へのチームアプローチ」などを記した。このような活動によってわが国における終末期ケアへの関心が高まり，1977 年に日本死の臨床研究会が設立された。

緩和ケア病棟▶　わが国初の院内独立型ホスピス病棟（病院の敷地内に独立した建物としてホスピス病棟をもつ病院）が 1981 年に聖隷三方原病院に，つづいて院内病棟型ホスピス病棟（病院内の一病棟としてホスピス病棟をもつ病院）が 1984 年に淀川キリスト教病院に開設された。そして，国民健康保険の診療報酬として**緩和ケア病棟入院料**が 1990 年に新設された。これは，施設基準に適合する緩和ケアを行う病棟を有する医療機関において，定額の診療報酬が得られる制度である。これらをきっかけとして，緩和ケア病棟という，病院内の専門病棟による緩和ケアが発展していったことは，わが国において特徴的である。

　全国のホスピス・緩和ケア病棟が集まり，ホスピス緩和ケアの質の向上と啓発・普及を目的として，1991 年に全国ホスピス・緩和ケア病棟連絡協議会が設立された。また，緩和医療の学際的かつ学術的研究を促進し，その実践と教育を通して社会に貢献することを目的として，日本緩和医療学会が 1996 年に設立された。その後も緩和ケア病棟は増加しつづけており，2020 年 11 月現在，緩和ケア病棟をもつ医療機関は全国で 453 施設となった。これは一般病院（2019 年 1 月現在，7,378 施設）の 5% 強に緩和ケア病棟があることになる。

▶表1-2　わが国の緩和ケアの歴史と発展

年	できごと
1973（昭和48）年	「死にゆく人への組織的なケア」の活動が淀川キリスト教病院で開始
1977（昭和52）年	日本死の臨床研究会が設立
1981（昭和56）年	院内独立型ホスピス病棟が聖隷三方原病院に開設
1984（昭和59）年	院内病棟型ホスピス病棟が淀川キリスト教病院に開設
1990（平成 2）年	「緩和ケア病棟入院料」が新設
1991（平成 3）年	全国ホスピス・緩和ケア病棟連絡協議会が設立
1992（平成 4）年	緩和ケアチームの活動が昭和大学で開始
1996（平成 8）年	日本緩和医療学会が設立
2002（平成14）年	「緩和ケア診療加算」が新設
2004（平成16）年	全国ホスピス・緩和ケア病棟連絡協議会から日本ホスピス緩和ケア協会に改称
2006（平成18）年	在宅療養支援診療所が設置
2007（平成19）年	第1期がん対策推進基本計画の策定と推進
2012（平成24）年	第2期がん対策推進基本計画の策定と推進
	機能強化型在宅療養支援診療所が設置
2016（平成28）年	在宅緩和ケア充実診療所が設置
2017（平成29）年	第3期がん対策推進基本計画の策定と推進
2018（平成30）年	「緩和ケア診療加算」に末期心不全が適応疾患に拡大

緩和ケアチーム▶　わが国で初となる緩和ケアチームの活動は，1992年から昭和大学で開始された。2002年には診療報酬として**緩和ケア診療加算**が新設された。これは，一定の要件を満たした緩和ケアチームで患者を診療すると診療報酬が得られる制度である。おもにがん患者を対象として，病院における緩和ケアチームによるコンサルテーション活動が広がっていった。緩和ケア診療加算においては，2018年に末期心不全が適応疾患に拡大された。

　緩和ケア診療加算の届出受理された緩和ケアチームのある医療機関は，2019年6月現在で391施設あるが，がん診療連携拠点病院の施設基準を満たす緩和ケアチームだけでなく，この基準を満たさない緩和ケアチームも含めると，1,000近い医療機関に緩和ケアチームが結成されていると考えられる。

がん対策推進▶
基本計画　わが国におけるがん対策の一層の充実をはかるため，2006年に**がん対策基本法**が成立し，緩和ケアはがん医療政策の重点課題の1つとして取り組まれるようになった。この基本法にのっとり，2007年に第1期がん対策推進基本計画，2012年に第2期がん対策推進基本計画，2017年に第3期がん対策推進基本計画が策定され，がん対策が総合的かつ計画的に推進されている。

　第1期では，がん診療連携拠点病院を中心に，緩和ケアの提供体制の整備，緩和ケアチームの設置，緩和ケア研修会の開催などが取り組まれ，第2期では，小児がん拠点病院の整備，がん患者の就労支援，がん教育などが取り組まれた。第3期では，緩和ケアの提供体制の充実，緩和ケア研修会などを通じた幅広い人材育成，地域におけるほかの医療機関との連携などが目標になって取り組まれているところである。

　がん診療連携拠点病院は2020年11月現在で493施設あり，緩和ケアチームが要件の1つとなっている。このように，わが国における緩和ケアは，医療

　　制度的にも財政的にも診療報酬の枠組みのなかで発展してきた。

B｜緩和ケアの理念

① 緩和ケアの定義

　　WHO は，2018 年に緩和ケアの定義を「生命をおびやかす 病(やまい) に関連する問題に直面している成人と小児の患者およびその家族の苦痛を予防しやわらげることである。これらの問題には，患者の身体的，精神的，社会的，スピリチュアルな苦痛，そして家族の精神的，社会的，スピリチュアルな苦痛が含まれる」と改定した[1]。そして，表1-3 に示すように緩和ケアの目ざすものをあげている。WHO の定義によれば，緩和ケアの中核は「苦痛へのアプローチ」と「Quality of Life（QOL）の向上」といえるであろう。

　　わが国では，これまでの緩和ケアはがん患者を中心に発展してきた。今後はWHO の定義にあるように，がん患者のみではなく「生命をおびやかす病」のある患者全般に適用していくことが重要である。また，WHO の定義の原文に

▶表 1-3　緩和ケアの目ざすもの

- 身体的，精神的，社会的，スピリチュアルな苦痛からの問題を早期に見いだし，的確に評価を行い，対応する。
- QOL を向上し，尊厳と快適さを高め，病の経過にもよい影響を与える可能性がある。
- 病の経過を通して患者と家族に寄り添う。
- 重篤な，または生命をおびやかす健康問題の予防，早期の評価および治療と統合したり，補完したりする。
- 延命を目的とする治療と並行して，病の経過の早期から適用する。
- 終末期が近いときの病気の治療や延命治療の代替法を提供し，適切な生命維持の治療に関する意思決定支援を行う。
- 重篤な，または生命をおびやかす病気，そしてその治療に伴って，身体的，精神的，社会的またはスピリチュアルな続発症を長期にかかえている人にも適用される。
- 患者の死後，必要に応じて遺族に寄り添い支援する。
- 患者と家族の貧困により病気となるような影響を軽減し，病気や障害による経済的な困難からまもることを目ざす。
- 死を早めようとするものではなく，患者の価値観に基づき適切な快適さを達成するために必要な治療を提供する。
- 基本的から専門的までのさまざまなレベルの緩和ケアの研修を受けた，プライマリ・ケア従事者，ジェネラリスト，専門家を含めたあらゆる医療者から適用される。
- 地域の人々の積極的な参加を促す。
- すべての医療機関と在宅ケアでアクセスできる。
- ケアの継続性を向上させ，医療制度を強化する。

（WHO: Integrating palliative care and symptom relief into primary health care. WHO, 2018 による，筆者訳）

1）WHO: Integrating palliative care and symptom relief into primary health care（https://www.who.int/palliativecare/en/）（参照 2019-05-22）.

ある「suffering」は「苦痛」と訳されることが多いが,「苦悩」という意味もある。苦痛を身体的・精神的症状ととらえて症状マネジメントだけに焦点をあてるのではなく,人間の根源的な苦悩に目を向けていくことと,患者・家族・医療者がいかに病と死に向き合うかが重要かつ困難な課題である。さらに,医療の対象は患者であるが,緩和ケアの対象は患者,家族そして遺族が対象となる。家族への支援や死別後のケアにも取り組むことが求められる。

② 全人的苦痛

ソンダースは,1966年に臨床概念として**全人的苦痛** Total Pain を提唱し,「全人的苦痛には,身体的,精神的,社会的,そしてスピリチュアルな要素がある。患者はその言葉において,そして私たち医療者はそのアプローチと治療において,どちらも,これらの1つ2つを別々に取り扱うことはできないのである」と述べている[1]。ソンダースは,患者の主観的経験を描写するものとして全人的苦痛を記述しており,図式化はしていない。

その後,英国の緩和ケアの指導者であり,「WHO方式がん疼痛治療法」の専門家委員である**ロバート・トワイクロス** Robert Twycross(1941〜)らは,全人的苦痛を,① 身体面(痛み,痛み以外の症状,治療の副作用など),② 精神面(診断の遅れに対する怒り,効果のない治療への怒り,ボディイメージの変化など),③ 社会面(家族や家計の心配,職場での信望と収入の喪失,社会的地位の喪失など),④ スピリチュアルな面(「なぜ私におこったのか」「なぜこんなに私を苦しめるのか」「人生にどんな意味と目的があるのか」など)の構成要素を図式化した(▶図1-1)。この図式化がきっかけとなって,医療者はより広い視点にたって患者を診療するようになった。

しかし,その一方で,各要素に対して個別的に対応するようになっていることが新たな課題となっている。医学では細分化と専門化が一層進んでおり,科学的・客観的に評価することが重視され,人間を臓器・細胞・ゲノムといったようにミクロの視点でとらえようとしている。これに対して全人的苦痛の視点とは,患者その人全体をとらえることである。そこでは,相手との人格的なふれ合いを大切にすることが重要である。

③ Quality of Life(QOL)

緩和ケアは,患者と家族のQOLの維持・向上を目ざすものである。QOLは,「生命の質」「生活の質」「人生の質」などと訳されてきたが,現在では頭文字であるQOLであらわされることが多い。「life」には,生命,生活,人生,生

---

1) Saunders, C.: The Last Frontier. *Frontier*, 1966, Autumn: 183-186, 1966.

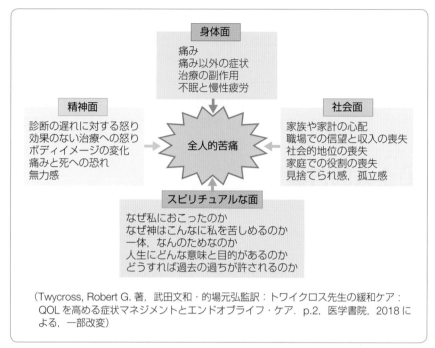

▶図 1-1　全人的苦痛の構成要素

きがいといった深淵な意味がある。

　QOLは，1960年代に米国で社会経済指標として用いられた。その後は医療においても議論され，医療者による客観的な評価だけではなく，患者自身による評価も取り入れることが重視され，さまざまな評価尺度が開発された。QOLは，患者報告アウトカム[1]patient-reported outcomes の 1 つである。

　QOLには，患者の期待と現実の認識の差（ギャップ）が反映されるといわれている[2]。その差が大きい場合はQOLが低く，その差がせばまるとQOLは向上することになる。現実の改善が可能な場合にはそれを目ざすことになるが，困難な場合には，患者と信頼関係を築きながら，期待を現実に近づけるようにアプローチすることが重要である。

QOL の定義▶　QOLの定義に関して，統一された見解はない。領域や目的に応じてとらえ方が異なり，操作的定義（操作主義の立場から概念や研究手続きを定義すること）として取り扱われている。QOLを考える場合には，その概念と範囲を分野ごとに認識することが必要である。

　QOLでは，多次元性（多面性）と主観性が重要である。QOLの構成概念としては，身体面（痛み，身体症状，副作用など），機能面（日常役割，活動など），

---

1) 面接，自己記入式質問票，または生活・健康状態・治療についての日誌などのほかのデータ収集ツールを介して，患者から直接得られる情報。
2) Calman, K. C.: Quality of life in cancer patients, an hypothesis. *Journal of Medical Ethics*, 10(3)：124-127, 1984.

▶表1-4　代表的な QOL 評価尺度

プロファイル型尺度（価値づけを加えない尺度）
①包括的尺度：疫学研究，臨床研究 　SF-36（Medical Outcomes Study 36-Item Short-Form Health Survey） 　SIP（Sickness Impact Profile） 　NHP（Nottingham Health Profile） ②疾患特異的尺度：臨床研究，臨床試験 　KDQOL（Kidney Disease Quality of Life） 　RDQ（Roland-Morris Disability Questionnaire） 　EPIC（The Expanded Prostate Cancer Index Composite）
効用値尺度（選好に基づく尺度）：経済評価・決断分析
EQ-5D（EuroQol 5 Dimension） 　HUI（Health Utilities Index） 　SF-6D（The Six-Dimensional Health State Short Form）

精神面（不安，抑うつ，認知機能など），社会面（家族や社会との調和，社会的役割，経済環境など）が中心をなし，それをスピリチュアリティ（平穏な気持ち，生きがい，信念など）が下支えするというものが代表的である。

QOL の評価方法▶　QOL の評価方法としては，①インタビューを行い，内容を分析する質的評価法，②患者自記式尺度（調査票）を用いて調査し，得られた点数（スコア）を統計学的に解析する量的評価法，の2種類がある。

　医療介入を評価する目的で QOL を使用する場合は，医療介入以外の外的要因（生きがい，人生の満足度，住居，経済状態など）は含めない。つまり医療の領域では，患者の健康状態に由来し，医療介入によって改善する可能性のある領域に限定して測定することになる。このように健康の領域あるいは医療の領域で用いる QOL を健康関連 QOL（health-related QOL；HRQOL）とし，健康に関連しない QOL とは分けて考える。

　しかし，終末期がん患者などの QOL を評価する場合は，健康関連 QOL に加えて，生きる意味や目的，病気の意味，信念などの実存的な問いを含むスピリチュアルな面を含める。終末期患者の QOL に影響する要因は，①個人的および社会的な環境，②ケアの構造，③ケアのプロセス，④医療の満足度，⑤生活の質と人生の長さ，であると報告されている[1]。

**プロファイル型▶
尺度**　QOL にはおもに2種類の評価尺度がある（▶表1-4）。1つは，健康状態を測定する**プロファイル型尺度**である。主観的健康度をいくつかの側面から評価する多次元尺度が多くを占め，その結果は医薬品・医療機器の開発や臨床現場に応用される。プロファイル型尺度は，さらに包括的尺度と疾患特異的尺度に分けられる。包括的尺度は，健康な人・なんらかの疾患をもっている人の双方に

---

1) Stewart, A. L. et al.: The concept of quality of life of dying persons in the context of health care. *Journal of Pain and Symptom Management*, 17(2)：93-108, 1999.

適用できるグローバルな尺度である。一方，疾患特異的尺度は，特定の疾患の患者だけを対象としており，臨床研究や臨床試験などの治療効果を評価する研究などに使用される。

効用値尺度▶　もう 1 つは**効用値尺度**である。選好に基づく尺度 preference-based measure ともいわれ，患者の好みによって健康状態に価値づけをしていく尺度である。たとえば奏功率が高かったとしても QOL が低くなるような治療と，奏功率が低かったとしても QOL が保たれる治療のどちらを選ぶかは，患者の価値観や好みによる。その評価として最もよく用いられるのが効用値 utility である。効用値は，死亡した状態を 0，完全に健康な状態を 1 とする範囲の値で得点づけする。

　QOL 評価尺度による結果は，① 治療効果の評価指標，② 疾患あるいは症状の患者への負担感の定量化，③ QOL に影響する要因の同定，④ 将来のアウトカムの予測因子，⑤ 疾患・病態のスクリーニングツール，⑥ 患者と医療者が協働して治療選択肢を決定する際の情報源，⑦ 診療場面での活用，としていかすことができる。

④ 全人的ケア

　カナダのマギル大学は，2001 年に医学部のカリキュラムを改定する際に，**全人的ケア** Whole Person Care を中心にすえることになった。マギル大学では，「単に病気を診断し治療するだけではなく，がんをはじめとする種々の治療困難な病気とともに生きる人々としっかりと向き合い，癒し人となり得る医療者を育てる」と宣言している。マウントが中心となって全人的ケアのプログラムが開発され，「治療 curing」と「癒し healing」の統合を目ざす全人的ケアの教育に取り組んでいる[1]。

　これまでの医学教育では，診断・治療を中心に教えてきた。病気を診断・治療し，問題がおきたときにはそれらに対処し，わるいところがあったらもとに戻すという問題解決型のアプローチである。この場合，患者は医療者に頼り，力は医療者にある。

癒しという▶　しかし，これだけでは十分でなく，そこには癒しというもう 1 つのアプローチ　　アプローチが必要となる。これは病気としっかり向き合い，病気とともに人間として成長し，わるいところをもとに戻せない場合には変化を受け入れることを支援することである。この場合，患者自身が力の源になる。癒しは，患者と医療者の関係性のなかで促され，医療者がそれを支援することになる。これが癒しの概念であり，全人的ケアの教育では，治療と癒しの両方をバランスよく提供する

1) Mount, B., Kearney, M.: Healing and palliative care: charting our way forward. *Palliative Medicine*, 17(8)：657-658, 2003.

ことのできる医療者を育てることが理想である[1]。

それでは，癒しとはなんであろうか。マウントらは「苦痛と苦悩から高潔性，一体性そして心の平安に移行する人生の質の転換」と定義している。人間は苦痛や苦悩があっても，それらを超越して成長する可能性を秘めている。たとえ病気が治らなくても，苦痛や苦悩から十分には解放されなくても，成長，発展，自己実現をしていく，人生の質を転換することができる力を人間はもっている。これを癒しとしている。

医療者に求められる姿勢▶ 全人的ケアは，いままでの医療における見方とは異なる新しいものであり，医療者の姿勢を根本的にかえるものである。「全人」とは人間全体であり，部分ではない。デカルトの心身二元論以来，身体と心は分けて考えられてきたが，全人的ケアでは，心身一如，身体も心も１つである全人に対して，医療者も全人としてアプローチしていく。苦悩に対して創造的に向き合い，それが成長や癒しを促す機会となる。これらが全人的ケアの目ざすところである。

それでは，医療者は患者とどのように向き合えばよいのであろうか。医療者は，「自己覚知 self awareness」「自己ケア self care」「マインドフルネス mindfulness」（▶259ページ）などに取り組み，自分自身の全人をととのえていくなかで，はじめて苦悩のなかにある患者と向き合うことができるようになる。そして「いまこの瞬間」を大切にし，過去や未来のことにとらわれず，医療者が全人として存在し，医療者が身につけている医療技術（外的資源）と，医療者と患者自身がもっている潜在力（内的資源）の両者を適切に使うことによって，患者との人間関係が変化し，癒されるのである。「変化させる」のではなく，「変化する」というアプローチである[2]。

C | 緩和ケアの展望

① 緩和ケアの教育・研修

緩和ケアは，**基本的緩和ケア**と**専門的緩和ケア**に分類される。基本的緩和ケアとは，「すべての医療者が日常診療の一環として提供する緩和ケア」である。一方，専門的緩和ケアとは，「緩和ケア専門家が緩和ケアチーム，緩和ケア病棟，在宅緩和ケアとして提供する緩和ケア」である。基本的緩和ケアで対応が困難な場合，専門的緩和ケアで対応することになる。医療機関では，毎年，新入職員全員を対象に心肺蘇生法の講習会が開催されているが，同様に基本的緩

---

1) Hutchinson, T. A. et al.: Whole person care: encompassing the two faces of medicine. *Canadian Medical Association Journal,* 180(8)：845-846, 2009.
2) Mount, B.: Healing, quality of life, and the need for a paradigm shift in health care. *Journal of Palliative Care*, 29(1)：45-48, 2013.

和ケアの研修会が開催されるようになることが望まれる。

　わが国における緩和ケアに携わる医師の教育としては，① 緩和ケア研修会 Palliative care Emphasis program on symptom management and Assessment for Continuous medical Education（PEACE），② 国立がん研究センターでの緩和ケアチーム研修会，③ 日本緩和医療学会の専門医制度，④ 文部科学省の「がん専門医療人材（がんプロフェッショナル）」養成プランなどがある。

　緩和ケアに携わる看護師の専門・認定教育としては，① 日本看護協会のがん看護専門看護師，緩和ケア認定看護師，がん性疼痛看護認定看護師，② 日本看護協会の「がん医療に携わる看護研修事業」，③ 日本緩和医療学会の「The End-of-life Nursing Education Consortium-Japan（ELNEC-J）コアカリキュラム看護師教育プログラム」，④ 日本ホスピス緩和ケア協会の「専門的緩和ケア看護師教育プログラム Specialized Palliative Care Education for Nurses Program（SPACE-N プログラム）」がある。

　また，緩和ケアに携わる薬剤師の教育としては，① PEOPLE プログラム（Pharmacy Education for Oncology and Palliative care Leading to happy End-of-life），② 緩和薬物療法認定薬剤師認定制度がある。

　今後は専門的緩和ケアを提供できる医療者の育成が課題であり，医療教育機関での緩和ケアの教育・研修の拡充と緩和ケア専門家の育成が不可欠となっている。

② 緩和ケア提供体制の整備・拡充

　わが国では，少子高齢化，経済の低成長，国民生活・意識の変化など，医療を取り巻くさまざまな環境が変化している。このようななかで，良質かつ適切な緩和ケアを効率的に提供できる体制を整備・拡充することが重要である。

緩和ケアチーム▶　「緩和ケアチームの基準 2015 年度版」によると，**緩和ケアチーム**の理念と基本方針は**表 1-5** のように示されている。患者と家族の QOL 向上のための活動と緩和ケアに関する教育・啓発活動が緩和ケアチームの中心であり，一般病棟における専門的緩和ケアのコンサルテーション活動が展開されている。また，第 2 期がん対策推進基本計画では，「診断時からの緩和ケア」の実施が重点課題とされ，専門的緩和ケアへのアクセスを改善することや，地域コンサルテーションの実施などの機能強化が求められるようになっている。今後は，横断的な多職種連携による真のチーム医療を実践していくことと，緩和ケアの対象疾患が非悪性腫瘍疾患まで拡大されていくことが課題である。

緩和ケア病棟▶　これまで，**緩和ケア病棟**に関する医療保険制度である**緩和ケア病棟入院料**が改定されてきた。1990（平成 2）年には医療者の体制や病室の環境などの構造面がおもなポイントであったが，2008（平成 20）年には入院患者への緩和ケアの提供とともに，外来や在宅への円滑な移行に対する支援，連携する医療機関

▶表1-5　緩和ケアチームの理念と基本方針

1. 理念

1)緩和ケアチームは，患者・家族のQOLを向上させるために，緩和ケアに関する専門的な臨床知識・技術により，病院内および地域の医療福祉従事者に対するコンサルテーション活動を行う。
2)緩和ケアチームは，患者・家族のQOLを向上させるために，医療福祉従事者，患者・家族，地域住民に対して緩和ケアに関する教育・啓発活動を行う。

2. 基本方針

1)病院内および地域の医療福祉従事者を対象としたコンサルテーション活動(相談，支援)を行う。
2)病院内のリソースと協働し，患者・家族のもつ，多面的な苦痛やニーズを拾い上げ，必要な治療やケアを提供する。
3)多職種で患者・家族の包括的アセスメントを行い，依頼元の医療福祉従事者と共有する。
4)患者・家族のケアに関する目標と方針は，依頼元の医療福祉従事者のみならず，緩和ケアチーム内で話し合って決定し，共有する。
5)依頼元の医療福祉従事者と合意のうえ，必要に応じて患者・家族に直接ケアを行う。
6)診断早期から，患者の必要に応じて，疾患の経過を改善する目的で行われる治療と並行して緩和ケアを提供する。
7)患者・家族だけでなく，病院・地域の特性や医療福祉従事者の緩和ケアに関するニーズに合わせて活動する。
8)患者・家族のニーズに応じ，入院中のみならず外来や地域においても，切れ目のない緩和ケアを提供できるようにする。
9)病院内の医療福祉従事者を対象として，緩和ケアに関する教育・啓発活動を行う。
10)独自で，もしくは他のリソースと協働して，地域の医療福祉従事者を対象とした，緩和ケアに関する教育・啓発活動を行う。
11)独自で，もしくは他のリソースと協働して，地域住民を対象とした，緩和ケアに関する教育・啓発活動を行う。

（日本ホスピス・緩和ケア研究振興財団：緩和ケアチームの基準2015年度版による）

の患者からの緊急の相談などに24時間対応できること，連携する医療機関の医師・看護師などの研修を実施することなどが追加された。また，2012(平成24)年には一律の包括支払いから入院日数により漸減する包括支払いになり，2016(平成28)年には「緩和ケア病棟緊急入院初期加算」が新設された。さらに2018(平成30)年には「緩和ケア病棟入院料1」と「緩和ケア病棟入院料2」に区分され，平均在院日数，平均待機期間，在宅移行割合の基準によって診療報酬が異なるようになった。

　今後，緩和ケア病棟は，入院待機期間の短縮，平均在院日数の短縮，退院率の増加(在宅ケアへの移行)が「緩和ケア病棟入院料1」の要件となっており，急性期病棟としての運営と，在宅緩和ケア充実診療所などと緊密な連携をはかりながら在宅ケアを支援することを目ざすことになる。

在宅緩和ケア ▶　**在宅緩和ケア**の環境は，**在宅療養支援診療所**が2006(平成18)年に設置されたのを機に大きく変化した。在宅療養支援診療所とは，病気をかかえているが通院できない患者のために，自宅で安心して診療を受けられる訪問診療を，24時間・365日体制の緊急コールセンターとともに提供する診療所である。

▶表 1-6　在宅緩和ケアの基準

1. 在宅緩和ケアの理念

1)在宅緩和ケアは，生命をおびやかす疾患に直面する患者とその家族が在宅(介護施設を含む自宅あるいはそれに準じる場所)で過ごすために，QOL(人生と生活の質)の改善を目的とし，WHO の緩和ケアの定義に基づき，さまざまな専門職とボランティアがチームとして提供するケアである。

2. 在宅緩和ケアチームの構成

1)チームメンバーは，患者と家族の必要に応じて，在宅緩和ケアの理念に基づき，柔軟に構成される。
2)基本となるチームメンバーは，医師，看護師，薬剤師，介護支援専門員(ケアマネジャー)，介護士(介護福祉士など)，ソーシャルワーカー(社会福祉士など)，作業療法士，理学療法士，歯科医師，栄養士，ボランティアなどである。

3. 在宅緩和ケアチームの要件

1)在宅における 24 時間対応のケアを提供する。
2)チーム内での連絡が 24 時間可能であり，連絡を密にとることができる体制がある。
3)ケアマネジャー，ソーシャルワーカーをはじめ，相談支援および地域のさまざまな資源との連携をはかる機能をもつスタッフをチームに配置する。

4. 在宅緩和ケアで提供されるケアと治療

1)痛みやその他の苦痛となる症状を適切かつ迅速に緩和する。
2)患者と家族に対する精神的，社会的，スピリチュアルな問題での相談支援がなされる。
3)患者と家族の希望に応じて，病状や病期の説明を行い，在宅において安心して生活することができるように支援する。
4)ケアや治療の方針決定に関しては，患者や家族と医療者が正確な情報を共有し，話し合いを重ねつつ，本人の意思決定を支援する。
5)最期まで在宅で過ごしたいと希望する患者に対しては，穏やかな最期を迎えられるように症状緩和をはかりつつ，家族に対しては適切なタイミングで看取りに関する情報提供を行う。
6)患者と家族のコミュニケーションが最期まで維持されるように支援する。
7)死別前から死別後までの家族ケア(遺族会などのグリーフケア)を行う。

5. 在宅緩和ケアチームの運営

1)チームで共通の在宅緩和ケアを実践するための手順書(マニュアル)を備え，チーム内で共有する。
2)チーム内で定期的にかつ必要時，カンファレンスを実施する。
3)チーム内で在宅緩和ケアに関する定期的な教育研修を行う。
4)在宅緩和ケアの質の向上のための研究活動を行う。
5)チームで倫理的指針を作成し，共有する。また，現場で定期的に，あるいは必要に応じて倫理的検討を行う。
6)チームは提供したケアと治療およびチームのあり方について，継続的かつ包括的に評価して見直しを行う。

6. 在宅緩和ケアチームのコミュニティにおける役割

1)地域で在宅ケアを行う診療所，事業所などの医療・介護従事者，臨床研修医，学生，ボランティアなどに教育研修の場を提供する。
2)市民への啓発活動を積極的に行う。
3)地域で緩和ケアネットワークづくりを実践する。
4)地域の各種社会資源を調査，発掘し，連携をはかる。

(日本ホスピス緩和ケア協会：在宅緩和ケアの基準. 〈https://www.hpcj.org/what/kijyun.html#hhk〉〈参照 2019-05-22〉，一部改変)

　2012(平成24)年には**機能強化型在宅療養支援診療所**が設置され，そのおもな施設基準(2014年〔平成26〕改定)は，① 在宅医療を担当する常勤の医師が3名以上配置，② 過去1年間の緊急の往診の実績を10件以上有する，③ 過去1年間の在宅における看取りの実績を4件以上有している，とされた。

　2016(平成28)年には**在宅緩和ケア充実診療所**が設置され，そのおもな施設基準は，① 機能強化型の在宅療養支援診療所または在宅療養支援病院の届出を行っていること，② 過去1年間の緊急往診の実績を15件以上かつ在宅での看取りの実績を20件以上有すること，③ 緩和ケア病棟または在宅での1年間の看取り実績が10件以上の保険医療機関において，3か月以上の勤務歴がある常勤の医師(在宅医療を担当する医師に限る)がいること，④ 末期の悪性腫瘍などの患者であって，鎮痛薬の経口投与では疼痛が改善しないものに，患者がみずから注射によりオピオイド系鎮痛薬の注入を行う鎮痛療法を実施した実績を過去1年間に2件以上有すること，⑤「がん診療に携わる医師に対する緩和ケア研修会の開催指針に準拠した緩和ケア研修会」または「緩和ケアの基本教育のための都道府県指導者研修会」などを修了している常勤の医師がいること，⑥ 院内などにおいて，過去1年間の看取り実績および十分な緩和ケアが受けられる旨の掲示をするなど，患者に対して必要な情報提供がなされている，となっている。

　日本ホスピス緩和ケア協会は，2017(平成29)年に「在宅緩和ケアの基準」を作成している(▶表1-6)。この基準に基づいて在宅緩和ケアが実践され，標準的な在宅緩和ケアが普及することが望まれる。

③ 心にかける

　最後に，オランダ出身のカトリックの司祭・神学者・作家であり，スピリチュアリティに関する著書が多数あるヘンリ・ナウエン Henri Nouwen(1932-1996)の随筆を紹介する[1]。

　『心にかける：すべての治療の源』

　　心にかけるとは，治療とは違う何か別のものです。治療は「変化」を意味します。医者や法律家，聖職者やソーシャルワーカーなどは，人々の生活に変化を起こそうと，その専門的な技能を使いたがります。どのような種類の治療をしようとも，それに対しては報酬が得られるのです。たとえ，それが望ましいものであったとしても，治療は往々にして，暴力的で小手先のものになってしまいがちです。心にかけることからなされない時，破

1) ヘンリ・J・ナウエン：今日のパン，明日の糧．p.74, 聖公会出版，2014.

壊的にすらなってしまいます。

　心にかけるとは，共にいること，共に泣くこと，共に苦しむこと，共に感じることであり，痛みを共にすることです。心にかけるとは，他の人が自分の兄弟姉妹であり，自分と同じような，いつかは死ぬ運命にある，か弱い人間であるという真理を大切にすることです。

　心にかけることが第一の関心事であるなら，その結果としての治癒というものは恵みとして受け取られるでしょう。治療することが出来ない時でも，心にかけることは出来ます。心にかけるとは，人間らしいあり方です。

　医療者は専門職であり，患者のために専門的な知識や技術を用いて治療を行う。しかし，「心にかける」ことから行われないとき，治療は暴力的・破壊的なものになってしまう危険性がある。ここでいう「心にかける」とは，原文では「care」となっている。つまり「care」なくして「cure（治癒）」はないのである。このことを深く心に刻み込み，緩和ケアが「いつでも（病期にかかわらず）」，「どこでも（入院，外来，自宅，介護施設などの場所にかかわらず）」，「誰でも（疾患や年齢にかかわらず）」受けられるようになることが求められている。

ゼミナール

復習と課題

❶ これまで緩和ケアがどのように発展してきたのか，世界とわが国のそれぞれにおける流れをまとめてみよう。

❷ WHO は，緩和ケアをどのように定義しているか。

❸ 全人的苦痛とはなにか。

❹ 全人的ケアとはなにか。

参考文献

1) エリザベス　キューブラー・ロス：死ぬ瞬間―死とその過程について．中央公論新社，2001．
2) 柏木哲夫：死にゆく人々のケア―末期患者へのチームアプローチ．医学書院，1978．
3) シシリー・ソンダース著，小森康永訳：シシリー・ソンダース初期論文集 1958-1966：トータルペイン　緩和ケアの源流をもとめて．北大路書房，2017．
4) 志真泰夫ほか：ホスピス・緩和ケア白書2018．青海社，2018．
5) 竹上未紗・福原俊一：誰も教えてくれなかったQOL活用法　測定結果を研究・診療・政策につなげる　SF-36活用編，第2版．健康医療評価研究機構，2012．
6) トム・A・ハッチンソン編，恒藤暁訳：新たな全人的ケア（―医療と教育のパラダイムシフト―）．青海社，2016．
7) 日本緩和医療学会編：専門家をめざす人のための緩和医療学，第2版．南山堂，2019．
8) Twycross, R. G. 著，武田文和・的場元弘監訳：トワイクロス先生の緩和ケア：QOLを高める症状マネジメントとエンドオブライフ・ケア．医学書院，2018．

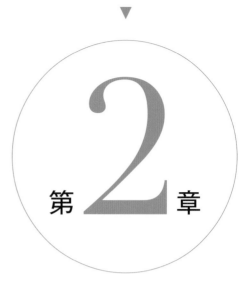

第2章

緩和ケアにおける
チームアプローチ

医療の進歩とともに，病や治療がその人にもたらす影響は，ますます複雑になってきている。また，文明の発達によって，人々は豊かさや自分らしさを求めるようになり，患者1人ひとりの生活や生き方，そして価値観は多様化してきている。緩和ケアでは，1人ひとりの価値観やその人らしさを尊重することが求められるため，1人の専門職やスタッフだけで患者を理解したり，治療やケアを導くことはできない。

WHOが提唱している「緩和ケアの目ざすもの」においても，「基本的から専門的までのさまざまなレベルの緩和ケアの研修を受けた，プライマリ・ケア従事者，ジェネラリスト，専門家を含めたあらゆる医療者から適用される」と明示されているように，緩和ケアはさまざまな職種が連携協力することをめざしている（▶8ページ，表1-3）。

緩和ケアは，さまざまな場面で，さまざまな専門性をもったスタッフが担うことで，さらに多くの人々への恩恵につながっていく。多様なメンバーによるチームアプローチは，患者のQOLの向上のために必要なものである。多様なメンバーが協力していく際には，全体をまとめ，調整する看護師の役割が今後ますます重要になっていくであろう。

本章では，緩和ケアにおいてチームアプローチが求められる背景や，必要とされる専門性，チームアプローチを実践していくためのチームの機能について学んでいく。

A 緩和ケアにおける チームアプローチの意義

緩和ケアでは，患者を身体的・精神的・社会的・スピリチュアルとさまざまな側面をもつ「全人的存在」としてとらえ，病や障害により生きにくくなった患者を，症状マネジメントやコミュニケーションなどの実践を通して積極的に支援していく。また，全人的存在であるその人のQOLや尊厳について患者や家族と話し合い，どのようにありたいのか，なにを希望としているのか，なにが苦悩をもたらす要因なのかといったことについてアセスメントを重ね，チー

ムメンバーとも話し合っていく。

　このような緩和ケアの実践においては，かたよりなく患者を理解して治療やケアの限界を小さくしていくために，多様な専門性をもったスタッフがそれぞれの特徴をいかし，最善を目ざしていく。

　緩和ケアは，診断のときから最期のとき，そして死別後と，さまざまな段階において必要となる。ここでは，それぞれの段階における緩和ケアのニーズと，そこで求められるチームアプローチについてみていこう。

① 生命をおびやかす疾患の診断を受けたとき

　がんのように死を予感させられる疾患の診断を受けたとき，患者には頭が真っ白になるような衝撃や混乱が生じる。このとき患者には，予想していたことと現実のギャップや，困難に向き合うコーピングパターンなどにより，さまざまな反応が引きおこされる。一見，落ち着いた様子に見えても，周囲の言葉が耳に入っていないこともめずらしくはない。食事や睡眠がとれなくなったり，明らかに集中力が低下したりと，日常生活への支障をきたすことも多い。

　医師からの説明時に支援する看護師は，まず患者や家族とコミュニケーションを深め，患者の苦痛や不安のために集中できなくなっていないか，家族や仕事などに大きな気がかりをかかえていないか，などについてアセスメントする。そして，治療が生活に及ぼす影響について話し合い，患者が医師からの説明を理解でき，その人らしい選択が行えるよう，ともに考えながら支援する。

診断時のチーム▶
アプローチ
　がん患者の場合には，「生活のしやすさに関する質問票」（▶178ページ）のようなチェックシートを使用して，患者のニーズを確認し，すみやかに必要な専門職やサービスにつなぐことが推奨されている。看護師は，チェックシートを確認して患者のニーズについてアセスメントを行い，緩和ケアチームや相談支援部門などにつなぎ，チームアプローチを広げていく。

　緩和ケアチームとは，身体症状を専門とする医師，精神症状を専門とする医師，がん関連の認定を受けた看護師，そのほか薬剤師や栄養士などの専門職メンバーにより構成されているチームである。各部署を横断的にコンサルテーションし，緩和ケアの質の向上を目ざして活動しており，各部署のメンバーと協力してチームアプローチを進めている。

　医師からの説明を受けた際に，患者の衝撃が大きく，生活への適応が困難になった場合には，専門部署，地域で利用できる支援サービス，患者サロン[1]，さらには精神科医や心理士などによる支援も検討する。

---

1) 患者サロンとは，同じような病や看病の体験をもつ患者や家族が集まり，互いの体験や病とともに生きていく知恵を交換する場である。わが国のがん対策のなかでは，がん患者サロンの開設が促され，各がん診療連携拠点病院に設置されるようになっている。

　患者や家族とのかかわりにおいては，医師やほかの看護師と情報交換を行う。このとき，専門性をもって患者とかかわる認定を受けた看護師と，日々のかかわりをもつ看護師が協力することが重要である。互いにどのようなサポートを行っているのかを話し合い，患者に対するケアの成果をどのように設定し，患者のどのような状態（変化）を目ざしているのかも共有できるよう，看護師どうしのチームアプローチを強化していく。

　近年では患者の高齢化に伴って，併存疾患がある患者や，介護サービスを利用している患者が増えてきている。その場合には，診断を受けるまでに利用していた医療やサービスの担当者との情報交換や連携が求められる。複数の疾患をマネジメントし，最善の方針を導くためにも，専門分野の異なる医師どうし，異なる施設や部門でかかわる看護師どうし，さらには介護系のスタッフも加わって，チームをつくっていく。

がん看護外来▶　がんの診断の説明を受ける際に，患者の衝撃をやわらげ，その人らしい選択を導くことを目的として，医師とともに，がん看護専門看護師やがん関連の認定看護師が同席する**がん看護外来**などのシステムが広がってきている。こうした支援は，がん患者指導管理料として診療報酬も算定されており，多くの施設で取り組みが始まっている。

Column　キャンサーボード

　がん医療は，内科，外科，腫瘍内科，放射線治療科，緩和医療科などのように専門分化が進んだことで，高度な専門性の高い医療が行われるようになってきた。このような治療を組み合わせて行うがん医療を集学的治療 multidisciplinary treatment という。しかし，一方では受診すべき診療科が複数となることで，患者は誰に治療方針を確認するべきか混乱し，不安をつのらせてしまうこともある。また，多くの診療科を受診しなければならないため，治療方針の決定に時間がかかるなどの問題もある。

　そこで推奨されているのが，キャンサーボードとよばれる，多科が合同で診断内容や治療方針の検討を行う会議である。臓器別に週1回ほど開催されていることが多く，ここには医師だけでなく看護師や薬剤師も参加し，それぞれのケースにおける適正な治療の選択について話し合う場となっている。

　がん医療では，ガイドラインなどにある標準的な治療が優先されるが，病理診断や病期診断が明確に行えないこともある。その場合は，さまざまな医師の経験から判断を導き出す必要がある。その際，外科系の医師であれば外科療法，内科系の医師であれば薬物療法といったように，診療科によって優先されやすい選択肢がある。しかし，こうした傾向に影響されず，客観性を担保することがキャンサーボードの意義であり，専門分野に限定されないチームアプローチの場となっている。

② 侵襲を伴う治療の選択をするとき

わが国では超高齢社会を背景に，患者が1人暮らしであったり，ほかの家族成員の介護中であることなどから，家族からの支援を得にくいケースが増えてきている。とくにがんの治療のように侵襲を伴う場合には，回復するまでの期間や，有害事象による生活の支障が大きいときの支援を検討する必要がある。

また，手術後の合併症を回避して早期回復を促すために，早期退院が進められることがあり，その場合にも支援が不可欠である。薬物治療や放射線治療による倦怠感などの有害事象の程度によっては，自宅での生活が困難になったり，発熱などの早期に対応すべき体調の変化が見のがされて重篤な状態になってしまったりすることがある。治療が始まる前から生活への影響を予測し，生活が困難になる前に，協力できる家族や友人について検討し，また訪問看護や介護サービスの利用ができるよう準備をしておくことが必要である。

このような予測に基づくチームアプローチには，看護師が治療や有害事象について十分理解しているとともに，もしもの場合に備えた準備について患者や家族と話し合える，コミュニケーション力が求められる。

地域資源の活用と▶
治療の選択

地域資源を含めたチームアプローチによるサービスの利用は，治療の選択にも大きく影響する。協力者がおらず体調がよくないときの備えができない場合や，体調の変化を医療者に連絡できそうにない場合には，治療と有害事象との間で，本人や家族，そして医療者も大きな葛藤をかかえることとなる。このとき，訪問看護の導入や介護保険の活用により，本人だけでは対応しきれない有害事象への備えとして支援が得られれば，患者にとって必要な治療を選択することができる。また，治療を選択せずに徐々に病状が進行し，症状などの悪化が予測される場合にも，訪問看護や介護サービスといった地域の資源を活用できれば，症状への対応をすみやかに行うことができ，自宅で過ごす時間を長くすることができる。

地域の資源の活用については，相談支援センターや退院調整看護師，ソーシャルワーカーなどが役割を担い，連携や調整を行っている施設が多い。かかわるチームメンバーを広げることで，患者にとっての選択の幅を広げることができる。

③ 人生の最終段階が近づいているとき

療養の場の移行と▶
チームアプローチ

病状が進行して治療が限界を迎えると，とくに病院で治療を受けている場合には，療養する施設や環境を変更することが提案される。これは，最期のときまでQOLを維持してその人らしい時間を過ごすための重要な提案である。しかし，多くの患者や家族はこのとき，身体的な苦痛をかかえながら死にゆくことに直面し，なじみのある病院や医療者から見捨てられたととらえてしまい，

衝撃を受ける。

　療養の場をかえる場合，患者や家族が移行したいサービスを見つけてくることもある。しかし，多くの場合は，退院調整看護師や緩和ケアチームが，選択できる在宅ケアや緩和ケア病棟，そのほかの療養施設を紹介し，よりその人らしくあるように移行に向けたコーディネーション[1]が行われる。

　看護師には，方向性が決まっていく過程において，患者と家族が進行する病状を受けとめきれず，選択することにとまどい，気持ちが浮き沈みし，混乱し，気が進まない状態にあることを，まず受けとめることが求められる。同時に，日々変化する患者の身体や心の状況についてチームメンバーと情報を共有し，チーム全体で患者や家族の思いを受けとめられるように話し合いを重ねる。

▶最期のときの
サポートとチーム
アプローチ

　最期のときをサポートすることも，看護師にとって重要な役割である。患者は病状の進行に伴い，さまざまな症状や体力の消耗を体験する。その人に合った生活スタイルの見直しや症状マネジメントが適切に実施されることは，病院や施設にいても，また在宅で療養していても重要である。看護師は，患者にかかわるさまざまな専門職やスタッフと，情報の共有や対応について繰り返し話し合う。

　たとえば，最期のときまで食事へのニーズは保たれることが多い。弱っていく咀嚼力や消化をたすけるため，歯科系の専門職や栄養士，調理士によって食事の形態や味つけの工夫が行われ，ここにもチームアプローチがいかされる。さらに，看取りが近づくにつれて，患者は立ったり座ったり，自分で身体の向きをかえることすらできなくなっていく。このような身体の状態は倦怠感や重さとして訴えられる。身体の可動性を保ち，少しでもここちよい姿勢で過ごせることは，なによりの緩和ケアとなる。最近では，回復がのぞめない場合でも，緩和ケアを目的としたリハビリテーションが利用できるようになっている。体力が衰えていく患者にとって負担にならないリハビリテーションが適切に利用されるためには，リハビリテーションを担当する専門職を含めたチームで，リハビリテーションを行うタイミングや方法などについても話し合えることが重要である。

　人生の最終段階では，残される家族へのケアも必要となる（▶249ページ，グリーフ）。入院（所）中や在宅サポート中にかかわるスタッフは，患者だけでなく，家族や患者をとりまく人々の様子についても配慮し，生活の様子や体調なども確認している。看取りを終えたあとの家族へのサポートの必要性についてもアセスメントし，その家族の生活が続く地域での資源の活用について一緒に考えていく。このようなとき，相談支援センターや地域包括支援センターなどが，

---

1) コーディネーション coordination とは，全体をまとめ，調整することである。さまざまな立場にあるメンバーや専門家から考えや意見，課題を集め，それらの共通性や相違点，優先順位などを吟味し，多様なメンバーが協力して最もよい実践を導く。

地域資源についての有用な情報をもっているかもしれない。深い悲嘆や残される家族の生活の支障など，患者と家族のニーズに気づいたら，なにかできることをさがす姿勢こそ，緩和ケアでは必要とされている。

B チームアプローチにおいて求められる専門性

　専門性とは，なにを意味するのであろうか。チームにかかわる専門職の間で，専門性の認識や裁量は一定ではなく，チームメンバーの専門性や役割について異なったそれぞれの解釈やイメージがあるなかでチームアプローチが求められる。

　多様な専門職やスタッフどうしが，同じ目的に向かって協力できることに，チームアプローチの無限の可能性が秘められている。しかし，互いの専門性について不十分な解釈をしたままで協力体制をつくろうとしても，チームメンバー間の不一致や葛藤がおこってしまう。互いの役割について理解できていな

Column 看取りにおける看護師に対する信頼

　患者の看取りのとき，看護師がそばにいて姿勢を整えたり，乾燥した口唇を湿らせたりすることに違和感をもつ人はいないだろう。看護師という資格をもつ者が行う業務として，療養上の世話がある。患者がここちよく過ごせるように支援するための看護技術を習得していることを，看護の資格は示している。患者や家族が信頼しているからこそ，看護師は患者のそばにいることができる。この信頼は，先人の多くの看護師が実践してきたことの積み重ねにより支えられている。まだ経験の浅い新人であったとしても，信頼され，ここちよい環境をつくることが期待される。

　看取りの場面において，看護師は専門性に基づく役割として，そのときの患者の身体的症状が緩和できているのかどうかを，患者の言動だけでなく，姿勢や表情，そして医師などの多職種からの情報も交えてアセスメントしていく。また，まわりに付き添う家族が，なにか気がかりがあってそわそわしていないか，患者に心が寄せられているかなども感じとり，家族への説明を加えたり，患者の身のまわりを整える方法を伝えたり，患者についての思い出話を聞かせてもらったりと，最期のときに向かう家族どうしのコミュニケーションも促す。

　多くの看護師は，このようなケアを暗黙のうちに行っているかもしれない。しかし，看取りが近づいたときに看護師が患者のそばにいることに意味があり，どうすることで看取りの時間を大切に過ごせるのか，ともにサポートする他職種に看護師の役割と看護のかかわりの意義を説明することも，チームアプローチを促していくために重要である。

いままでのチームアプローチは，煩雑さや複雑さだけが目だち，非効率なシステムになってしまう。

チームアプローチにおいては，意識的に互いの役割や専門性を理解し合い，協力関係を築くことが重要である。かかわる時間が異なり，多様な専門性や能力，考え方をもつチームメンバーが，患者にとっての最善を話し合っていくためには，それぞれの専門職がみずからの専門性について認識し，説明ができ，さらに自分以外のそれぞれのメンバーの得意な実践，専門性を尊重し，理解しようとしていることが望まれる。

① 専門性とは

専門職と自律性▶　専門職とはどうあるべきか，その特徴は**表2-1**のように考えられている。表におけるaとcについては，看護教育は体系的に行われ，保健師助産師看護師法でも定められている「診療の補助と療養の世話」という独占した役割がある。dについては日本看護協会による「看護職の倫理綱領」があり，eについては日本看護協会という専門職能団体がある。では，「b. 自律性を有すること」についてはどうであろうか。

自律性とは，それ自身だけで調整やコントロールができる性質・傾向である。看護の実践において，看護が独自にコントロールできる実践はどのくらいあるだろうか。チームアプローチを行う際には，チームの合意のもとで方向性が導かれるが，そこに看護の判断や意見は十分に反映されているだろうか。

緩和ケアにおいては，専門性をもつそれぞれの職種の役割が発揮されることで，患者のQOLをとらえる視点が広がり，その人に合った生活方法を提案することが可能となる。看護師には，看護の専門職としての自覚・責任感をもって患者やチームメンバーに向き合い，看護の専門性に基づく判断や実践を行うことが期待されている。

▶表2-1　専門職の特徴

ⓐ 専門的な知識や技術の一貫した体系を有し，その教育訓練は高等教育機関で行われること

ⓑ 自律性を有すること

ⓒ 専門性に独占的権限が伴うこと

ⓓ 独自の倫理綱領をもつこと

ⓔ 専門職団体が存在すること

（岡谷恵子：専門職とは. 田村やよひ編：社会の中の看護. p.140, 日本看護協会出版会, 2011より引用, 作成）

多職種のコーディ▶
ネーション

　看護師は，患者の身のまわりを整え，日常生活をサポートし，患者を観察してフィジカルアセスメントを行う。こうした看護の実践力は，患者や家族から信頼をえる入り口となる。このように患者の生活を全体的にとらえる専門性があるため，看護師はチームアプローチにかかわるさまざまな職種のコーディネーションを担うこととなる。

　たとえば，介護系のスタッフは，身体的な変化や治療の影響に関する理解が不足している場合もある。その場合は，患者と家族の理解を促す援助に加え，ほかの職種のスタッフが患者の状態を十分に理解できるようサポートすることも，コーディネーターの重要な役割である。

それぞれの専門性▶
に基づく実践の
重なり

　チームアプローチは，業務分担のようにとらえられることもある。たしかに，効率的に業務を行うことは重要である。しかし，緩和ケアにおいて，患者のアセスメントやコミュニケーション，患者への説明（情報提供）などは，どの専門職にとっても重要な実践である。

　アセスメントについて考えてみると，医師であれば身体所見や身体の様子について，薬剤師であれば使用している薬剤の影響について，看護師であれば食事や睡眠など生活の視点をもって，それぞれが専門性に基づいたアセスメントを行っている。また，患者が表現する内容も，向き合っている専門職によって異なるだろう。たとえば，ある患者が痛みを訴えているとき，看護師には「緩和が必要な痛みである」と伝えながらも，医師や薬剤師には「つらい痛みではなく，治療は順調である」と伝えることがある。これは患者がうそをついているのではなく，それぞれの専門職になにを期待しているのかによって，表現することが異なるのである。医師に対しては，よい患者と思われたいという考えから，痛みを訴えないかもしれない。

　このように緩和ケアにおける実践は，単なる業務分担ではなく，それぞれの専門性に基づいて重なりをもって行われるものである。このことをチームメンバーどうしで共有し，職種によるアセスメントの視点の違いやさまざまな意見について話し合うことができれば，患者をより広く全人的にとらえることができ，よりその人らしい QOL を実現することができるだろう。

② 緩和ケアにおいて看護師に求められる専門性

　チームアプローチを必要な患者や家族に届けるために，看護師の果たす役割は大きい。看護の基本として療養上の世話が主たる業務とされており，緩和ケアにおける看護師に求められる専門性は，日々のケアとチームアプローチにおけるコーディネーションで発揮される。

　看護師の役割と専門性は，全人的に患者をとらえることや，生活者としての患者の日々の暮らしをサポートすることにある。そばにずっといなくても，患者がその人にとっての 24 時間 365 日を支障なく生活できるのか，もしくはな

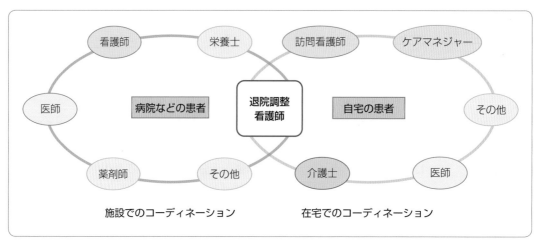

▶図2-1 施設と在宅をつなぐ退院調整看護師

にか支障が生じるのではないかと予測し，必要なサポートを計画し，実施していく。その際には，生活者としての患者を理解するためのコミュニケーションを深めながら，かかわるスタッフやサービスのコーディネーションを行う。

看護師のなかでの▶役割の分担　最近では，退院調整看護師や認定を受けた看護師が増え，外部や多職種とのコーディネーションに専従できる看護師の配置が進んでおり（▶図2-1），看護の専門性をさらに発揮できるようになっている。ただし，役割分担をしている場合であっても，患者を全人的にとらえ，QOLを高めるためのコミュニケーションを行うことは，すべての看護師が担う役割である。特定の状況においてコーディネーションに専従する看護師と，患者の日々のケアを行う看護師は情報を共有し，患者にとってどのような療養が望ましいかについて，つねに話し合うことが大切である。これからは，看護師チームの協力関係についてもさまざまなシステムが提案されてくることだろう。

地域における▶看護師の専門性　また，近年では地域包括支援の考え方が提唱され，在宅や居宅施設，保健センターなど，看護を必要とする場所は地域に広がっている。活躍する場所が異なる看護師の間で話し合い，情報を共有することは，アセスメントの幅を広げ，患者のQOLを高めることにつながる。

看護の専門性の▶限界　しかし，看護の専門性の限界についても認識しておかなければならない。看護師は，患者の社会的な側面として相続や社会保障の活用などに関する思いや悩みを聞くことはできるが，責任をもって対応方法を提案したり，諸手続きを進めることはむずかしい。経済的な課題やスピリチュアルな課題などに関しては，適切な専門職の協力を求めることも，チームアプローチにおけるコーディネーションでは大切である。

③ さまざまなチームメンバー

　質の高い緩和ケアを実践していくためには，さまざまな専門職が協力し，多面的な患者のニーズに対応することが求められる。そのため，緩和ケアにかかわる専門職は広がりつづけている。ここでは，現在，緩和ケアの実践に加わっている職種について述べる。

　[1] **医師**　医師は国家資格である。薬物療法，外科療法，放射線治療，内視鏡的治療などの治療医，家庭医療，総合診療，緩和医療などの分野で多角的に診療する医師といったように，専門細分化が進んでいる。「がん等の診療に携わる医師等に対する緩和ケア研修会」（PEACE；▶14ページ）を受けている医師や緩和医療を専門分野とする医師が増えてきている。

　[2] **薬剤師**　薬剤師は国家資格である。薬剤師は，医療チームの一員として，安全に，効果的に，適切に，効率的に薬物療法を患者へ提供することが重要な役割である。緩和ケアで用いられる医療用麻薬や向精神薬が，正しく効果的に使用されるよう，積極的な患者教育を行っている。日本緩和医療薬学会では，緩和薬物療法認定薬剤師の認定を行っている。

　[3] **介護福祉士**　介護福祉士は国家資格である。入浴や食事介助などの身体介助や，家事全般を手伝う生活援助を行う。地域での緩和ケアサービスにおいて，看護師と協力して実践することが増えてきている。

　[4] **社会福祉士**　社会福祉士は国家資格である。病院ではソーシャルワーカーとよばれることが多い。おもに経済面や家族関係などの相談を受け，社会保障などの活用や療養先の調整などを行う。就労支援の窓口としても期待されている。

　[5] **ケアマネジャー**　ケアマネジャー（介護支援専門員）は，都道府県が資格試験を実施している。介護保険に基づく介護サービスを提供するためのケアプランの作成がおもな役割で，病院と在宅をつなぐ連携会議で重要な役割を担う。

　[6] **栄養士**　管理栄養士は国家資格であり，栄養士は都道府県知事が資格試験を実施している。栄養指導や栄養管理を行い，治療食の献立を計画し，療養者の身体的機能に合わせた食事の形態の提案などを行う。食事や栄養は生活に大きく影響し，最期のときまで食事を楽しみたいと願う人は多い。

　[7] **理学療法士**　理学療法士は国家資格である。身体の動きやADLを維持するためのトレーニングを担当する。最期のときまで身体を安全に動かすことは苦痛緩和につながることから，緩和的リハビリテーションが注目されている。

　[8] **作業療法士**　作業療法士は国家資格である。食事や入浴，家事，余暇の活動などに必要な作業訓練を支援する。生活の視点を重視する看護師の役割と重なる部分も大きいが，福祉用具の活用や住環境の改築などに関する知識が豊富で，チームを組むことでサポートの幅が広がることが期待できる。

　[9] **スピリチュアルケアワーカー**　日本宗教師会が認定する臨床宗教師（宗教

者であることが前提)や，NPO法人日本スピリチュアルケアワーカー協会が認定するスピリチュアルケアワーカーがある。患者や家族へのスピリチュアルな苦悩（▶130ページ）へのサポートを行う。これまでも，一部の緩和ケア施設ではチャプレン chaplain やビハーラ僧が配置されていた。わが国では，宗教を背景とするこうした専門職の配置が遅れている。

[10] **公認心理師**　公認心理師は国家資格である。心理学をベースに，心理状態の観察，分析，相談を行い，関係する家族やスタッフの相談に応じるという，大切な役割を担っている。資格化されてから間もないため，まだ配置は十分ではない。

緩和ケアに対するニーズは広がりつづけており，とくに地域包括ケアシステムのなかに，さまざまな職種がかかわるようになることが望まれている（▶217ページ）。上記以外に，社会保険労務士，成年後見人，ライフプランナーなどの活躍も増えてきている。

また，専門資格以外にも，ボランティアの存在が大きい。生活環境の工夫や音楽などの癒しの提供など，そのはたらきはさまざまである。

C｜チームアプローチにおけるメンバーシップ

チームには目的があり，それぞれのメンバーの機能があり，チーム全体としての機能がある。この機能とは，メンバーである専門職が役割を果たし，専門性を発揮するはたらきである。各メンバーが互いの機能を理解し，協力し合うことが，チームアプローチの重要な基盤となる。

Column　プロボノ

プロボノとは，さまざまな分野で活動している専門職が，自身の休日などを利用し，専門的な知識や技術をいかして行うボランティア活動である。活動によって社会的な効果が得られることに加え，専門職本人にとっても，視野を広げて新たな人とのつながりを得る機会となる。看護師も，自身の職場とは異なった場所でボランティア活動を行ってみると，新たな発見があるかもしれない。

① チームのネットワーク

ネットワークの▶
形成

チームメンバーは，取り組む課題やメンバーの構成と能力によってさまざまにつながっており，専門性を発揮しながらチームを形成する。とくに緩和ケアにおいては患者のニーズが多様であり，固定されたチーム形態では対応することがむずかしい場合もある。また，円滑なチームアプローチを行うためには，客観的にチームの形態やメンバーのつながりをとらえ，意識的にメンバーとネットワークを形成していくことが大切である。

チームの形態▶

チームの形態と特徴を理解するために，小集団ネットワークの形を見てみよう（▶表2-2）。メンバーのつながり方には，① 鎖型，② 輪型，③ 全経路型があり，それぞれ合意を導くための速さや正確さ，リーダーの存在感やメンバーの満足度に特徴がある。

医療や地域での支援においては，課題によってさまざまなチーム形態が混在している。すべての条件に合う1つのネットワークはないため，目的に合わせてメンバーとネットワークをつくりあげることで，チームの形態ができていく。

チームの形態は，チームの目的に合わせてさまざまである。医療においては医師の裁量が大きく，指揮命令型チーム（鎖型）が一般的だと考えられるかもしれないが，緩和ケア病棟や緩和ケアチームのようにチーム全体としての専門性が求められる場合には，輪型の共同体チームや全経路型の機能的チームのようなネットワークを形成することが多い。これは，医師以外のメンバーに対する教育制度や資格制度の発展によるところが大きい。また，とくに緩和ケアでは，自律した判断や行動ができる看護師が，機能的横断チーム[1]のメンバーとして機能を発揮している。

▶表2-2　小集団ネットワーク

	鎖型	輪型	全経路型
模式図			
特徴	指揮命令系統に厳密に即して運用される。正確さにすぐれる。	リーダーが中心的な媒介者となる。迅速さと正確さにすぐれる。	メンバーが互いに積極的なコミュニケーションをとる。迅速さとメンバーの満足度にすぐれる。

---

1) 緩和ケアなど特定の領域において専門性の高いメンバーがチームを組み，さまざまな部署を横断して，各部署のスタッフとともに特定の問題への対応や教育を行うチーム体制。

② メンバーシップとリーダーシップ

チームには，構成員であるメンバーと，チームをまとめるリーダーがいる。

メンバーシップ▶ チームに参加している1人ひとりをメンバーという。メンバーは自分の専門性に基づいて役割を遂行すると同時に，その専門性だけにとらわれず，チームとしてまとまってチームアプローチが行えるように協力する意識をもってかかわる。このチームの一員であろうとする意識をメンバーシップという。チームは，メンバーが集まるだけで機能するものではなく，参加するメンバーのメンバーシップが必要である。

リーダーシップ▶ メンバーをまとめる存在がリーダーである。リーダーの存在によって各メンバーの専門性がいかされ，チームが効率的に機能することができる。リーダーは，院長や部長のように明確な職位によるもの，その課題を得意とする専門職が務めるもの，患者との関係性が深いため対応を主導するものなど，課題や状況によってさまざまである。医療やケアの実践においては，さまざまな専門職が混在する部署をまとめるリーダーや，看護部長や看護師長のように各職種をまとめるリーダーなどがあるため，さまざまなチームがあり複雑になっている。

リーダーには，目標達成に向けて全体をとらえる力や，メンバーとつながるコミュニケーション力が求められる。リーダーが自分の役割や機能を認識し，それを発揮しようとする意識をリーダーシップという。役職や経験，慣習によって決められたリーダーでは，このリーダーシップがはぐくまれていない場合もあり，リーダーシップ向上を目的とした研修なども行われている。

③ メンバーとのコミュニケーション

チームをつくり，機能を発揮するうえで，重要であるにもかかわらず困難を感じるのが，メンバー間のコミュニケーションである。

緩和ケアにおける目標は，患者・家族のQOLの向上である。QOLとは個別のものであり，1つのこたえがあるわけではない。たとえば，好きなものを食べることを幸せに感じる人は少なくないだろう。しかし，病状によっては，食事を制限することで，病状の悪化を予防している場合もある。生命予後が限られるなかでどこまで食事の制限が意味をなすのかは，患者1人ひとりの病状や好み，メンバーの考えによってさまざまである。「食べる」ことを目標とするのか，「症状の悪化を予防する」ことを目標とするのかは，患者本人が決めていけばいいことではあるが，チームが1つの目標に向かうことはむずかしい。

このように，緩和ケアにおいては，あいまいに感じられることがらを目標として取り組むことが少なくない。そのため，メンバー間での意見の不一致がおこったり，ほかのメンバーの考えが理解できないことから葛藤や衝突がおこったりしやすい。衝突を避けるあまり，話し合いが深まらないチームとなってし

■痛みを訴える患者への対応：
医師は「鎮痛薬を増やす予定はない」と話すが，
看護師は「鎮痛薬を増やす必要がある」とアセスメントしている場合

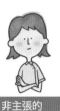

非主張的

黙っている

攻撃的

先生は本当に
患者さんのことを
わかっているんですか！

アサーティブ

痛みで夜も眠ることがで
きていません。どうした
らいいか困っています。
鎮痛薬について考えてい
ただけないでしょうか。

（日本緩和医療学会監修：ELNEC-J クリティカルケアカリキュラム．2018 による）

▶図2-2　アサーティブネスの例

まうこともある。多職種がかかわる場合には，多様な意見があるのが当然であ
り，多様な意見をかわすことができるメンバーシップをつくりあげるためには，
メンバー間のコミュニケーションが必要となる。

アサーティブネス▶　こうしたメンバー間の衝突をやわらげるためのコミュニケーション方法とし
て，アサーティブネスが推奨されている。アサーティブネスとは，

(1) 自分の意見を押し通すものではない。
(2) 互いに気持ちや考えを出し合い，ゆずったりゆずられたりしながら歩み寄
る。
(3) 自分の意見を「私は……と思う」のかたちで表現する。
(4) 双方に納得のいく結論を出す。

などの点を前提として，自分の考え・欲求・気持ちなどを率直かつ正直に，そ
の場の状況に合った適切な方法で述べるものである[1]。自分を大切にし，相手
も同じように大切にする自己表現法であるといえる（▶図2-2）。

　専門職として自分の意見をもつことはとても重要であり，意見やその根拠が
患者や家族，チームにどのように影響するかを確認することが最初のステップ
となる。次に，その意見に反対されたときに，自分にどのような感情がわいて
くるのか，なぜそのような気持ちになるのか，と自分自身の感情をふり返るが，
この自分と向き合うステップは容易ではない。また，これと同時に，反対する
メンバーの意見や思いを積極的に聞き，理解できるように話し合う。さらに，
相手の意見をみとめたうえで，自分の意見をあらためて伝える。こうして，双

1) 平木典子ほか編：ナースのためのアサーション．pp.111-113，金子書房，2008.

方にとって納得のいく結論を導き出すのがアサーティブネスである。

　アサーティブなコミュニケーションを成立させるためには，そのときの状況，自分自身の考え，そして相手の考えを把握することが重要である。そのためには，さまざまな知識や経験と，メンバーの積極的なコミュニケーションが重要である。

チームメンバーの▶
喪失と悲嘆への
サポート

　緩和ケアにおいては，看取りという深い喪失にかかわるチームアプローチが求められる。このとき，患者や家族と同様に，メンバーも喪失や悲嘆を経験することになる。専門職であるとはいえ，患者に寄り添い，日々をともに過ごしてきた立場としては当然のことである。メンバーの悲嘆へのサポートとしては，デスケースカンファレンス（▶Column）のような機会を設定して，メンバーどうしで支え合えるようにコミュニケーションを促すことが重要である。悲しみの感情を共有し，ともにのりこえていくことで，仲間としての意識やチームメンバーのつながりが深まっていく。

看護師に期待▶
される役割

　緩和ケアでは，さまざまな専門職によるチームアプローチが必須である。そのなかで看護師の役割を果たすためには，看護が得意とするアセスメントや看護実践，そして看護実践によってまもりたい患者の QOL や尊厳について，表現する力や探究する力が求められる。そして，多様性を受け入れられる広い視野と，多様な専門職が集まるチームをコーディネーションできる許容力も期待される。

> **Column**　デスケースカンファレンス
>
> 　看取りのあとには，メンバーが自分の行ってきたケアの不足を後悔したり，燃えつき症候群（▶257ページ）につながることもある。デスケースカンファレンスとは，こうしたメンバーの状態に対応するために，看取りのあとに関係した多職種メンバーに対して行われるもので，実施できたケアやチームアプローチについてふり返るものである。メンバーとともにふり返ることで，お互いのグリーフケアを促し，専門職としての実践力をたくわえることができる。

ゼミナール
復習と課題

❶ なぜ緩和ケアはチームで取り組む必要があるのだろうか。

❷ 緩和ケアのチームアプローチにおいて，看護師に求められる役割とはなにか。

❸ 緩和ケアにおいては，どのような専門職が求められるか。

❹ 看護師がチームアプローチにおいて役割を果たすには，どのような能力が求められるか。

参考文献

1) 厚生労働省ホームページ：関係通知・資料；厚生労働省健康局長通知(平成30年7月31日)がん診療連携拠点病院等の整備について．(https://www.mhlw.go.jp/content/000347080.pdf)(参照2019-05-29)

2) 杉田智子・田村恵子：明日の看護に生かすデスカンファレンス．看護技術 56(2)：70-73，2010．

3) 鈴木美穂：もしすべてのことに意味があるなら．ダイヤモンド社，pp.28-33，2019．

4) 平木典子：アサーション入門．講談社，pp.21-43，2012．

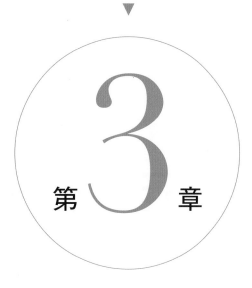

緩和ケア

第 3 章

緩和ケアにおける
コミュニケーション

| 本章で学ぶこと | □コミュニケーションの種類や基本的なスキルについて学ぶ。
□看護師が行うコミュニケーションの意義と，コミュニケーションに関する患者と医療者の認識を理解する。
□コミュニケーション技術を身につけるためのスキルとプログラムを学び，むずかしい場面でのコミュニケーションスキルを身につける。 |

A｜コミュニケーションの基本的知識

① 医療におけるコミュニケーション

コミュニケーションとは，ラテン語で「共有する」を意味する communicare（コミュニカーレ）を語源とするといわれている。医療におけるコミュニケーションは，医療者から患者への一方通行の情報伝達ではなく，情報共有を目的とした，患者-医療者間における双方向の円滑な情報交換といえる[1]。

② コミュニケーションの種類

コミュニケーションは，言語的コミュニケーションと非言語的コミュニケーションに分類される。言語的コミュニケーションは，会話や文字，印刷物などによるものであり，「なにを」伝えるかというコミュニケーションである。一方，非言語的コミュニケーションは，身なり，声の大きさやトーン，話すスピード，表情，視線，姿勢，しぐさを含むもので，「どのように」伝えるか（伝わるか）というコミュニケーションである。どちらも重要なコミュニケーションの手段であるが，言語的コミュニケーションで伝えたい内容が，非言語的コミュニケーションによっては異なる（ときに真逆の）メッセージとして伝わることもあるので注意が必要である。

たとえば，病棟実習の初日，看護学生が「看護学生の○○です。この病棟での看護についてしっかり学びたいと思います」とあいさつをしたとしよう。言語的コミュニケーションでは，「まじめに実習に取り組みます」と伝えている

---

1) Lee, R. G., Garvin, T.: Moving from information transfer to information exchange in health and health care. *Social Science & Medicine,* 56: 449-464, 2003.

ように聞こえる。しかし，その学生が視線を床に向け，小さな声で言葉を発していたとしたらどうだろう。あるいは，髪が乱れ，しわだらけの白衣を着ていたら，「まじめに実習に取り組みます」というメッセージが相手に伝わるだろうか。

このように，非言語的コミュニケーションは，ときに言語的コミュニケーション以上に強いメッセージを相手に伝えることがある。とくに，怒り，悲しみ，喜びなどの感情を伴うコミュニケーションでは，表情や視線，しぐさや語気などの非言語的コミュニケーションが重要な役割を果たすことが多い[1]。円滑で誤解の生じにくいコミュニケーションを行うためには，非言語的コミュニケーションにも十分配慮することが重要である。

③ コミュニケーションの基本スキル

緩和ケアにおけるコミュニケーションには，患者や家族にとって重大な知らせを伝えること，患者や家族の心配や不安を共有することなどが含まれるため，むずかしい場合も多い。しかし，困難なコミュニケーションも，基本のコミュニケーションのうえになりたっていることから，まずは基本スキルを身につけておこう。

環境設定▶　環境設定は，医療者からの非言語的メッセージである。乱れた服装，いらいらした様子，頻繁に鳴る電話は，患者に医療者の忙しさや余裕のなさを伝え，患者の不安や緊張を増大させる。患者ができるだけリラックスした状態で医療者と話せるようにするためには，環境設定が重要である。

具体的には，身だしなみを整える，静かで快適な部屋を準備する，座る位置に配慮する，礼儀正しく接する，時間をまもる，などである。

話を聴くスキル▶　患者は，医療者の忙しさに配慮して，自分の話をすることをためらう場合がある。そうした場合でも，医療者が患者の目や顔を見て，適切に相づちを打つようにすれば，患者は安心して話を続けることができる。

ほかにも，目線を同じ高さに保つ，相手に話すよう促す，相手の言葉を自分の言葉で反復する，といった話を聴くスキルも，重要な非言語的コミュニケーションである。

質問するスキル▶　臨床の場面では，患者の苦痛に的確かつ迅速に対応するために，「どこが痛みますか」「いつから痛むのですか」といった，限定された回答を求めるクローズドクエスチョン closed question（閉じた質問）を用いることが多い。これによって医療者は回答を得やすいが，患者は質問に回答するだけとなってしまい，疑問や不安を口に出せないことがある。「外泊中はいかがでしたか」のよ

1）内富庸介・藤森麻衣子編：がん医療におけるコミュニケーション・スキル―悪い知らせをどう伝えるか．p.2, 医学書院，2007.

うなオープンエンドクエスチョン open-ended question（開いた質問）を合わせて投げかければ，患者と家族の心配ごとや関心のあることを聞き出しやすくなるであろう。

応答するスキル▶ 　応答するスキルには，相手が言いたいことを探索して理解する，相づちを打つ，相手の言うことを自分の言葉で反復する，などが含まれる。患者は，医療者の気持ちを害さないようにという心づかいや遠慮から，あいまいな表現をすることがある。医療者は「患者はおそらくこういう気持ちだろう」と思い込みで判断するのではなく，「もう少し詳しく教えていただけますか」など，患者の発言の意味や理由，内容を具体的にたずねることも重要である。

　また，患者の話を自分の言葉で反復することは，相手の発言への自身の解釈が正しいかを確認すること，積極的に話を聴いていると伝えることにも有効である。

共感するスキル▶ 　共感するスキルには，患者の気持ちを探索して理解する，沈黙を使う，患者の言葉を反復する，いまの気持ちは自然なことであると伝える，などがあげられる。

　患者が黙っているからといって，その気持ちに変化がないとは限らない。患者の心理状態が把握しにくい場合や不明瞭な場合には，「もしよろしければお気持ちを聴かせていただけますか」と声をかけ，患者の気持ちを知ること，その気持ちの原因・背景を探索し，理解することが必要である。

　患者との会話のなかで，沈黙（間）が訪れることがある。そのとき，医療者は沈黙に耐えられず，言葉を発してしまうことがある。しかし，沈黙は患者にとって，気持ちを整理したり考えをまとめたりする重要な時間であり，沈黙のあとに心配ごとを話しはじめる患者も多い。医療者は沈黙を恐れずに患者の様子を観察し，患者の気持ちを推察したり，医療者自身の気持ちや考えを整理したりするとよい。

　また，語られた患者の言葉を医療者が反復することで，医療者が患者の気持ちを理解し，受け入れていることが患者に伝わる。視線を合わせうなずくことでも，「あなたの気持ちは伝わっていますよ」という非言語的メッセージは送られる。さらには，「多くの方があなたと同じような経験をされています」など，患者にいまの気持ちは自然だと伝えることも，患者の心理的負担の軽減につながる。

B 看護師のコミュニケーションの意義

コミュニケーションとアセスメント ▶ 看護師は，コミュニケーションを通して患者の情報を収集し，アセスメントにつなげる。看護師のコミュニケーションとは，「熱は何度ですか」「36.5度です」「痛みはありますか」「ありません」といった一問一答のやりとりではない。患者の部屋に一歩足を踏み入れたときから，部屋の空気，ベッドサイドの様子から患者の体調や気持ちの動きを感じとる。いつもはそろえられているはき物が乱雑に脱ぎ捨てられていたり，ふだんは整えられている床頭台が雑然としたりしていれば，患者になんらかの変化があると推測される。物の位置や行動の1つひとつが患者からのメッセージである。

「だいじょうぶと話していたけれど，いつもはベッドに戻るときは必ず靴をそろえているのに，今日の様子はふだんと違う。抗がん薬による治療を始めて10日目になるし，採血データではヘモグロビン値も下がってきている。倦怠感が強くなってきているのかもしれない」と，キャッチした情報と患者の治療内容，検査データなどを統合してアセスメントをする。そのうえで，患者と会話をしながら表情，しぐさ，声のトーンを注意深く観察し，フィジカルアセスメントを行い，患者の現在の身体状況，心理状況，不安や苦痛がないかなどを総合的にアセスメントする。

看護師は，患者との言語的・非言語的コミュニケーションを通して，患者の情報を収集し，患者の状態をつぶさにアセスメントしているのである。

ケアの要素としてのコミュニケーション ▶ さらに，看護師のコミュニケーションでは，コミュニケーションがケアの重要な要素となっていることが特徴的である。効果的なタイミングの声かけやアプローチは，患者の不安をやわらげたり，気がかりを口にしたりすることにつながる。多くの患者は治療に関する情報だけでなく，疾患や治療が生活に与える影響についても知りたいと希望している。しかし，医師との会話では疾患や治療が中心となるため，患者の知りたい情報と得られる情報が離れてしまいがちである。

看護師は，疾患や治療に関する患者の理解を確認し，不足している情報を補足するとともに，日ごろから患者とのコミュニケーションを通して，患者のふだんの生活や仕事のこと，家族内での役割について把握する。そのうえで，治療によって影響を受けることや，準備や対策をしておいたほうがよいことを伝え，仕事や生活を継続するうえでのアドバイスをし，どのような工夫が必要かを患者とともに考えていく。

C コミュニケーションに関する患者と医療者の認識

① コミュニケーションに関する医療者の意識

コミュニケーションは，患者の満足感や精神的苦痛，治療アドヒアランス[1]に関係することが明らかになっている。また，患者だけでなく，コミュニケーションの問題が医師の燃えつき症候群[2]とも関連することが報告されている[3]。こうしたことから，医療におけるコミュニケーションは，患者と医療者の両方にとって重要な課題である。

しかし，コミュニケーションの重要性は理解していても，患者とのコミュニケーションに不安を感じる医療者は少なくない。わが国の医師を対象とした調査では，「患者への病状説明（告知など）に不安がある／とてもある」という回答が約20％，「患者と死や死の可能性について話すことが負担である／とても負担である」という回答が約25％と，患者と重大な話をすることに不安を感じる医師が少なくないことが示されている[4]。

医療者がコミュニケーションにおいて感じる不安はさまざまである。患者に苦痛をもたらすのではないかという懸念，患者が感情的になるのではないかという心配，自分の感情を表現することの気恥ずかしさ，自分自身の病気や死へのおそれ，コミュニケーションを学ぶ機会の不足などがあるといわれている[5]。

② コミュニケーションに関する患者の意向

日本医師会が行った調査では，患者が医療への不満を感じる理由として「医師の説明」「医師や看護師の態度や言葉づかい」があげられており，患者が医療者とのコミュニケーションに不満を感じていることが明らかとなっている[6]。また，コミュニケーションに関する患者の意向は，国や文化，患者のおかれて

---

1) 患者が積極的に治療方針の決定に参加し，その決定にそってみずから行動すること。
2) 心身の極度の疲労によって，それまで没頭していたことへの意欲を失ってしまうこと。
3) Ramirez, A. J. et al.: Burnout and psychiatric disorder among cancer clinicians. *British Journal of Cancer*, 71: 1263-1269, 1995.
4) 厚生労働科学研究費補助金がん政策研究事業「がん対策における緩和ケアの評価に関する研究班」：緩和ケアを提供するうえでの支障．国立がん研究センター，2015.
5) Buckman, R.: Breaking bad news: why is it still so difficult? *British Medical Journal* (Clinical Research Ed.), 288: 1597-1599, 1984.
6) 日本医師会総合政策研究機構：第5回日本の医療に関する意識調査．2014.

▶表3-1　わるい知らせを伝えられる際のコミュニケーションに関するわが国の患者の意向

a. 多くの患者が望むコミュニケーション

コミュニケーション	望む	どちらでもない	望まない
患者の質問に答える	99.2	0.8	0.0
わかりやすく伝える	98.0	2.0	0.0
今後の治療方針も伝える	97.3	2.1	0.6
病気の状態についても説明をする	97.3	2.1	0.6
主治医として責任をもつことを伝える	96.6	2.6	0.8
正直に伝える	96.6	2.6	0.8
要点を明らかに伝える	95.7	2.5	1.9
希望をもてることも伝える	92.4	7.0	0.6
理解度を確認しながら伝える	91.9	4.9	3.2
日常生活や仕事について話し合う	84.9	12.7	2.5
患者と同じように家族にも配慮する	84.1	13.2	2.6

b. 患者によって意向が異なるコミュニケーション

コミュニケーション	望む	どちらでもない	望まない
患者の余命についても伝える	50.4	19.7	29.9
わるい知らせを淡々と伝える	35.0	23.3	41.8
わるい知らせを少しずつ段階的に伝える	31.8	21.9	46.3
伝える内容が不確実な段階でも伝える	26.8	14.7	58.4
断定的な口調で伝える	20.6	28.9	50.5

(Fujimori, M. et al.: Preferences of cancer patients regarding the disclosure of bad news. *Psycho-Oncology,* 16: 573-581, 2007 を参考に筆者作成)

いる状況などにより異なるという特徴がある。

1 わるい知らせを伝えられる際の患者の意向とコミュニケーション

　わるい知らせを伝えられる際には，多くの患者が共通して望んでいるコミュニケーションがあり，これらは，医療者に望まれる基本的態度として意識しておかなければならない(▶表3-1-a)。

　一方で，患者によって意向が分かれるコミュニケーションもある(▶表3-1-b)。とくに「余命について伝える」「段階的に伝える」といったことがらについては，患者によって意向が大きく異なる。そのため，患者の意向を確認し，これにそったコミュニケーションをとることが重要である。

　コミュニケーションは70の要素からなるとされる。これらは「S：支持的な場の設定 Supportive environment」「H：わるい知らせの伝え方 How to deliver the bad news」「A：付加的な情報 Additional information」「RE：安心感と情緒的サポート Reassurance and Emotional support」という4つのカテゴリにまとめ

▶表3-2　わるい知らせを伝えられる際の患者が望むコミュニケーション（SHARE）

S：支持的な場の設定　Supportive environment
十分な時間をとる プライバシーの保たれた場所で伝える 目や顔を見て伝える
H：わるい知らせの伝え方　How to deliver the bad news
正直に，わかりやすく，要点を明らかに伝える 専門用語や断定的な口調は避ける 理解度を確認しながら，納得できるまで説明する 質問があるか確認し，質問に答える 心の準備ができる言葉をかける
A：付加的な情報　Additional information
今後の治療方針を話し合う 今後のこと（日常生活や仕事など）についても話し合う 利用できるサービスやサポートに関する情報を提供する
RE：安心感と情緒的サポート　Reassurance and Emotional support
やさしさと思いやりを示し，気持ちに配慮しながら伝える 希望をもてるように伝える 家族にも配慮する 感情を表に出しても受けとめる

（日本サイコオンコロジー学会・日本緩和医療学会編：厚生労働省委託事業 がん医療に携わる医師に対する緩和ケア研修等事業 コミュニケーション技術研修会テキスト SHARE3.2 版．2016 を参考に筆者作成）

られ，その頭文字から「SHARE」とよばれている（▶表3-2）。

　看護師が，患者にとっての「わるい知らせ」を伝える場面も少なくない。食事を楽しみにしている患者に対して，誤嚥や窒息のおそれがあるために食事の制限を伝えるとき，病状が進行して自力でのトイレ歩行が困難となった終末期の患者に対して，ポータブルトイレやおむつの使用をすすめるとき，などがあげられる。このような場面においては，患者の苦痛や不安が最小限に抑えられるよう，患者の様子をよく観察しながら，SHARE にそって患者の意向に基づいたコミュニケーションを心がける必要がある。

　以下に，実際の面談の流れにそって SHARE の要点を示す。

● 準備：支持的な場の設定

　まずは，プライバシーが保たれる空間と十分な時間を確保する。重要な話し合いの場合は，電話やナースコールによる中断を防ぐために，あらかじめ周囲のスタッフに対応を依頼しておく。やむをえず面談中に電話に出る場合には，患者や家族に断りを入れる。

　あいさつ，身だしなみ，時間遵守といった基本的なコミュニケーション，とくに非言語的コミュニケーションを日ごろから心がける。

● STEP 1：面談を開始する

　面談を開始するときは、「すっかり春らしくなってきましたね」「急に寒くなりましたが、おかぜなどひかれていませんか」といったように、季節の話題や患者の体調を気づかう声かけなど、患者の緊張をやわらげる言葉かけから始める。オープンエンドクエスチョン、アイコンタクト eye contact（視線を合わせること）、患者の話をさえぎらない、患者の言葉を繰り返す、などの聴くスキルを意識して、話しやすい雰囲気づくりを心がける。また、患者の希望に合わせて家族の同席を促し、家族に対しても患者同様の配慮をする。

　わるい知らせを伝える場合には、その前に、患者が自分の現在の状態（病状や生活への影響、今後のこと）についてどのように認識しているのかを把握し、患者にとって適切な伝え方を考える。

● STEP 2：わるい知らせを伝える

　わるい知らせを伝える段階では、「今日は大事なお話があります」など、患者が心の準備をするための言葉をかける。わるい知らせは明確に伝えることが大切であるが、「がん」などのような、患者にとって侵襲的な言葉を繰り返すことは避ける。

　わるい知らせを伝えられた患者は、落ち込みやつらさから、その後の話がほとんど耳に入らなくなることがある。そのため「話の進みは早くないですか」と話の進み具合を確認し、「ここまではご理解いただけましたか」と患者の理解を確認しながら話を進める。患者の様子を観察し、患者の負担が大きいと判断した場合は、詳細な説明は後日にする、家族とともに話を聴いてもらうなど、面談を再設定することも考慮する。

　「ご質問はありますか」「気になることはありますか」と、話の合い間に質問や相談を患者に促すことは、医療者主導になりがちな面談を患者のペースに戻す意味でも重要である。

　わるい知らせを伝えられた患者の多くは、悲しみ、怒り、恐怖、不安などのさまざまな感情を体験する。「だいじょうぶですか」「おつらいでしょうね……」など、患者の気持ちに心を配り、表出された感情を受けとめることが重要である。患者にどのような言葉をかけたらよいのかを悩む医療者も多いが、言葉ではなく、患者のつらい気持ちを想像しながらそばにいること、沈黙の時間をとって患者の言葉を待つことだけでも、患者に共感的な姿勢は伝わる。

● STEP 3：今後のことについて話し合う

　わるい知らせを伝えたあとは、そのことが患者の日常生活に与える影響や、患者の不安や心配ごと、今後の方針について話し合う。たとえば床上安静を伝えた場合には、洗面・食事・排泄などの行為をどのように行っていくのか、い

ままでどおりできることはなにか，むずかしくなることはなにか，医療者が手伝えることはなにか，患者が心配することはなにかなど，具体的な行動について話し合う。

今後のことについて話し合う際は，患者が希望をもつことができる情報も伝え，「できないこと」だけでなく「できること」についても伝える。

また，医療者が提案や決定をしすぎないよう注意する。患者が自身の今後について考え，選択できるというコントロール感を失うことのないよう，患者が希望をもちながら現状に向き合い，生活を送ることができるように支援していく。

● STEP4：面談をまとめる

面談の最後には，伝えた内容の要点をまとめ，患者の理解度を確認する。説明の際にメモや図解を用いた場合には，その用紙を患者に手渡す。「ご心配や不安もおありかと思います。ふり返ってわからないことや心配なことがあれば，いつでも聞いてください」「私たちにできることはお手伝いしますので，一緒にがんばっていきましょうね」といったように，患者の気持ちを支える言葉をかけること，医療者もともに取り組んでいくと伝えることが大切である。

2　がん治療の中止を伝えられる際の患者の意向

患者にわるい知らせを伝える場面として，がん治療の中止を例として考えてみよう。患者にとって，抗がん薬による治療を中止することは，死を意識せざるをえない，とても重い意味をもつことである。そのため，医療者にとっても，これを患者に提案することは非常に困難である。

わが国のがん患者を対象として，抗がん薬による治療を中止する時期のコミュニケーションについて，患者の意向に関する調査が行われた[1]。これによると，患者は「つらい症状や困っていること，気がかりなことに関する話を十分聞いてほしい(96%)」「痛みをはじめ，身体症状を緩和ケアでコントロールできることを伝えてほしい(97%)」「現在の病気の状態および今後出現する身体の症状について説明してほしい(95%)」という強い意向をもっていることがわかった。

医療者は，患者の生命を救えないという無力感や，患者からせめられることへのおそれなどから，患者と向き合うことを避けてしまいがちである。しかし，その姿勢は患者を傷つけ，「医療者から見放された」という印象を与える。調査が示すように，患者は医療者に，十分に話を聴くこと，これからおこりうる

---

1) Umezawa, S. et al.: Preferences of advanced cancer patients for communication on anti-cancer treatment cessation and the transition to palliative care. *Cancer,* 121: 4240-4249, 2015.

ことを説明すること，つらい症状に対応することを望んでいる。

　また，患者は「これまでの治療経過をふまえ，現時点で抗がん薬による治療が進められない理由を説明する(93％)」「『今後も引きつづきあなたの相談にのります』と言葉をかける(90％)」などのように，明確な説明やサポートの継続を望んでいることも示されている。治癒が望めない段階でも，医療者が患者を支える姿勢を示すこと，今後おこりうることとその対応を明確に伝えることは，患者の希望につながる。

D｜コミュニケーションを支えるスキルとプログラム

① コミュニケーション・スキル・トレーニング・プログラム

　医療者が患者に，がんの診断や再発，がん治療の中止といったわるい知らせを伝える面談では，病状や今後の治療，生活や仕事への影響，療養先の相談など，患者にとって重要なことが話し合われる。しかしながら，わるい予後を伝えられたときや予後に関する多くの情報が提供されたあとでは，患者は伝えられた内容を思い出しづらくなる傾向がある。また，わるい知らせについて話し合うとき，医師は楽観的な情報を強調しがちであり，患者も楽観的に話をとらえようとする傾向があるとされている。このため，わるい知らせを伝える面談では，情報が正しく伝わらず，患者と医療者の認識に差異が生まれやすいため，コミュニケーションには細心の注意をはらう必要がある。

　コミュニケーション能力は，生まれつきの性質や性格によって決まるものではなく，経験と学習(練習)により身につけられるものである。コミュニケーション能力を高めるため，患者や医療者を対象としたコミュニケーション・スキル・トレーニング・プログラム Communication Skills Training Program(CSTプログラム)が国内外で行われている。

　わが国においても，わるい知らせに関するがん患者への意向調査を基にしたCSTプログラム(SHARE-CSTプログラム)が開発され，その有効性の検証と普及活動が進んでいる。さらに，看護師を対象として，NURSEプログラムを用いた研修会も行われている。

1 SHARE-CST プログラム

SHARE-CST プログラムは，わるい知らせを伝える際のコミュニケーション(SHARE)の学習を目的とし，講義やロールプレイを含むグループワークで構成される2日間のプログラムである。受講することによって，わるい知らせを伝える際の伝え方や，環境への配慮，患者に安心感を与える声かけや情緒的サポートなど，望ましいコミュニケーション行動が有意に増加し，医師自身の自己効力感が有意に高くなる[1]。また，受講した医師の患者は，受講していない医師の患者と比べて有意に抑うつが低く，医師への信頼感が高いことも示されている。

医療者を対象としたコミュニケーション・スキルのトレーニングが，医療者の行動をかえ，患者の精神的苦痛の緩和につながり，医療者への信頼につながることから，コミュニケーションを学び，訓練することの重要性とその効果は明らかである。現在，SHARE-CST プログラムの研修会は，日本サイコオンコロジー学会と日本緩和医療学会により開催されている。

2 NURSE プログラム

看護師は，わるい知らせを伝えられたあとの患者と，どのような気持ちか，病状をどの程度理解できているか，などについて話し合うことが多い。そのとき，患者が無理せず感情を表出できるようにするためには，看護師のコミュニケーション・スキルが重要となる。

NURSE は，患者の感情表出を促進するためのコミュニケーション・スキルとして米国で開発された(▶表3-3)。命名 Naming，理解 Understanding，承認 Respecting，支持 Supporting，探索 Exploring という5つのコミュニケーション・スキルからなり，その頭文字から NURSE とよばれている。

● 命名

患者が自身の思いや感情を口にしたときに，その感情を要約し，名前をつける。「ご家族にどのように伝えればよいのか迷っておられるのですね」「これからのことがご心配なのですね」といったように，命名することによって，医療者が患者の思いを正しく認識していることを患者に伝える効果があり，患者が自身の感情を客観的にとらえることにもつながる。

このとき，命名に医療者自身の気持ちや感情を加えてはならない。医療者に評価をされたり審判的態度をとられたりすると，患者は「この人にはわかって

---

1) Fujimori, M. et al.: Effect of communication skills training program for oncologists based on patient preferences for communication when receiving bad news: a randomized controlled trial. *Journal of Clinical Oncology*, 32: 2166-2172, 2014.

▶表3-3　NURSE におけるコミュニケーションスキル

スキル	内容	具体例
命名 Naming	患者が表現した思いや感情を要約し，名前をつける方法	「ご家族にどのように伝えればよいのか迷っておられるのですね」 「これからのことが心配なのですね」
理解 Understanding	患者が吐露した思いや感情に対して，それらを理解できると伝える方法	「そんなことがおこったら，私もそう思います」 「あなたがそう思った理由が理解できます」
承認 Respecting	患者の思いや感情を聴き，敬意をあらわす方法	「あなたががんばりつづけていることは，すばらしいことだと思います」 「そのように考えることができるなんて，すごいですね」
支持 Supporting	医療者が患者の状況や心配ごとを理解したうえで，患者を支えていくこと，患者とともに問題に取り組んでいくことを伝える方法	「私はあなたのそばで，できる限りの方法で支援します」 「みんなで一緒に考えていきましょう」
探索 Exploring	患者の感情を探索する方法	「いまどのようなお気持ちですか」 「もっと詳しく教えていただけますか」

（国立がん研究センター東病院看護部編：患者の感情表出を促す NURSE を用いたコミュニケーションスキル．医学書院，2015 を参考に筆者作成）

もらえない」「医療者の考えを押しつけられている」と感じる。あくまでも，患者の感情を要約し，名前をつけることにとどめる必要がある。

● 理解

　患者が吐露した思いや感情に対して，それらを理解できると伝える。これにより，患者は自身の思いや感情が妥当なものであり，他者に受け入れられていることを感じられる。それは医療者への信頼感につながり，また患者が自身の感情を抑圧することなく医療者に話してもよいという安心感につながる。また，対話を通して医療者が理解したことと，それについての解釈を伝えることで，患者は自身の感情を医療者が正しく認識し，その感情が妥当なものであると保証されたことを実感できる。

　ただし，安易に患者を安心させるような言葉かけや安易な共感をしてはならない。患者の話にじっくりと耳を傾け，質問や傾聴をくり返しながら患者の感情を理解しようとする医療者の姿勢が，患者からの信頼につながる。

● 承認

　患者の思いや感情を聴き，敬意をあらわす。うなずきやアイコンタクトでも，患者の感情を理解していることを非言語的に伝えられるが，直接言葉で敬意を伝えることで，より強くダイレクトなメッセージが患者に届けられ，患者の自己効力感を向上させて行動を強化することができる。

　ただし，ここでも安易な賞賛やほめ言葉を用いないよう注意する。患者の話

を聴くなかで，患者の感情やものごとのとらえ方，行動や対処法など，医療者が本当に尊敬できると感じたことについて，率直な気持ちを患者に伝える。

● 支持

患者の状況や心配ごとを理解したうえで，患者を支えていくこと，患者とともに問題に取り組んでいくことを伝える。積極的治療の効果がなくなって治療の選択肢が少なくなる段階では，患者は医療者に「見捨てられた」と感じることがある。このような段階において，医療者が患者を支えつづける気持ちを伝えることは，患者の孤独感や見捨てられた感覚をやわらげることにつながる。

● 探索

患者が示した感情について会話をしながら，その感情の根源やそこにいたる経緯，ほかの状況との因果関係などをひもといていく。

しかし，患者が感情を表現しており，その根源も明確な場合には，探索をさらに進めることは望ましくない。一方，患者が感情表出を抑制している様子であれば，感情表出をたすけることが重要である。また，患者から表出されていないことについて，医療者が根掘り葉掘り聴くべきではない。

② 患者を対象としたプログラム

コミュニケーションの阻害要因には，医療者側の要因だけでなく，患者のコミュニケーション・スキルの不足もある。医師がかかえるコミュニケーション上の問題として，患者が心配ごとを話したり情報を求めたりしないこともあげられる[1]。また，患者の多くが情報開示を望みつつも，なにを聞いてよいのかがわからず，医師は患者が望む情報の種類や程度をはかりかねている場合もある[2]。そのため，コミュニケーション促進を目的とした患者対象プログラムが開発され，臨床での使用が進められている。

● 質問促進リスト question prompt list（QPL）

質問促進リストとは，病状や治療，治療中の生活などに関する質問例をあらかじめ記載したリストである。患者は，面談前に自身がたずねたい質問に印をつけ，記載されていない質問を書き込むなどして面談にのぞむ。これにより，面談中の質問数が増加し，その後の不安の軽減や，面談後の情報想起につなが

1) Levinson, W. et al.: Physician frustration in communicating with patients. *Medical Care,* 31: 285-295, 1993.
2) Butow, P. N. et al.: The dynamics of change: cancer patients' preferences for information, involvement and support. *Annals of Oncology,* 8: 857-863, 1997.

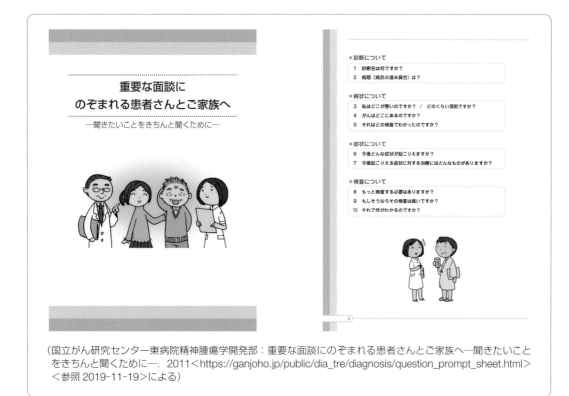

（国立がん研究センター東病院精神腫瘍学開発部：重要な面談にのぞまれる患者さんとご家族へ─聞きたいことをきちんと聞くために─. 2011<https://ganjoho.jp/public/dia_tre/diagnosis/question_prompt_sheet.html>＜参照 2019-11-19＞による）

▶図3-1　がん患者を対象とした質問促進リスト

るとされている[1]。

　わが国でも，がん患者を対象とした質問促進リストが開発されており，「診断について」「病状について」「症状について」「検査について」「治療について」「生活について」「家族のこと」「こころのこと」「この先のこと」など，53項目の質問が記載されている（▶図3-1）。このリストについては，初診の進行期がん患者を対象に実施された無作為化比較試験において有用性が確認されている[2]。

　質問促進リストには課題もある。面談前にリストに目を通すことで心の準備につながることや，面談時・面談後の情報の整理に役だつことが示唆されている一方で，わが国のがん患者を対象とした調査では，面談中の質問数が増えることはなかった。質問を躊躇しがちなわが国の患者に対しては，リストの提供だけではなく，医療者との面談前に質問の整理や質問練習をすること，医療

1) Brandes, K. et al.: The characteristics and effectiveness of Question Prompt List interventions in oncology: a systematic review of the literature. *Psycho-Oncology,* 24: 245-252, 2015.
2) Shirai, Y. et al.: Patients' perception of the usefulness of a question prompt sheet for advanced cancer patients when deciding the initial treatment: a randomized, controlled trial. *Psycho-Oncology,* 21: 706-713, 2012.

者へもコミュニケーション・スキル・トレーニング・プログラムを提供することといったように，複合的な介入が必要ではないかと考えられている。

E | むずかしい場面での コミュニケーション

① 患者が怒りを表出したとき

　　臨床場面で医療者が患者の怒りに直面することは少なくなく，進行がん患者の約9%が病的なレベルの怒りを感じていたとの報告もある[1]。患者に怒りをぶつけられることで，医療者のなかにはさまざまな感情がわきおこる。とくに，自身の身におぼえのないことで患者から怒りや不信感をぶつけられたと感じると，医療者も防衛的態度をとりがちである。患者の言葉をさえぎったり，反論したり，感情的な言葉を返してしまうこともあるかもしれない。また，「あの患者さんのところには行きたくない」と患者から距離をおきたくなるかもしれない。

　　しかし，怒りには必ず理由がある。患者の怒りは，目の前の医療者のみに向けられたものではなく，長い時間をかけて蓄積されたものがなんらかの契機で表面化していることがある。医療者は，患者の怒りに巻き込まれずに，その原因を把握しなければならない。

医療者側の原因▶　怒りの原因はさまざまである。医療者が説明した「つもり」でいたことが患者には伝わっていなかったり，誤った内容で伝わっていたりすることもある。昨日の看護師にすすめられて行動したことが今日の看護師には注意されたりと，医療者ごとに説明の内容が異なっていると，患者は混乱して不信感をつのらせていく。患者と医療者とのコミュニケーションの不調や医療者どうしの連携不足が怒りの原因となりうることを，医療者として自覚しておく必要がある。

患者側の原因▶　一方で，患者の心身の状況や環境が怒りの原因になることもある。強い痛みのために不眠が続いている場合や，家族や友人の面会がなく孤独を感じているときに隣の患者を訪れたおおぜいの面会者の笑い声が聞こえる場合など，そのときの患者の状況により，思わぬことが引きがねとなって怒りを引きおこすことがある。医療者はていねいな態度で患者の話を注意深く聴き，怒りの原因を明らかにしていくことが大切である。

1) Kissane, D. W. et al.: Psychological morbidity in the families of patients with cancer. *Psycho-Oncology*, 3: 47-56, 1994.

　患者に怒りをぶつけられることは，医療者にとってもつらい体験である。しかし，まずは患者の話をよく聴くよう心がける。途中でさえぎったり反論したりすることなく，最後まで患者の語りに耳を傾け，患者の話から問題点を明らかにし，患者とともに問題を解決しようとする姿勢が肝要である。

　医療者に非がある場合は，言い訳や釈明に走ることなく謝罪する。また，怒りの原因が誤解にある場合はていねいに説明する。その際には，自身の感情（怒りや猜疑など患者に対する否定的な感情が前面に出てはいないか）や表現（話すスピード，言葉づかい，トーン，表情，姿勢など）に注意をはらう。

　怒りの原因を患者とともに考えていくなかで，怒りが医療者や特定の個人に向けられたものではないことが明らかになる場合も多い。痛みや治療の副作用のこと，治療費や生活費のこと，家族のこと，仕事のことなど，疾患に罹患したことで直面するさまざまな現実的な問題や孤独感，喪失感，スピリチュアルペインがその背景になっていることもある。医療者は安易な言葉かけやアドバイスによる問題解決をはからずに，患者が語る言葉に耳を澄ませ，患者の気持ちをともに感じることが大切である。

　がんの脳転移やせん妄などの意識障害の症状として怒りが表出されることや，がんの罹患前からの精神的問題や薬剤の副作用として怒りがあらわれることもある。そうした可能性も念頭におき，患者の怒りを正確に評価することが必要である。精神医学的問題が疑われる場合には，精神保健の専門家（精神腫瘍医，精神科医，心理士など）への紹介を検討する。また，緩和ケアチーム，専門看護師（がん看護，リエゾン精神看護），認定看護師（緩和ケア）などの専門家や院内資源を有効に活用しながら，患者の怒り（＝苦痛）に迅速に対応する。

② 患者が「死にたい」と訴えたとき

　患者から「生きていてもしょうがない，死にたい」と言われると，医療者はとまどい，とっさに「そんなことを言ったらご家族が悲しみますよ」「そんな悲しいことを言わないでがんばりましょう」という言葉をかけてしまうかもしれない。しかし，こうした医療者の言葉や態度は，患者には「そんなことを私の前で言わないで」「苦しい気持ちを出さないで」というメッセージと受けとられるかもしれない。まずは，「死にたい」という強い感情表出の背景にどのような理由があるのかを，ていねいにアセスメントすることが重要である。

　医療者は，安易に励ましたり，表面的に対応したりするのではなく，患者の発したメッセージを受けとめ，逃げずに話し合う姿勢を示さなければならない。具体的には，「○○さんのいまのお気持ちをもう少しお話しいただけますか」といった声かけをし，話を聴きつづける姿勢を示す。「よい」「わるい」という審判的な態度は避け，医療者の価値観を押しつけることなく，患者の語りから患者の体験や感情を共有し，患者の言葉の背景にある原因を探索する。患者の

体験を共有するなかで，医療者自身が「なにもできない自分」を感じ，無力感にさいなまれることもあるかもしれないが，思いを共有してそばにいつづけること自体が患者への非言語的メッセージであり，患者の支えになりうる。

医療者は，患者の気持ちを共有すると同時に，その背景にある原因を探索し，評価しなければならない。痛みなどの身体的苦痛，抑うつや孤独感，絶望感などの精神的苦痛，自律性の喪失などのスピリチュアルペインなど，患者には多様な苦痛が混在していることが考えられる。これらの苦痛が緩和できるものなのか，どのように緩和していくことができるかなどについて，緩和ケアチームや精神保健の専門家などの多職種が協働し，十分に検討することが重要である。

③ 患者が自身の話をしないとき

患者が暗い表情をしてふさぎこんでいると，医療者は患者が悩みや心配ごとをかかえていると推測し，声をかけるであろう。しかし，医療者の声かけに多くを語らない患者もいる。こうしたとき，医療者はどうにかして悩みや心配ごとを聞きだし，解決したいと考えがちである。しかし，人の考えや価値観はさまざまある。自身の思いを表現することが得意ではない人や，他者に弱音をはきたくない人もいる。ましてや，医療者に自身の率直な思いを伝えることは簡単ではなく，関係性や信頼を築いていないうちから，あれこれと医療者に詮索されることは，患者にとって負担でしかない。

医療者に▶
求められる態度
患者が多くを語りたくない様子であれば，医療者は無理に詮索したり質問したりせずに，その場を離れる。患者の負担にならないよう考慮しながら，訪室回数を少し増やしてみたり，患者との会話の際に意識的に間をとり患者が言葉を発しやすい雰囲気をつくったりして，いつでも話を聴く準備があることを非言語的メッセージとして伝える。そのようにしてなにげないふだんの会話や患者の関心ごとの話をしているときに，患者から思いを話されることがある。病気や治療ばかりではなく，患者の暮らしや大切にしていることを話題にしたり，これまでの人生などをふり返ったりしているときに患者の気持ちを聴くことができる場合もある。

質問の使い分け▶
コミュニケーションとしては，オープンエンドクエスチョンとクローズドクエスチョンの使い分けを意識してほしい。自身の気持ちを話すことに慣れていない患者には，「昨夜は眠れましたか」「なにか考えごとをされていたのですか」などのようにクローズドクエスチョンから話を始めることで，自身の思いを話すことに慣れてもらうことが効果的である。

患者のまわりの▶
人への対応
ここで大切なこととして，患者が医療者に対して自身の思いのすべてを話す必要はないことに注意してほしい。患者は，家族や友人などの心を許せる身近な相手には感情を表出できている場合が多い。患者と十分なコミュニケーションがとれない場合には，そうした身近な人たちから患者の気持ちを聴くことも

重要である。

　また，患者のまわりの人たちへの支援が十分かどうかについて注意をはらうとともに，患者を支えていることをねぎらい，体調を気づかう声かけも忘れずに行っていく。

④ 患者が治療をあきらめたくないと話すとき

　たとえばがんの患者において，病状が進行すると，抗がん薬による腫瘍縮小効果のメリットよりも，臓器障害や骨髄抑制などのデメリットが上まわるときがくる。体重が減少し，疲労感や倦怠感，食欲不振が著明となり，これ以上の抗がん薬による治療は患者の身体への負担を増加させるだけと判断した場合，医師は治療の中止を提案する。この状況において，「あきらめたくない，治療を続けてほしい」と訴える患者は少なくない。そうした場合，看護師はどのようなケアを行えばよいであろうか。

看護師からの ▶
言葉かけにおける
注意点
　看護師は，まず患者の病状や治療継続による身体への負担，患者の生命予後についてアセスメントする。副作用に苦しむ患者を間近で見ている看護師であれば，これ以上苦しい状況になってほしくないと考えるであろう。「○○さんの身体はいままでの治療でとても弱っているのです」「治療をやめれば，いまより身体はらくになると思いますよ」「少しでもよい時間を○○さんに過ごしていただきたいのです」と声をかけるかもしれない。

　患者が「治療の効果がないのでホスピスに行ってはどうかと言われました。私はこのまま弱って死んでしまうのでしょうか……」と話した場合，「ホスピスでは痛みやつらい症状をとってくれますし，好きなものが食べられますよ」「かわいがっていたペットと一緒に過ごすこともできますよ」「ホスピスなら好きな時間に面会ができるそうですよ」といったように，ホスピスのよいイメージを患者に伝えようとするかもしれない。

　しかし，こうした看護師の言葉かけは，患者にどのように受けとめられるであろうか。看護師からの矢つぎばやな情報提供は，「治療をあきらめたくない」という患者の気持ちを無視して，一方的に治療中止後の生活に目を向けさせようとしているのではないだろうか。

価値観と信念の ▶
共有
　ここで最も重要なことは，患者が治療を継続することでまもりたいもの・かなえたいことについて話しながら，治療をあきらめたくない理由をひもといていくことである。「最後まであきらめずに闘っている姿を子どもに見せたい」「高齢の母親をひとり残すわけにはいかない」「障害のある子どもの生活が心配」など，それぞれの患者には背景がある。看護師には，患者との会話を通じて，心配ごとやかかえている問題，信念や価値観を共有することが求められる。

　それと同時に，患者に接している自分の心にも意識を向けることが大切である。「○○さんがこれ以上つらい症状で苦しむのを見たくない」「効果のない治

療を続けるのはむだではないか」など，自分自身の価値観や気持ちに気づくことがあるだろう。自分自身の価値観を認識することで，はじめて患者の気持ちに共感することができる。

　あきらめられない患者に対しては，患者の価値観や信念を共有し，コミュニケーションをとりながら患者の準備状況や理解の程度をはかりつつ，重要な話を伝えるタイミングや，情報を正しく理解してもらえるタイミングを判断する。ただし，ここでは治療をあきらめるよう説得するのではなく，患者が納得した選択をできるように，ともに考えることが重要である。

ゼミナール
復習と課題

❶ 看護師が行うコミュニケーションには，どのような意義があるか。
❷ コミュニケーションの要素を分類した SHARE とはどのようなものか。
❸ NURSE とはどのようなスキルからなるものか。
❹ 患者が怒りを表出したとき，その原因にはどのようなことがらが考えられるか。
❺ 患者が治療をあきらめたくないと話すとき，看護師はどのような姿勢や意識をもって患者の話を聴くべきか。

参考文献

1) 国立がん研究センター東病院看護部編：患者の感情表出を促す NURSE を用いたコミュニケーションスキル．医学書院，2015．
2) 内富庸介編：がん医療におけるコミュニケーション・スキル―悪い知らせをどう伝えるか．pp.103-107，医学書院，2007．
3) Back, A. L. et al.: Approaching difficult communication tasks in oncology. *A Cancer Journal for Clinicians,* 55: 164-177, 2005.
4) Cykert, S. et al.: Factors associated with decisions to undergo surgery among patients with newly diagnosed early-stage lung cancer. *The Journal of the American Medical Association,* 303: 2368-2376, 2010.
5) Ishikawa, H. et al.: Physician-patient communication and patient satisfaction in Japanese cancer consultations. *Social Science & Medicine,* 55: 301-311, 2002.
6) Jansen, J. et al.: Does age really matter? Recall of information presented to newly referred patients with cancer. *Journal of Clinical Oncology,* 26: 5450-5457, 2008.
7) Leydon, G. M.: 'Yours is potentially serious but most of these are cured': optimistic communication in UK outpatient oncology consultations. *Psychooncology,* 17: 1081-1088, 2008.
8) Mager, W. M., Andrykowski, M. A.: Communication in the cancer 'bad news' consultation: patient perceptions and psychological adjustment. *Psychooncology,* 11: 35-46, 2002.
9) Schofield, P. E. et al.: Psychological responses of patients receiving a diagnosis of cancer. *Annals of Oncology,* 14: 48-56, 2003.
10) Takayama, T. et al.: Relationship between outpatients' perceptions of physicians' communication styles and patients' anxiety levels in a Japanese oncology setting. *Social Science & Medicine,* 53: 1335-1350, 2001.

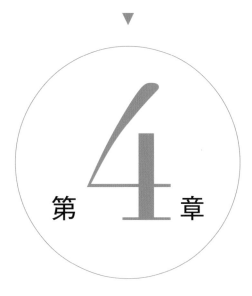

第 4 章

緩和ケアにおける
倫理的課題

本章で学ぶこと
- □緩和ケアにおける倫理的ケアの実践の基盤となる，倫理の基本的知識を習得する。
- □緩和ケアの臨床における，看護師による適切な意思決定支援について理解する。
- □緩和ケアの臨床における倫理的課題を同定し，対策を検討するための知識を習得する。

医療を取り巻く環境は，最新医療技術の開発・活用とともに変化しつづけている。さらに，インターネットの普及により，誰もが医療に関する情報を容易に入手できるようになり，人々の権利意識は高まっている。このような社会情勢のなか，看護師は，ケアの実践において倫理的に困難な状況に日々直面している。

本章では，緩和ケアを実践する看護師が押さえておきたい，倫理原則を含む看護倫理の基本的事項と，看護師による意思決定支援や，臨床現場における倫理的課題を特定・分析・解決するために欠かせない，臨床倫理の実践的アプローチについて述べる。

A 生命倫理と看護倫理

① 倫理

倫理とは，社会の一員である人と人との関係を定めるもので，社会規範の一種であり，価値を含むものである。規範とは「すべきだ，してもよい，してはならない」という判断をたすけるもので，価値とは「よい，わるい」を判断するもとになる考え方である。つまり「倫理的」とは，規範や価値をもとに，首尾一貫性のある根拠をもって，「よい・正しい」道を選ぼうとする態度のことだと言える。

② 生命倫理

生命倫理とは，生命科学の分野における先端的な技術が，生命現象すべてに及ぼす影響を学際的に検討し，その応用の是非について倫理的枠組みを用いて考察するものである。生命科学の分野に新しい規律統制の必要性を提起するため，1970年に米国の生化学者であるポッター Potter によって「生物学的知識」を意味する bios と「人間の価値観の体系」を意味する ethikos という2つのギリシャ語の単語を合わせた生命倫理 bioethics（バイオエシックス）という言葉が使用されたところから始まった。

　生命科学の発展は，疾病の診断や予防，医療技術を著しく向上させ，人々の生活や社会に大きく貢献してきた。しかしながら，ポッターが「医学が生命の尊厳を保つことを軽視し，臓器の維持のように部分的な成功をおさめたため倫理的な問題が生じている」と警告したように[1]，臓器移植，ヒト胚性幹細胞技術，ゲノム編集といった生命の尊厳に深くかかわる科学技術が開発されたことで，科学技術の発展がもたらす倫理的課題を生命倫理の観点から慎重に議論する必要性が問われている。

③ 臨床倫理と看護倫理

　生命倫理の枠組みには，**臨床倫理や医の倫理，看護倫理**が含まれる（▶図4-1）。一番大きな概念として，生命現象すべてを取り扱う生命倫理があり，そのなかに医療や介護といった臨床の現場に従事する職種が考えるべき臨床倫理がある。そして，これと隣接するものとして，医師の職業倫理としての医の倫理や，倫理的な看護実践の基盤となる看護倫理がそれぞれ交わり，位置づけられる。

　緩和ケアの現場では，患者にとって最善の医療を提供することを目ざして，患者や，家族などの重要他者（以下，家族と表現する）の価値観や希望を尊重しながら，多職種からなる医療チームが意思決定を支援する機会が多い。そこでは，医の倫理や看護倫理の枠組みや職種の垣根をこえて，患者や家族，医療者というそれぞれの立場や価値観の違いから生じる葛藤や障壁に気づき，課題を分析して，個々の思いを尊重しつつも，全員が納得できる最善の策を模索する，臨床倫理の観点でのかかわりが求められる。

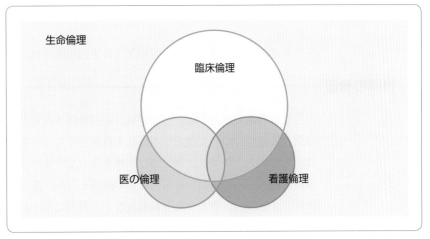

▶図4-1　臨床倫理と看護倫理の位置づけ

1) Potter, V. R. : *Bioethics: Bridge to the Future.* Prentice-Hall, 1971.

④ 看護職の倫理綱領

　　日本看護協会は，1988（昭和 63）年に「看護婦の倫理規定」を示した。この規定は，社会情勢や医療の高度化に伴って看護師が多くの倫理的課題に直面し，倫理的ジレンマをかかえるようになった背景を受けて，2003（平成 15）年に改訂されて「**看護者の倫理綱領**」へ改訂された。その後，看護を取り巻く環境や社会情勢に応じて，2021（令和 3 ）年に「**看護職の倫理綱領**」として公表された[1]。

　　すべての看護師は，看護を実践する際のよりどころとして，この倫理綱領を熟読して，倫理的行為の基準を把握すべきである。前文において，看護は対象となる人々の「苦痛の緩和を行い，生涯を通してその最期まで，その人らしく生を全うできるように援助を行うことを目的としている」と明記されていることは，緩和ケアを実践する看護師にとってとくに重要である（▶表4-1）。また，2012 年に国際看護師協会（ICN）によって改訂された「ICN 看護師の倫理綱領」もあわせて参照してほしい[2]。

⑤ 生命倫理の 4 原則

　　生命倫理の 4 原則とは，アメリカの倫理学者であるビーチャム Tom Beauchamp とチルドレス James F. Childress により 1979 年に提唱されたもので，**自律の尊重，善行，無危害，正義（公平）** の原則からなる。臨床場面で生じた倫理的問題を検討する際の共通の判断基準として，多くの医療者に活用されている。

　　原則とは抽象的なものであり，人生の最終段階にある患者や家族を取り巻く複雑な状況において，求められる方向性を即座にさし示すものではない。しかし，それぞれの事例に応じて，問題の整理や異なる立場をもつ者が参加する倫理的な考察の根拠として，最低限まもられるべき事項を確認するためには有用である。

　　それぞれの原則について，緩和ケアの実践場面を例にみていこう。

1 自律の尊重

　　自律の尊重の原則とは，患者が他人から強制されることなしに，自分の人生や受ける医療について決定する権利を尊重することである。緩和ケアにおいては，患者が人生の最終段階に望む医療を自分で決定できるよう，重要な情報の提供，疑問へのていねいな説明などの援助を行い，患者の決定を尊重してそれに従うことを，医療者や患者の家族など，患者にかかわる周囲の人々に求める

---

1) 日本看護協会：看護職の倫理綱領．2021（https://www.nurse.or.jp/nursing/practice/rinri/rinri.html）（参照 2021-10-22）．
2) 日本看護協会：ICN 看護師の倫理綱領．2013（https://www.nurse.or.jp/nursing/international/icn/document/ethics/index.html）（参照 2020-10-09）．

▶表4-1　看護職の倫理綱領

■前文

人々は，人間としての尊厳を維持し，健康で幸福であることを願っている。看護は，このような人間の普遍的なニーズに応え，人々の健康な生活の実現に貢献することを使命としている。

看護は，あらゆる年代の個人，家族，集団，地域社会を対象としている。さらに，健康の保持増進，疾病の予防，健康の回復，苦痛の緩和を行い，生涯を通して最期まで，その人らしく人生を全うできるようその人のもつ力に働きかけながら支援することを目的としている。

看護職は，免許によって看護を実践する権限を与えられた者である。看護の実践にあたっては，人々の生きる権利，尊厳を保持される権利，敬意のこもった看護を受ける権利，平等な看護を受ける権利などの人権を尊重することが求められる。同時に，専門職としての誇りと自覚をもって看護を実践する。

日本看護協会の『看護職の倫理綱領』は，あらゆる場で実践を行う看護職を対象とした行動指針であり，自己の実践を振り返る際の基盤を提供するものである。また，看護の実践について専門職として引き受ける責任の範囲を，社会に対して明示するものである。

■本文

1. 看護職は，人間の生命，人間としての尊厳及び権利を尊重する。
2. 看護職は，対象となる人々に平等に看護を提供する。
3. 看護職は，対象となる人々との間に信頼関係を築き，その信頼関係に基づいて看護を提供する。
4. 看護職は，人々の権利を尊重し，人々が自らの意向や価値観にそった選択ができるよう支援する。
5. 看護職は，対象となる人々の秘密を保持し，取得した個人情報は適正に取り扱う。
6. 看護職は，対象となる人々に不利益や危害が生じているときは，人々を保護し安全を確保する。
7. 看護職は，自己の責任と能力を的確に把握し，実施した看護について個人としての責任をもつ。
8. 看護職は，常に，個人の責任として継続学習による能力の開発・維持・向上に努める。
9. 看護職は，多職種で協働し，よりよい保健・医療・福祉を実現する。
10. 看護職は，より質の高い看護を行うために，自らの職務に関する行動基準を設定し，それに基づき行動する。
11. 看護職は，研究や実践を通して，専門的知識・技術の創造と開発に努め，看護学の発展に寄与する。
12. 看護職は，より質の高い看護を行うため，看護職自身のウェルビーイングの向上に努める。
13. 看護職は，常に品位を保持し，看護職に対する社会の人々の信頼を高めるよう努める。
14. 看護職は，人々の生命と健康をまもるため，さまざまな問題について，社会正義の考え方をもって社会と責任を共有する。
15. 看護職は，専門職組織に所属し，看護の質を高めるための活動に参画し，よりよい社会づくりに貢献する。
16. 看護職は，様々な災害支援の担い手と協働し，災害によって影響を受けたすべての人々の生命，健康，生活をまもることに最善を尽くす。

（日本看護協会：看護職の倫理綱領．2021〈https://www.nurse.or.jp/nursing/practice/rinri/rinri.html〉〈参照2021-10-29〉による）

ことを意味する。これは，後述するインフォームド・コンセントの基本となる考え方でもある。

2 善行

　善行の原則とは，医療者が患者の最善の利益を探索し，その実践に反映させることを求めるものである。緩和ケアにおいて看護師が注意すべきなのは，医療者や患者の関係者など，患者以外の者が考える「患者にとっての善」を優先してはならないということである。これは，強いパターナリズム[1]や独善的行為として批判される。患者自身の見解を軽視することは，患者の自律を侵害することであり，「患者の善」に反する[2]。医療者は疾病の治療に関する知識をもってはいても，患者のこれまでの人生や価値観を知っているわけではないということを強く認識すべきである。

　善行の原則に基づいてケアを実施する際には，対話を通して患者の価値観を探り，患者自身の考える最善の利益とはなにかを判断する基準を求め，これをケアに反映する姿勢が重要である。

3 無危害

　無危害とは，害を回避する義務である。ヒポクラテスの誓い[3]でも「患者のためになることをすべし，患者を害するなかれ」と述べられているように，善行の原則と無危害の原則は，医療やケア実践の基礎となっている。

　無危害の原則にかかわる看護の実践場面としては，嚥下機能や身体機能が低下した患者に危害が及ぶことを避けるために，誤嚥や転倒を予防し，注意をはらうことなどが例としてあげられる。

　無危害の原則は，善行の原理と関連し，補完するものとも考えられるが，米国の看護倫理学者であるサラ T. フライ Sara T. Fry は，2 つの原則は異なったものであり，違いを認識しながら，倫理的なケアを実践できることが重要であると主張している[4]。なお，ここでいう危害とは，身体的損傷や精神的負担のみならず，患者の人権や自律，自由，安寧を損なうこと全般をさすことに注意してほしい。

---

1) 医療現場におけるパターナリズムとは，医療者が専門家の見解に基づいて，患者の意向にかかわらず，患者の利益や幸福のために最善と思われる医療行為・ケアを行うことである。これは，自律の尊重という観点からは避けるべきことであり，患者への医療においてパターナリズムを容認する場合は，慎重な検討を要する。
2) 伏木信次ほか：生命倫理と医療倫理 Vol 1. 金芳堂，2004.
3) ヒポクラテスの誓いとは，医師の職業倫理について紀元前 4 世紀ごろに書き残された，最も古い倫理綱領である。医師のあるべき姿として，現代の医療倫理の根幹となる思想が含まれており，医師や看護師の倫理綱領は 20 世紀後半までこのヒポクラテスの誓いを継承してきた。
4) サラ T. フライ・メガン-ジェーン・ジョンストン著，片田範子・山本あい子訳：看護実践の倫理，第 3 版. 日本看護協会出版会，2010.

4 正義（公平）

　　正義の原則とは，同じ状態の人たちに「利益と負担を公平に配分する」ということである。つまり，「どのような状況のもとで，誰がどのような医療資源を受けとるべきか」ということについて考えることである。日本語では，公平や公正という表現がこの原則の本質をよくあらわしているであろう。

　　公平な分配を行うためには，公正な規則にのっとった看護実践が求められるが，緩和ケアが提供される場面によっては，ある時点において最大限で最善の医療資源（高価で希少な薬剤や治療，医療職の時間や労力）をすべての人に提供できるわけではない。医療資源の配分にかかわる多種職医療チームには，患者の思いを傾聴しつつも，個々の患者に費やすことができる資源の範囲，提供できる治療の限界と有効性について総合的に判断し，患者や家族の合意を得るプロセスを重ねながらケアを進めることが求められる。

B 意思決定支援

　　緩和ケアの臨床において，**意思決定支援**は，患者の人生の最終段階に提供されるケアであるエンド・オブ・ライフ・ケア end-of-life care の質はもちろんのこと，QOL をも大きく左右する。病院・自宅・介護施設といった緩和ケアが提供される場において，患者自身の力と地域の力を最大限にいかして，よりよい QOL を保ち，安心して満足のいく生を送るために行われる。意思決定支援において，看護師にはそれぞれの場における医療者・介護者に，患者の思いをつなぐという重要な役割がある。

　　意思決定支援に大きく関連する概念として，インフォームド・コンセントと，アドバンス・ケア・プランニングがある。ここでは，緩和ケアの臨床の場面をふまえながら，これら2つの概念について学んでいこう。

① インフォームド・コンセント

　　インフォームド・コンセント informed consent は，自律の尊重の倫理原則を基本とした概念である。第二次世界大戦後に生まれた概念で，わが国では1990（平成2）年に日本医師会による「『説明と同意』についての報告」によって導入された。

　　当時，この概念が「説明と同意」と直訳されたことから，本来の意味を誤って解釈した多くの医療者は，病状や治療に関する情報を一方的に伝え，患者は医療者との十分な相談なしに同意するという状況がみられた。しかし，イン

フォームド・コンセントが本来目ざすものは，医療者と患者が対話を通して，互いの尊重と理解に基づき，患者に最適な治療を検討するプロセスであることに注意してほしい。

1 インフォームド・コンセントの目的の変化

インフォームド・コンセントの概念が導入された当初は，医療者によるパターナリズムに基づく介入を避け，患者の自律を尊重するために，医療者が情報を開示し，与えられた提案に患者が主体的に同意をすることが目的ととらえられていた。

しかしその目的は，医療技術の進歩と時代の変化を背景に，単に疾病の治療法を選択するインフォームド・コンセントから，疾病とともに生活する患者のより高い QOL を目ざした，患者にとって最善の方針決定を行うためのインフォームド・コンセントへとかわりつつある。

2 インフォームド・コンセントの成立要件

インフォームド・コンセントが成立するためには，決定能力，任意性，情報という3つの要素が必要であるとされており，具体的には図 4-2 に示す要件からなりたっている。

①患者の意思決定能力(決定能力)とは，情報を理解し，判断し，決定する能力を備えていることをあらわし，②決定の自発性(任意性)とは，他者による脅迫または不当な誘導なしに患者が自発的に決定できることをあらわしている。

患者に意思決定能力があり，決定の自発性が確認されたうえで，③医療者による十分な説明(情報)が提供されると，説明内容を患者が自分自身のこととして解釈し，④十分な理解が得られる。そして，医療者が専門的立場から推奨する提案に対して，⑤同意や拒否または選択ができる。これら一連の話し合いや確認作業のプロセスを，適切なインフォームド・コンセントという。

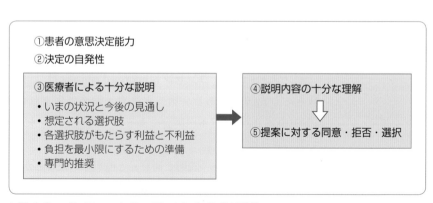

▶図 4-2 インフォームド・コンセントの成立要件

3 インフォームド・コンセントにおける看護師の役割

今日の医療現場では，インフォームド・コンセントのプロセスを経ることが多くなってきたが，そこに看護師の存在が欠けている場合もある。看護師は，日常生活の援助における患者やその家族とのかかわりを通して，患者の思いや価値観を把握できる機会が多い。患者の身近な存在として，その良好な信頼関係を礎〔いしずえ〕に，患者が最後まで満足して生をまっとうできるよう，インフォームド・コンセントの成立要件に関するアセスメントやさまざまな調整など，意思決定支援のプロセスに積極的に参画する姿勢が求められる。

4 人生の最終段階における医療・ケアの決定プロセスに関するガイドライン

人生の最終段階を迎えた患者・家族らと医師をはじめとする医療者・介護者が，最善の医療・ケアをつくり上げるプロセスを示すため，厚生労働省は2007(平成19)年に「終末期医療の決定プロセスに関するガイドライン」を策定した。その後，高齢多死社会の進行に伴って在宅や施設における療養や看取りの需要が増大してきたことを背景に，「**人生の最終段階における医療・ケアの決定プロセスに関するガイドライン**」へ改訂した[1]。この改訂において，後述するアドバンス・ケア・プランニングの概念が盛り込まれた。また，地域包括ケアの構築に際して，在宅医療・介護従事者を含む，すべての医療者が活用すべきものであるとされた。

このガイドラインでは，適切な情報提供と本人の意思決定を基本として，看護師を含むチーム全体で，患者にとって最善の方針決定を行うプロセスを繰り返すことの重要性が，手順を追って説明されている(▶図4-3)。さらに，ここには患者本人の意思が確認できない場合の決定プロセスも含まれており，みずからが望む人生の最終段階における医療・ケアについて，前もって考え，対話することが推進されている。

② アドバンス・ケア・プランニング

アドバンス・ケア・プランニング advance care planning(ACP)とは，成人が，みずからの価値観，人生の目標，および将来に希望する医療について，前もって考え，対話のプロセスを通して他者と共有することである。緩和ケアの臨床においては，患者や家族と医療者がその対話を繰り返すことによって，患者の

---

1) 人生の最終段階における医療の普及・啓発のあり方に関する検討会：人生の最終段階における医療・ケアの決定プロセスに関するガイドライン，解説編．厚生労働省，2018. (https://www.mhlw.go.jp/file/04-Houdouhappyou-10802000-Iseikyoku-Shidouka/0000197701.pdf)(参照 2019-12-25)

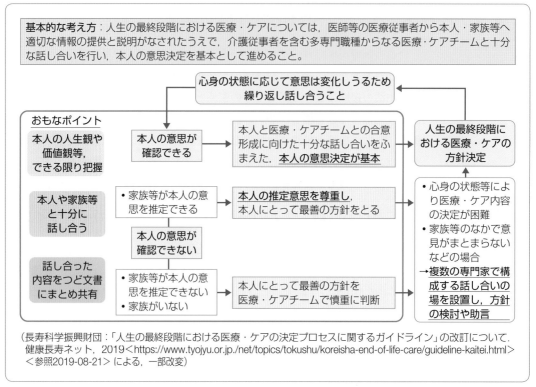

基本的な考え方：人生の最終段階における医療・ケアについては，医師等の医療従事者から本人・家族等へ適切な情報の提供と説明がなされたうえで，介護従事者を含む多専門職種からなる医療・ケアチームと十分な話し合いを行い，本人の意思決定を基本として進めること。

（長寿科学振興財団：「人生の最終段階における医療・ケアの決定プロセスに関するガイドライン」の改訂について．健康長寿ネット，2019<https://www.tyojyu.or.jp/net/topics/tokushu/koreisha-end-of-life-care/guideline-kaitei.html><参照2019-08-21> による，一部改変）

▶図4-3　「人生の最終段階における医療・ケアの決定プロセスに関するガイドライン」における意思決定支援や方針決定の流れ

望む人生の最終段階における医療を，医療チームが状況に応じて提供することが重要である。

　現在，わが国においてもACPの有用性・重要性が認識されはじめ，厚生労働省などによる普及・啓発が進められているところである。2018（平成30）年には，より馴染みやすい言葉になるようにACPを「人生会議」という愛称でよぶことも決定された。

　多くの緩和ケア先進国において，ACPは保険医療政策，とくに質の高いエンド・オブ・ライフケアの提供には必須であるとされ，緩和ケアの重要な位置を占めている。ACPは，健康状態が安定している人から，余命1年以内と考えられる人まで，すべての人を対象とする取り組みであるが，ここでは，緩和ケアの対象となる患者のACPに焦点をあてる。関連する事項として，まずは事前指示，DNAR，代理意思決定について学び，それからACPの望ましいプロセスを詳しくみていこう。

1 事前指示

　事前指示とは，患者あるいは健常な人が，将来判断能力を失った際に，みず

からに行われる医療行為に対する意向を前もって示すことである[1]。そのために作成される文書を**事前指示書**といい，書式は施設などによってさまざまである。心臓マッサージなどの心肺蘇生や，延命のための人工呼吸器の使用，人工的な栄養補給など，希望する（または希望しない）医療の内容を具体的に表明するものであり，**リビングウィル**ともよばれる。後述する，代理意思決定を行う者をあらかじめ指示しておくことも含まれる。

ACP の概念が普及するまでは，緩和ケアにおける事前指示の内容を患者や家族と話し合い，関係する医療者で共有することが重視されていた。しかし，患者の意向は容体や状況に応じて変化するものであるため，事前指示の内容の有効性が疑問視されるようになった。現在では，事前指示は ACP の過程の一部に位置づけられ，一度の事前指示で完結するべきではないと考えられている。

2 DNAR

DNAR（または DNR）とは「蘇生措置を試みない Do Not Attempt Resuscitation または Do Not Resuscitate」の頭文字であり，死が不可避であり，心肺蘇生が成功する可能性が低い心停止の状態となった場合の指示である。心停止時の蘇生に関して，患者と医師があらかじめ患者の意向に基づいて話し合い，医師によって診療録に指示内容が記載され，複数の医療者がその指示の妥当性を評価することが推奨されている。

DNAR に従って心肺蘇生が行われない場合でも，それまでと同様に症状を緩和するための医療は継続される必要がある。通常の医療に悪影響が及ぶことのないよう，定義を十分に理解することが重要である。

DNAR に関する患者の意思決定は，ACP の過程の限られたごく一部分に過ぎない。

3 代理意思決定

患者の意思決定能力が低下し，みずからの意思を伝えられない状態になった場合，患者の最善の利益について，患者にかわって意思決定することを**代理意思決定**という。前もって，特定の家族などを患者の意思を推定する者として定める場合がある。

代理意思決定を行う人は，ACP のプロセスの一環として，可能な限り患者本人が意思決定能力を保っている間に決定する。代理意思決定を行う人は，患者が自分の価値観を最もよく理解していると考える人とし，臨床現場でキーパーソンとされる家族などとは区別して，診療録などに記録されることが望ましい。

---

1) 赤林朗ほか：臨床に役立つ倫理的諸問題のキーワード 解説＆事例．インターナショナルナーシング・レビュー 24(3)：37-39, 2001.

4 ACP のプロセス

　看護師が患者の ACP 支援にたずさわる際には，倫理的問題を最小限にするためにも，ACP の各プロセス（▶図4-4）に従ってていねいに進めていく。まずは，以下の留意点を念頭におく必要がある。

(1) 生命予後が 1〜2 年以内と想定される患者を優先的に ACP の対象とする。

(2) 主治医と密に連携し，チームで協働する。

(3) 患者の同意を得て，患者が望む場合のみ話し合いを進める。

(4) 患者から強い感情が表出された場合，ACP の話し合いを中断し，患者の心のケアに焦点を移す。

　上記(1)について，生命予後が数年以上と想定されていても，患者が ACP の支援を求める場合は支援を行う場合もある。

　また，生命予後に関する説明は主治医が担当すべきであるが，生命予後の説明以外の以下に示す ACP のプロセスは，看護師による支援が可能である。ただし，新人看護師や専門知識・技術が不足する看護師は，必ず管理者や認定看護師，専門看護師などに指導を求める必要がある。

　以下は，米国で開発されて有用性が確認されている「重篤な病気を持つ患者との話し合いの手引き」[1]に基づいて，ACP の各プロセスを説明する。

● 導入

　最初に ACP を導入するステップでは，まず「○○さんの希望する医療を提

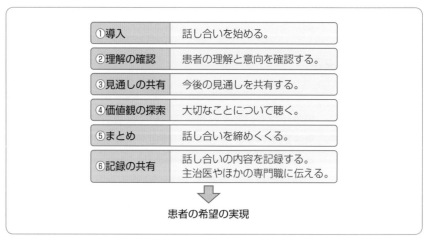

▶図 4-4　ACP のプロセス

---

1) Bernacki, R. et al.: Development of the Serious Illness Care Program: a randomised controlled trial of a palliative care communication intervention. *BMJ Open*, 5(10): e009032, 2015.

供することができるように，話し合いの機会をもたせていただきたいのですが，よろしいでしょうか」と，患者にACPの目的を伝えて，許可を得ることが重要である。もし患者が，家族や友人などの重要他者の参加を要望すれば，次の話し合いの場に同席してもらえるよう調整する。

ACPの支援では，ていねいに話し合いの準備を整えることで，患者との信頼を築くことが必要である。また，患者の許可を得ることで，患者のより主体的な参加が促されるという効果も期待できる。

話し合いを始めるタイミングとしては，患者が精神的に動揺しているときを避け，病状が比較的安定しているときを選ぶことが望ましい。もし，患者が拒否する場合は，できる限り理由をたずねて，考え方の基盤となる価値観を知るように努める。

● 理解の確認

「○○さんはご自分の病気について，どのように理解されていますか」と，患者が病状をどの程度理解しているか確認する。これは，患者の認識と，実際の病状との相違点を把握するためである。そして，患者が病状や今後の見通しについてどの程度知りたいのか，患者の意向を確認することで，主治医が患者の望むかたちで適切な量の情報を提供することが可能になる。

● 見通しの共有

生命予後に関する説明は，おもに主治医や専門的知識および豊富な経験を有する看護師が，「患者の理解と意向を確認する」のステップで得られた情報に基づき，「□□だとよいのですが，私たちは△△を心配しています」といったような表現を用いて説明する。患者の不安や動揺をできるだけ最小限にとどめられるように，患者が受けとめられる情報量を確かめながら伝えることが重要である。

また，患者は医師からの説明を一部誤解したり，正確に把握していなかったりするため，生命予後の説明のあとは，患者の理解を確認するように努める。主治医から説明された内容のうち，重要なことがらについて理解が不足している場合は，患者に改めて補足説明を行うよう主治医に依頼する必要がある。

● 価値観の探索

患者が大切にしていること，目標・不安や，生きがいなどについて聴くステップは，患者の価値観についての語りを促すものであり，ACPのプロセスで最も重要な話し合いであると言える。なぜなら，患者の療養生活におけるQOLは，その人の価値観と強く関連するからである。看護師は，患者がなにを大切にしているかを把握することで，今後の医療における患者にとっての最善を話し合う際の判断基準をもつことができる。

　なお，この話し合いは，患者に予後が不良であることを告げたあと，比較的早い段階で行うことがすすめられている。それは，つらい現実に直面している患者にとって，一連の話し合いが目標や自分の強みについて再認識することを促し，前向きに療養生活を送る一助となる可能性があるためである。

　具体的な内容としては，以下の各項目について患者の思いを傾聴する。

● 目標

　患者にはどのような目標があるか，患者の望みを表現してもらう。たとえば「もし病状がさらに進んだとき，どんなことが一番大切ですか」とたずねると，患者からは「がんばって治療を続けること」「家族」「痛みなどのつらさをできるだけとってもらい，家で過ごしたい」などの答えが得られるであろう。

　目標について語ってもらうことは，厳しい現実に直面して，つらさや無力感に苦しむ患者が，自分の心の支えや希望を再認識する機会にもなる。

● おそれや不安

　患者との話し合いにおいては，冒頭の留意点(4)でも述べたとおり（▶68ページ），患者のおそれや不安などの感情に対してはとくに配慮し，心のケアを提供する必要がある。「いま一番こわいと感じることはなんですか」「どんなことが一番心配ですか」のように問いかけ，患者の語りを傾聴する。たとえ解決が困難な問題であったとしても，患者が「思いを誰かに受けとめてもらえる」と知ることや，相談できる存在があると気づくことで，患者のつらさや孤独感をやわらげる効果も期待できる。

● 強さのみなもと

　「生きがいになっているものや，あなたの支えとなってくれるものはなんですか」といったように，患者の支えとなっているものについてたずねる。患者からは「孫の成長が生きがい」「いつもどおりの毎日」「友達」「仕事でがんばってきたこと」など，さまざまな答えが返ってくるであろう。患者はこの対話を通して，みずからの強みを自身の言葉として表現することで再認識できる。その強みは，つらい症状や困難な状況に直面しても，希望をもちつづけるときに重要な支えとなる。

● 欠かせない能力

　心身の機能において，なにを最も重要と考えるかは人によって異なる。看護師が「あなたが生きていくうえで欠かせないと思われる能力はなんですか」とたずねれば，「食べること」「自分の身のまわりの世話ができること」「家族の顔がわかること」などさまざまな答えが得られるであろう。

● 延命治療の範囲

　延命のための入院加療や積極的治療などについて，今後どのような治療を望むかを患者の言葉で表現してもらう。「病状がさらに進んだ場合，命の長さをのばすために，どの程度の治療なら受けたいとお考えですか」と患者に聞くと，「できる限り治療を続けたい」「つらい治療はいやだ」など，1人ひとりの患者

の価値観にそったこたえが示される。「入院しないで，痛みや苦痛をとるだけの治療を優先してほしい」と，在宅緩和ケアを希望されることもあるであろう。

● 家族

重要な意思決定に際して，家族にどの程度かかわってほしいかは，患者によって思いが異なる。家族に病状や予後をいっさい伝えないように要望する患者もいる。

しかし，患者が意思決定能力を失った際には，誰にどの程度の代理意思決定を頼みたいか，またはすでに誰かに依頼しているのか，などが重要な情報となるため，あらかじめ聞いておきたい。

● まとめ

このステップでは，患者がそれまでの話し合いで語った内容に基づいて，患者が大切にしていることを簡潔に要約し，聞き手である看護師の理解が正しいかを確認したうえで，専門家としての推奨事項を伝え，今後の医療に関する方針決定の支援へとつなげる。

専門家による推奨では，話し合いで語られた患者の価値観を考慮したうえで，患者に与えられているそれぞれの選択肢について利益・不利益のバランスを考慮し，より利益が大きいと考えられる選択肢を提案する。この推奨は，患者の意思決定に影響を及ぼすため，主治医や専門看護師・認定看護師などの見通しと患者の希望を統合して，患者にとっての最善策を検討したうえで，患者に提案し，よりよい策をともに話し合う能力が求められる。

専門的知見から推奨した内容については，患者の意向を確認して合意を目ざす。また，この話し合いの内容について，チームメンバーと情報を共有し，今後も継続して患者を全力で支援することを約束する。

● 記録の共有

患者の語りのなかで「ひとりの時間も大事ですね，最後は母みたいに緩和ケア病棟で過ごしたいです」のように，とくに重要と思われる内容があった場合は，患者が話した言葉のとおり記録に残すことが大切である。ただし，話し合いの最中に詳細な記録をとるのではなく，要点を手元のメモに残す程度にとどめたい。

また，時間の経過や状況の変化に応じて患者の考えがかわることもあるため，話し合いを重ねて，そのたびに記録に残しておくことを忘れてはならない。

● 主治医やほかの医療者に伝える

ACPの話し合いでは，主治医をはじめ，患者の治療やケアに携わるチームメンバーとの密な連携が必須である。そのため，話し合われた内容は，診療録の特定の場所に記録するよう定めるなど，同じ形式で継続的に共有する方法が

望ましい。話し合いの内容が患者の医療に反映されるために，看護師はチームメンバーの役割分担と責任の所在を明確にし，関係者を調整することが非常に重要である。

C｜緩和ケアをめぐる倫理的課題

① 倫理的問題

　倫理的問題とは，倫理の規範や価値などの根拠をもって，「よい，正しい」道が選択されているとはいえず，検討を経て改善されるべき課題が含まれていることがらである。多くの看護師は，倫理的問題に直面すると，先に述べた看護職の倫理綱領や，生命倫理の4原則などに照らし合わせて考えるであろう。しかし，2つ以上の原則や価値が関係してどちらを選択するべきか悩むことになると，それが倫理的ジレンマとして認識される。臨床現場で看護師が体験する倫理的問題は，管理的側面・関係性的側面・法的側面を同時に含んでいることが多い。

　たとえば，やりとげれば効果が見込まれる治療を受けている入院患者Aさんが，「もう疲れました。治らなくてもいいから，この治療をやめて1日も早く家に帰りたい。お願いですから退院させてください」と退院を強く希望する場合などは，看護師が倫理的ジレンマをかかえる事例の1つである。自律の尊重の原則に従ってAさんの意向を尊重しようとすると，Aさんの生命予後が短縮する可能性がある。Aさんの意向に従うことが，善行の原則に従っているといえるのか，Aさんの意向を主治医に伝えてもよいのか悩むことになる。また，どうしてこのような発言があったのか，Aさんの発言の背景にある思いをもう少し詳しく聞きたいと思いながらも，ほかに受け持つ患者へのケアに割く時間が不足してしまうことに悩み，ジレンマをかかえる場合もあるであろう。

② 緩和ケアの臨床で直面する倫理的課題

　緩和ケアの臨床で働く看護師は，看護ケアの実践において，倫理的に困難な状況に日々直面し，苦悩している。また，看護師は，ほかの医療専門職が経験する倫理的問題に加えて，看護師を取り巻く人間関係やケアの概念に関連して，葛藤を経験していると言われている。

　ここでは，以下に示すおもな倫理的課題についてみていこう。

1 インフォームド・コンセント

　インフォームド・コンセントの手続きが適切に行われるためには，多くの要

件が確認される必要がある（▶64ページ）。外来などの時間的制約が大きい場面では，成立要件の3番目にある「医療者による十分な説明」を行うことがむずかしい場合もあるであろう。適切に情報が伝わらないことで，患者が現状を理解できなかったり，選択肢の利益・不利益について誤解していたりすることもある。十分な合意形成のないまま医療が進められると，のちにインフォームド・コンセントにまつわる倫理的問題として悪影響を及ぼすことになる。

　治療中止を希望するAさんの場合も，インフォームド・コンセントにまつわる倫理的問題がひそんでいる可能性がある。治療開始前の説明において，現在の病状や予後，治療の内容，治療によって得られる利益が十分に伝わっていなかったため，Aさんは治療の目的を見失い，中止を求める発言にいたったのかもしれない。このような場合，看護師はインフォームド・コンセントの手続きのどこに問題があったかを確認し，主治医に説明の補足を依頼することが望ましい。

　こうした問題を防ぐためにも，重要なインフォームド・コンセントの場には看護師が極力参加できるよう，チーム全体で努力する姿勢が求められる。

2 安楽死・尊厳死

　近年，メディアにおいて**安楽死**や**尊厳死**が取り上げられる機会が増えてきている。しかし，これらの用語の定義について十分な合意がなされているとは言いがたい。安楽死は，患者の苦痛からの解放を第一の目的として，薬剤の投与などによって人為的に死がもたらされるものである。また，尊厳死は，人工的な生命維持措置などによる積極的治療によって生命を維持しつづけるだけの延命措置をやめ，人間としての尊厳を保ちつつ自然な死を迎えることをさす。

　看護師は，余命わずかな患者から「早く死にたい」という要望を聞くことがある。しかし，患者の死期を早めることは，看護職の倫理綱領に反する。このような状況においては，発言の背景にある患者の思いを傾聴し，患者が尊厳を保って人生の最終段階を送ることができるよう，支援に尽力することが必要である。

3 延命治療の差し控えと中止

　延命治療の差し控えとは，患者が悪性疾患や回復不可能な病気の末期状態であり，現状の治療を継続しても回復する見込みがなく，死が避けられないことが判明した場合に，患者本人の事前指示や意思表示に基づいて，生命維持装置などによる延命治療を拒否し，延命を目的とした積極的治療を行わないことである[1]。また，**延命治療の中止**とは，患者の意思表示に基づいて，すでに開始

---

1) 日本救急医学会・日本集中治療医学会・日本循環器学会：救急・集中治療における終末期医療に関するガイドライン〜3学会からの提言〜．2014．

されている延命治療をやめることである。これらの判断は，患者の生命にかかわる重要な決定であるため，たとえ本人の事前の意思表明に基づいていて，家族の同意が得られていたとしても，複数の医師および看護師等を含む多職種医療チームによる判断と診療録への記載が必要である。

　差し控えや中止の対象となる延命治療には，人工呼吸器，ペースメーカー，人工心肺，人工透析や血液浄化などがあげられる。また，延命治療の差し控えや中止の判断に伴って，人工呼吸器の設定，昇圧薬の投与量，呼吸管理・循環管理の方法が変更され，水分や栄養の補給や輸血は制限されるか中止される。心停止時には，心肺蘇生を行わない。これらの措置によって患者は短時間で心停止にいたるため，原則として家族の立ち会いのもとに行われる。

　延命治療の差し控えや中止に関する選択では，患者や家族らに十分に説明し，合意を得て進められることが大切である。また，話し合いの過程においては，患者や家族の感情の動きをアセスメントし，思いを受けとめるという，心のケアを提供できる体制が整えられていなければならない。

4　苦痛緩和のための鎮静

　鎮静とは，苦痛緩和のために患者の意識を意図的に低下させること（意識を低下させる意図をもって鎮静薬を投与すること），とされている[1]。鎮静には，中止する時期をあらかじめ定めずに，意識の低下を継続して維持する持続的鎮静と，一定期間意識の低下をもたらしたあとに薬剤を中止または減量して，意識の低下しない時間を確保する間欠的鎮静という2種類がある。

　鎮静は，患者の苦痛を緩和するという，患者によっての利益を期待して行われるが，意識が低下するために，対話や人間としての精神活動が困難となるという害が伴う。生命倫理の4原則で考えると，善行と無危害の原則が衝突している状態であるといえる。このため「苦痛緩和のための鎮静に関するガイドライン」においては，鎮静を決断する際には，患者や家族と多職種チームで十分に検討する必要があることをはじめとして，鎮静の目的や患者の意向・相応性を含めた，倫理的な確かさが確認されるための方針について明記されている。

　日々，患者のそばでケアを提供する看護師は，患者から鎮静の要望を聞く機会が少なくない。看護師は，患者の苦痛が鎮静によってしか緩和されないものか，また鎮静が適用されないことで不必要に苦痛をしいられていないか，十分な知識に基づいて的確にアセスメントを行い，医師と協働しながらガイドラインにそって鎮静の適否を検討するという重要な役割を担っている。

---

1) 日本緩和医療学会 ガイドライン統括委員会編：がん患者の治療抵抗性の苦痛と鎮静に関する基本的な考え方の手引き，2018年版．p.8，金原出版，2018．

③ 倫理的問題への対応

　倫理的問題に対応するため，臨床の現場では事例の検討や倫理委員会の運営が行われている。

1 臨床倫理の事例検討

　現在，わが国の臨床現場では，倫理的問題を検討するためにさまざまな方法やツールが用いられている。米国の医学倫理学者であるジョンセン Jonsen らの考案した四分割表をはじめとし，哲学者である清水哲郎による臨床倫理検討シート，サラ T. フライによる 4 ステップモデルなどが代表的である。いずれの場合も，事例を詳細に分析し，その倫理的問題を取り巻く諸事情も含めていねいに確認するプロセスを経て，倫理的問題への対応を目ざすものである。事例検討の方法についてはまだ世界標準は存在しないが，いずれにしても，患者にかかわるチームメンバーで話し合い，各メンバーが職種の垣根をこえて自由に意見を交換できる場をつくることがなによりも重要である。

　臨床倫理の事例検討では，その事例をより深く理解し，事例検討に参加しているそれぞれのメンバーの異なる見解について，なぜ異なるのかを話し合いながら，よりよい解決策を見いだすことを目ざして時間と労力をかけることが必要である。

2 四分割表

　四分割表とは，個別の事例に関する諸事情や事実を整理するために用いるもので，直接的な考察を加え，問題の解決策を考える際に役だつ（▶表 4-2）。1 つの情報が複数の枠に記載されてもよい。ただし，あくまでも情報整理のためのツールであり，表を作成したあとの議論こそが重要である。

　表に記載されている問いについて情報を埋める際には，どの枠に記載すればよいかと厳密な分類に悩む必要はなく，事例検討に必要な情報が適切に整理されていればよい。作成後，有意義な議論を行うことに多くの時間と労力を割くべきである。

3 臨床倫理検討シート

　臨床倫理検討シートは，臨床現場において，臨床倫理の事例検討を適切に進められるように支援するツールである。事例に関する情報をシートに記入していくことで，倫理原則にのっとって事例を検討できるような仕組みとなっている。臨床倫理の思考を促すことを念頭において開発されており，利用者の声を取り入れながら随時更新されていることが特徴である。

　シートは 3 種類あり，基本情報を記入して事例提示をするためのシート，カンファレンス用のワークシート，患者にとっての益と害を検討するためのサ

▶表4-2 四分割表

医学的適応 Medical Indication	患者の選好 Preference of Patients
● 善行，無危害の原則 ● 患者の医学的問題 ● 急性，慢性，重篤，可逆的，緊急，終末期 ● 治療の目的 ● 治療が適応とされない場合の事情，治療の選択肢とその奏功率 ● 最終的に患者が医療によって得られる利益，害や負担を回避する手段	● 自律の尊重の原則 ● 患者は診断や治療の利益やリスク，推奨される選択肢について説明を受けたか，情報を理解したか，同意したか ● 患者は意思決定能力があるか，意思決定能力を損なっている根拠 ● 意思決定能力がある場合，患者の治療の選好 ● 意思決定能力がない場合，患者は過去に治療の選好を表現していたか ● 意思決定能力を損なった患者に対して，代理意思決定者は誰か，どのような基準に従って代理人は意思決定すべきか ● 患者は治療に非協力的か，その場合はなぜか
QOL Quality of Life	状況的要素 Contextual Features
● 善行，無危害，自律の尊重の原則 ● 治療をしたとき，またはしなかったときの予後日常生活に戻れる確率，治療が奏功した場合の患者の身体的，精神的，社会的損失 ● 患者が意向を表明できない場合，その患者にとって望ましくない生活の質をどのような理由に基づいて判断するか ● 医療者による患者のQOL評価をゆがませるような偏見はないか ● 患者のQOLの向上を目ざすうえでの倫理的問題 ● QOL評価によって，延命措置の差し控えにいたるような，治療計画の変更に関する課題が生じるか ● 延命措置を差し控える場合，疼痛緩和や安楽のケアを提供する準備はあるか ● 医療支援によってもたらされた死は，倫理的，法的に許容されているか ● 自殺に関する法的，倫理的見解	● 正義・公平の原則 ● 患者の治療に際して，利益相反を生じる可能性がある医療専門職や事業 ● 医療者や患者以外で，治療に関する意思決定について関心をもつ家族などの当事者 ● 第三者の関心によって患者に対する守秘義務にまつわる制約 ● 意思決定において利益の対立を招くような経済面での素因 ● 意思決定に影響する医療資源の配分に関する問題 ● 意思決定に影響する宗教的要素 ● 意思決定に影響する法的問題 ● 意思決定に影響する臨床研究や医学教育は行われているか ● 意思決定に影響する公衆衛生および医療安全上の配慮はあるか ● 意思決定に影響するような組織の利益相反はあるか

(Jonsen, A. R. et al.: *Clinical ethics: a practical approach to ethical decisions in clinical medicine.* McGraw-Hill Education, 2015 をもとに筆者作成)

ポートツールに分かれている。シートを利用するためのマニュアルも整備されており，臨床倫理の事例検討法を学びながら行う場合にも適している。

④ 倫理委員会

医療施設における倫理委員会は，臨床で生じる事例相談や医療者に対する倫理教育を行う**臨床倫理委員会**と，臨床研究に関する審査意見業務を行う**研究倫理審査委員会**(▶279ページ)に分けることができる。ここでは，臨床倫理委員会についてその役割を説明する。

臨床倫理委員会は，通常，臨床において倫理的問題に直面した医療者が，そ

の解決に向けて組織的検討を依頼する会議体である。通常は，医学や看護など
の医療の専門家，外部の有識者を含む法や倫理の専門家などからなる，多職種
の委員によって構成されている。臨床倫理委員会は，その施設の倫理的方針を
表明し，ガイドラインなどを示すこともある。また，臨床の倫理的問題に関す
るタイムリーな対応や，現場のニーズに応じた臨床倫理のコンサルテーション
が提供されることもある。看護部内に臨床倫理委員会を設置して，看護師のか
かえる倫理的問題の解決に取り組む施設も増えつつある。

ゼミナール
復習と課題

❶ 緩和ケアを必要とする患者に，アドバンス・ケア・プランニングの適切な支援
　がもたらす利益はなにか。
❷ 緩和ケアの臨床で倫理的問題に直面したとき，看護師はどのように対応すれば
　よいか，話し合ってみよう。

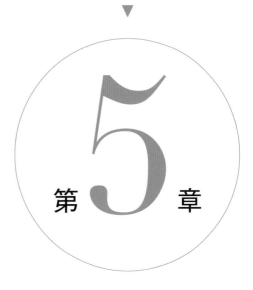

緩和ケア

第 **5** 章

全人的ケアの実践

A 身体的ケア：苦痛をやわらげ日常生活を営むための援助

① 身体的苦痛のマネジメント

1 身体的苦痛

　身体的苦痛には，痛み，倦怠感，呼吸困難，食欲不振，悪心・嘔吐，便秘，浮腫などといったさまざまな症状がある。これらの症状は苦痛を与えるだけでなく，症状の増悪とともに，その人の日常生活や人生をおびやかすものとなり，その人の QOL(quality of life)に大きな影響を与える。

　図5-1 は，カナダのがん患者を対象に行われた，死亡の6か月前からみられる症状の推移の調査結果である。この結果をみると，死亡の6か月前の時点において患者はさまざまな症状を感じており，とくに1か月前から倦怠感や食欲不振，ウェルビーイング(安寧，身体的・精神的・社会的に良好でおだやかな状態)が急激に悪化していることがわかる。

　また，**図5-2** で示した米国の調査結果では，がん患者だけでなく，非がん患者もさまざまな症状を経験していることがわかる。さらに，症状は1つだけでなく，複数の症状が同時に重なって生じ，それぞれが影響し合ってさらに苦痛が増悪する場合も多い。

　症状は心身の異常や疾患の進行を示すサインとなるが，医療者が症状をとらえるときには，症状は主観的なものであるということを忘れてはならない。たとえば，痛みは「組織の損傷や傷害の際に表現される不快な感覚および情動体

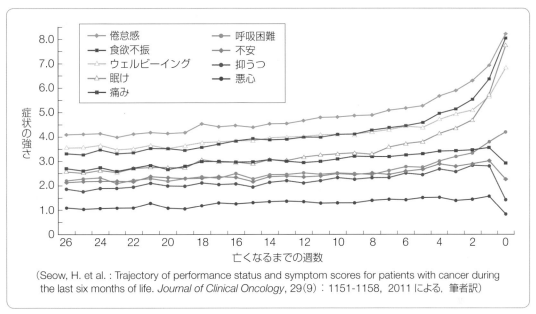

(Seow, H. et al. : Trajectory of performance status and symptom scores for patients with cancer during the last six months of life. *Journal of Clinical Oncology*, 29(9)：1151-1158, 2011 による，筆者訳)

▶図5-1　がん患者の症状の推移

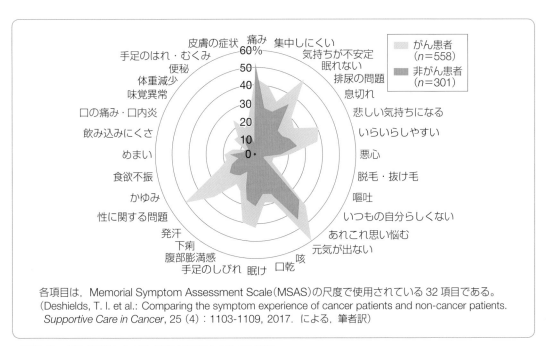

各項目は，Memorial Symptom Assessment Scale(MSAS)の尺度で使用されている32項目である。
(Deshields, T. l. et al.: Comparing the symptom experience of cancer patients and non-cancer patients. *Supportive Care in Cancer*, 25 (4)：1103-1109, 2017. による，筆者訳)

▶図5-2　がん患者と非がん患者が経験している症状

験」と定義されている[1]。痛みとは，痛いと感じたその人の体験であり，患者

---

1) 日本緩和医療学会 ガイドライン統括委員会編：がん疼痛の薬物療法に関するガイドライン2020年版．p.22, 金原出版，2020.

がどのように感じているかが重要で，主観的なものなのである。そして，その症状がもつ意味は人によって異なり，症状の受けとめ方も，患者のこれまでの経験やおかれている状況によって異なる。そのため，いま体験している症状を患者自身がどのようにとらえているかを考慮しながら，対応を考える必要がある。

2 身体的苦痛のマネジメントの考え方

　身体的苦痛がある場合，患者が体験している苦痛を最小限にし，患者が望むQOLを維持・向上できるように支援していく必要がある。ここでは，その際に重要となる包括的アセスメントと看護師に求められる役割について述べる。

● 包括的アセスメント

　病とともに生きている人は，身体的苦痛だけでなく，精神的苦痛，社会的苦痛，スピリチュアルな苦痛を経験している。これらは相互に関連し合っており，全人的苦痛（トータルペイン）としてとらえられる（▶9ページ）。

　たとえば，身体的な苦痛として痛みを体験している患者は，それまであたり前のようにできていた，座って食事をすることやひとりでトイレに行き排泄することなどができず，自分が思い描くような日常生活を送れなくなるといった経験をする。そして，自分で自分のことができないと実感することによって，いらだちや不安を感じ，精神的苦痛が生じる。同時に，それまで担ってきた家事や仕事といった役割を果たせないことによって，社会的苦痛を経験する。さらに，自分がいることでかえって家族や周囲の人に負担をかけているのではないかと思い，自分自身の存在に意味を感じることができなくなる，といったスピリチュアルな苦痛を経験する。

　看護師は，身体的苦痛のみに注目するのではなく，病とともに生きている患者を全人的な視点からとらえ，患者がどのような苦痛を体験しているのかを4つの側面からアセスメントする必要がある。患者のこれまでの生き方，大切にしている信念や価値観，希望や思いにも目を向け，真のニーズを見きわめながら，その人が望むQOLを目ざして必要なケアを考えていくことが大切である。

● 身体的苦痛のマネジメントにおける看護師の役割

◉ 身体的苦痛の原因・病態の理解

　身体的苦痛の緩和をはかるうえでは，まずその苦痛が生じている原因や病態を理解する必要がある。看護師は最新の知見を把握し，専門的な知識を駆使しながら，なぜその苦痛が生じているのか，なにをすることでその苦痛が増悪するのか，どのような治療やケアで緩和することができるのか，といったことをエビデンス（科学的根拠）とともに具体的に理解する必要がある。そして，最新の知識や情報を活用しながら，包括的アセスメントに基づいて患者に必要なケ

アや対応を考えることで，よりニーズに合った個別的なケアを実施することができる。

● 症状の体験の理解

先に述べたように症状は主観的なものであるため，看護師は，患者が症状によってどのような体験をしているかを理解しようと努めなければならない。そのためには，まず看護師が，患者自身が体験していることやそのときの思い・感情を語ってもらえるような姿勢でかかわる必要がある。患者の苦痛となっている症状に対する思いや，その症状が生活にどのような影響を及ぼし，またその体験をどのように感じているのかといったことに関心をもって耳を傾け，「あなたの思いを聞きたい」という気持ちを伝え，患者に「この看護師に自分の体験や感情を話してみよう」と思ってもらえるように寄り添っていくことが大切である。

「寄り添う」とは，ただ話を聞くために近くにいればよいということではない。「そばにいる」とは，人が全身全霊を傾けてある人のそばに立ち会い，人間相互の出会いを通じて他人の経験を受け入れるプロセスである[1]。看護師が患者に寄り添うためには，患者の症状の体験をわかりたいと思いながらその思いに耳を傾け，体験に近づき，ありのままをとらえようとする姿勢が求められるのである。

● 目標の共有

身体的苦痛をマネジメントするうえでは，苦痛を体験している患者と，その人にかかわる多職種チームの医療者らで，患者がどのような状態になることを目ざして治療やケアに取り組むのかという目標を共有し，目標が達成できているかを継続的に評価していく必要がある。その際には，患者が自身の疾患や病期をどのように理解しているかを考慮し，最終的な目標だけでなく，具体的で達成可能な目標をたて，達成できたことを患者とともに1つひとつ確認しながら，前向きに取り組めるようにしていく工夫も必要である。

たとえば，痛みによる苦痛があるために1日中ベッドに臥床して過ごしている患者に対して，最終的な目標を「痛みの増強がなく自宅で生活できること」とした場合，まずは「ベッドで座位になって読書ができる」「トイレまで歩いて移動できる」などといった身近で具体的な目標をたてる。そして，目標を1つひとつ達成できるように，一緒に対応を考え取り組んでいく。それにより，互いに達成状況を実感しながら，次の目標へと進むことができる。

● 苦痛の緩和とここちよさの提供

病状の進行に伴い，耐えがたい身体的苦痛が続くと，患者はそれまでの日常生活を変更せざるをえなかったり，他者の手を借りることを余儀なくされるこ

---

1) Mariah Snyder・Ruth Lindquist 編，野島良子・冨川孝子訳：心とからだの調和を生むケア．p.128，へるす出版，1999.

とで，人間としての尊厳をおびやかされ，全人的苦痛が増強していく。そのため，できるだけ早く身体的苦痛を緩和できるように，治療とともに効果的なケアを実施することが非常に重要である。

　たとえば，身体的苦痛として痛みを体験している人に対しては，決められた時間通りに鎮痛薬を服用するようにはたらきかけるだけでなく，その人の痛みが強くなるタイミングや行動に合わせて，痛みが増強する前に頓服の鎮痛薬（レスキュー薬）を服用するように調整する。

　また，適切な薬物療法とそのほかの介入やケアを組み合わせ，多面的にアプローチしていくことが必要とされる。苦痛を日々体験し，つらい思いをしている患者が，少しでもここちよいという快の感覚を感じられるように，温罨法を行うことや，長期の臥床でこり固まった背中をマッサージするなども効果的であり，看護師が行う大切なケアである。

　看護師は，治療や薬剤に関する最新の知識を身につけるとともに，エビデンスに基づいたケアを提供できるように技術をみがいていくことも必要である。

● セルフケア能力のアセスメント

　身体的苦痛のマネジメントを効果的に行い，共有した目標を達成するためには，症状を体験している患者自身のセルフケア能力を最大限発揮できるように支援することも重要である。

　患者が症状を体験しながらもセルフケアを行えるようにするため，どのような支援が必要かを考えるには，まず患者のセルフケア能力をアセスメントする必要がある。たとえ症状による苦痛が緩和されたとしても，病状の進行や身体機能の低下によりセルフケアを十分行うことができない場合や，知識や情報がなく正しく理解できていないことでセルフケアを十分行えていない場合などもある。そのため，病状や病期をふまえ，患者がセルフケア能力を最大限発揮し，その人にとって望ましい日常生活を送るためにはなにが必要かを，個々の状況に応じて考えなければならない。そして，セルフケア能力のアセスメントに基づき，患者自身ができることは見まもり，援助が必要な部分は家族や医療者で援助し，ニーズに合わせてセルフケアを支援していく体制を整えていくことも大切である。

● 患者の力を引き出す支援

　痛みを体験している患者が，「この部分をあたためるとらくになる」といったように，その人なりの対処方法をすでに身につけている場合もある。その場合は，すでに身につけている対処方法も活用しながら，不足している知識や情報があれば提供し，どのような方法がより効果的なのかをともに考え，患者が主体となって取り組めるように支援していく。また，あたためることで痛みがやわらぐという経験を一度していれば，次に痛みが強くなった際にも，鎮痛薬を服用するだけでなく，患者自身や家族であたためてみようという対処をとれるようになり，苦痛への対処方法の選択肢が広がることにもつながる。その結

果，自分自身で痛みをコントロールできるという実感をもつことができ，自分でできるという自己効力感の向上にもつながる。

このように，患者自身や家族が実施可能な対処方法を獲得し，継続して実施できるように支援することも，看護師の重要な役割である。支援する際には，患者の力や強みを引き出し，自律性や主体性を大切にしながら，人間としての尊厳が損なわれることがないように十分配慮することが重要である。

さらに，患者自身や家族が症状の経過をアセスメントできるように，毎日観察すべき項目を伝えたり，症状の変化が目で見てわかるように日記をつけるように促したりするといった教育的なかかわりも必要である。

◉ 多職種チームアプローチへのはたらきかけ

身体的苦痛のマネジメントを行うためには，患者を取り巻く多職種がチームとなって包括的なアセスメントを行うとともに，最も効果的な治療やケアについてともに考え，取り組んでいくことが求められる。その際，チームメンバーが互いの力を発揮できるように連携していくことが必要不可欠であり，看護師は，苦痛を体験している患者の思いを尊重しながら，多職種チーム内で橋渡しや調整の役割を担うことも多い。それぞれの職種が得ている情報や行われている治療，目ざしている方向性が一致しているかなどを広い視野でとらえ，患者にとってつねにプラスとなるように調整し，はたらきかけていくことも必要である。

3 おもな症状のマネジメント

苦痛を緩和するためには，前に述べた包括的アセスメントに基づいて，それぞれの苦痛に合わせた治療やケアを行うことが必要となる。ここでは，痛み，呼吸困難，食欲不振の3つの症状を取り上げ，それらの症状マネジメントのポイントについて説明する。

● 痛みのマネジメント

◉ 痛みのアセスメント

痛みは主観的なものであり，患者の訴えや表現を聞くことなく一方的に医療者がアセスメントするだけでは，適切に評価することができない。そのため，患者自身にも，痛みを表現して医療者に伝えることの意義を理解してもらうことが非常に重要である。

患者と医療者が客観的に痛みの状況を把握するためには，痛みの評価ツールを活用するとよい。NRS（Numerical Rating Scale）とは，0から10までの数値を使って痛みの強さを表現するもので，数値が大きくなるほど，痛みが強いことを示す（▶図5-3-a）。VAS（Visual Analogue Scale）とは，10 cmの線の左側を「まったく痛みがない」，右側を「最悪の痛み」とし，いまの痛みの強さにあてはまる箇所に印をつけてもらうものである（▶図5-3-b）。

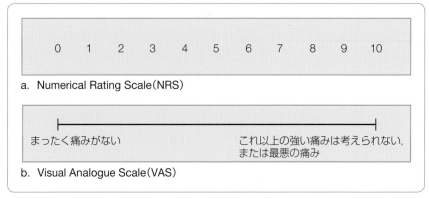

▶図5-3　痛みの評価スケール

　また，痛みの表現だけでなく，どのようなときにどのような痛みを感じ，それによって日常生活にどのような影響を及ぼしているのか，それによってどのような思いでいるのか，またほかに苦痛となっている症状があるのかなどについて，患者とともにアセスメントを行い，継続的に評価していく必要がある。痛みのアセスメントにおいては，痛みの評価シートなどが用いられる（▶図5-4）。

　さらに，アセスメントを進めていく際には，患者の主観的な情報と身体所見や画像検査所見など客観的な情報とを関連づけながら，多面的に評価していく。

◉ 痛みのマネジメントを妨げる要因

　痛みのマネジメントを妨げる要因として，以下があげられる。

痛みのアセスメントに影響を与える要因 ▶　まず，痛みのアセスメントに影響を与える要因として，患者の年齢，認知障害，意識状態，文化，経済的状況などがあげられる。

　たとえば，自分の痛みを説明することがむずかしい子どもの場合や，意識の低下や認知力の低下により，痛みの状況を自分の言葉で適切に表現することがむずかしい患者の場合は，患者の痛みの体験やそれに対する感情といった主観的な評価を看護師が共有し，適切にアセスメントすることが困難である。そのようなときは，患者の表情や動作の変化，日常生活の状況を多面的に評価しながら，多職種チームでアセスメントを行う必要がある。

　また，「痛みをがまんすることが美徳だ」と考える文化の影響を受けて生きてきた患者は，他者に痛みを伝えずに，ひとりで痛みをがまんしてしまうことがある。経済的に厳しい状況にある患者は，医療費の支出を心配し，鎮痛薬の使用が少なくてすむように，痛みを医療者に訴えずにがまんすることも考えられる。あるいは，鎮痛薬に対して誤った認識をしている場合は，その鎮痛薬を使用することを怖がり，拒否することも考えられる。

　看護師は，痛みだけでなく，患者の価値観やおかれている状況，患者がどのように治療や薬剤を理解しているかなど，多面的に患者をとらえ，包括的なア

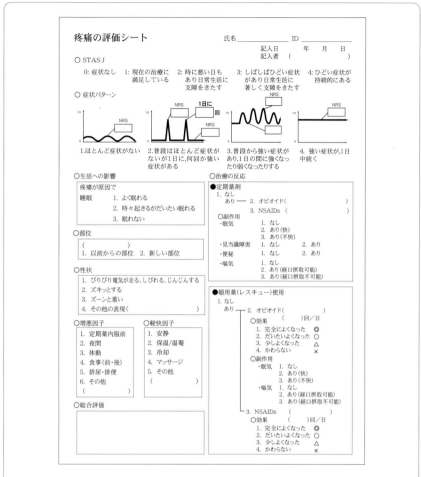

（厚生労働科学研究費補助金第3次対がん総合戦略研究事業「緩和ケア普及のための地域プロジェクト」：疼痛の評価シート. 〈http://gankanwa.umin.jp/pdf/tool04.pdf〉〈参照 2021-10-22〉による）

▶図5-4 疼痛の評価シート

セスメントを行うことが重要である。

痛みの感じ方に影響する要因 ▶　さらに，痛みは主観的な症状であるため，痛みの感じ方には多くの要因が影響する。図5-5に示したように，不快感や不眠，怒り，悲しみといったより痛みの感じ方を増強する因子と，十分な睡眠や休息，人とのふれ合い，緊張感の緩和，不安の減退といった痛みの感じ方を軽減する因子がある。痛みの感じ方を増強する因子をできるだけ最小限にし，痛みの感じ方を軽減する因子を最大限にいかせるようにはたらきかけることによって，効果的に痛みをマネジメントすることができる。

　そのため，看護師は，患者の訴えに耳を傾け，患者と一緒に痛みを評価し，ケアを通してここちよさを提供するなど，痛みの感じ方を軽減する因子が最大限になるような対応策を具体的に検討する必要がある。

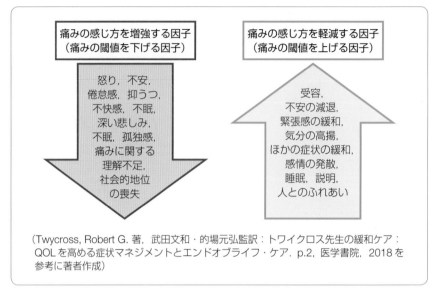

痛みの感じ方を増強する因子
（痛みの閾値を下げる因子）

痛みの感じ方を軽減する因子
（痛みの閾値を上げる因子）

怒り，不安，
倦怠感，抑うつ，
不快感，不眠，
深い悲しみ，
不眠，孤独感，
痛みに関する
理解不足，
社会的地位
の喪失

受容，
不安の減退，
緊張感の緩和，
気分の高揚，
ほかの症状の緩和，
感情の発散，
睡眠，説明，
人とのふれあい

（Twycross, Robert G. 著，武田文和・的場元弘監訳：トワイクロス先生の緩和ケア：
QOL を高める症状マネジメントとエンドオブライフ・ケア. p.2, 医学書院，2018 を
参考に著者作成）

▶図 5-5　痛みの感じ方に影響を与える因子

医療者側の要因▶　また，痛みのマネジメントは，医療者側の要因によって妨げられる場合もある。たとえば，薬物療法や副作用に対する知識不足，不適切な痛みのアセスメント，患者の痛みの訴えを信じないこと，患者とのコミュニケーション不足などがあげられる[1]。そのため，医療者は，最新の正しい知識をもち，図 5-4 に示した痛みの評価シートのように，患者の主観的な評価を経時的に行い，多職種チームで情報を共有しながら，客観的なデータと合わせて適切にアセスメントを行い，その患者に合わせた効果的な治療・ケアを検討する必要がある。

◉ 目標の設定

　痛みによる苦痛は，患者の QOL を低下させ，日常生活に大きな影響を及ぼす。そのため，痛みのマネジメントは，痛みによる苦痛が最小限になるよう緩和し，患者が望む日常生活を送れるようにすることを最終的な目標として取り組むべきである。その際には，次に示すように段階的に目標を設定することが必要とされている。

（1）痛みに妨げられない夜間の睡眠

（2）安静時の痛みの消失

（3）体動時の痛みの消失

　まずは，患者が痛みに妨げられずに夜間眠ることができるように，痛みを緩和することが目標とされる。次に，日中の安静にしている際にも痛みによる苦痛がなく過ごせることを目ざして取り組む。そして，これらが達成できたうえ

1）Gunnarsdottir, S. et al.: Interventions to Overcome Clinician- and Patient-Related Barriers to Pain Management. *The Nursing Clinics of North America*, 38: 419-434, 2003.

で，身体を動かしたり，歩行したりした際にも痛みによる苦痛がなく過ごせることを目標にする。

痛みをマネジメントするうえでは，患者や家族とともに，日常生活の状況をふまえて具体的な目標を設定し，継続的に評価していくことが大切である。

◉ 痛みのマネジメントに関する教育

患者に対して，痛みのマネジメントに関する教育を行うことは，痛みの緩和につながる。そのため，継続的に教育的なかかわりを行うことが推奨されている[1]。また，患者の家族も痛みのマネジメントに対して不安をもっているため，できるだけ家族も含めて教育を行うとよい。

教育にあたっては，患者や家族が実際に心配していることを明らかにし，個別的な教育を行うことが必要である。その内容としては，痛みと鎮痛薬に対する知識，治療計画，鎮痛薬の具体的な使用方法，医療者に痛みを伝えることの意義や方法，痛みの緩和につながる薬物療法以外の方法の確認や新たな方法の検討，自分で痛みを観察して痛みを自分でコントロールできるように促すことなどがあげられる。

たとえば，患者が日常生活を送るなかで痛みの感じ方に関する因子を一緒にふり返り，どのような対応策であれば日常生活に取り入れることができるかといったことを一緒に考える。そして，患者が自分で痛みをコントロールできる手段を身につけて，痛みに対するコントロール感をもち，自己効力感を高められるよう支援する。

● 呼吸器症状のマネジメント

呼吸器の症状としては，呼吸困難，胸水，咳嗽などがあげられる。ここでは，そのなかから呼吸困難について取り上げる。

◉ 呼吸困難のアセスメント

呼吸困難は，「呼吸時の不快な感覚」と定義され[2]，「息が苦しい」という主観的な症状である。呼吸困難をきたす原因の1つである呼吸不全は，呼吸機能障害のため動脈血ガス（とくにO_2とCO_2）が異常値を示し，そのために正常な機能を営むことができない状態と定義され，臨床的には動脈血酸素分圧が60 mmHg以下となる客観的な病態である。主観的な症状である呼吸困難と呼吸不全は必ずしも一致せず，患者自身が息苦しいと感じるのであれば，検査データ上は呼吸不全でなかったとしても，呼吸困難による苦痛を体験しているとアセスメントする。

呼吸困難による苦痛を体験している患者は，それによってADLや外出，仕

---

1) 日本緩和医療学会 緩和医療ガイドライン委員会編：前掲書，pp.212-219.
2) 日本緩和医療学会 緩和医療ガイドライン委員会編：がん患者の呼吸器症状の緩和に関するガイドライン2016年版．p.11，金原出版，2016.

事などのさまざまな身体活動が制限されており，QOLの低下につながる。また，「息が苦しい」「息ができない」という体験は，死への恐怖や不安を連想させ，精神的な苦痛をもたらす。

　看護師は，呼吸困難が患者に与える影響を考慮したうえで，必要なケアを実践していく必要がある。そのため，呼吸困難の原因となっている病態や呼吸の状態を適切にアセスメントするとともに，患者の思いに耳を傾け，日常生活にどのような影響を与えているのかを把握しながら，多職種と情報を共有し，包括的なアセスメントを行う必要がある。

◉ 呼吸困難に対するケア

　まず，アセスメントに基づき，酸素療法や薬物療法など，患者の症状の原因に合わせた治療が適切に行われるように支援する。それとともに，呼吸困難による苦痛を緩和し，できる限り患者が望む日常生活を送ることができるように，さまざまな工夫をしながらケアを実践していく。

日常生活動作の▶
工夫
　呼吸困難のある患者が日常生活動作を行う際には，呼吸に合わせて1つひとつの動作をゆっくり行うように声をかけ，連続して行動するのではなく，休憩をとりながら行うように支援する。たとえばトイレへの移動が呼吸困難を増悪させるきっかけとなる場合には，車椅子で移動して負荷をかけないようにするなど，呼吸困難を増悪させる要因への対応を患者とともに考える。呼吸困難により活動を制限される場合は，患者にとって優先度が高い活動をできるだけ自立して行えるように，患者の思いを尊重しながら，活動内容の優先度やその日のスケジュールを話し合うことも必要である。

体位と姿勢の工夫▶
　ベッドに臥床する際は，横隔膜を下げて換気量を確保し，呼吸がらくにできるように，頭側をギャッチアップしてファウラー位にしたり，枕やタオルを使って姿勢を整え，安楽な姿勢を保持できるように工夫したりする（▶96ページ，図5-7）。枕の配置やギャッチアップの角度などについては，患者のこだわりや好みも確認しながら支援していく。

環境の調整▶
　室温や身のまわりの環境を調整することも大切な支援である。呼吸困難がある場合，高温多湿の環境では症状が増悪するリスクがあるため，室温を低めに設定する，窓を少し開ける，そばにいる人がうちわであおいだり扇風機を使用したりして，風を感じられるように送風することなどが有効とされている。また，呼吸に負荷をかけないように，ふだんよく使用する眼鏡やノートなどの物品を患者の手の届くところに配置することや，胸郭の動きを圧迫しないようにゆったりした寝衣を準備してもらうことなどのはたらきかけも必要である。

　酸素療法を行う場合は，患者が動きやすいように酸素のチューブを長めに調整することや，口や鼻が乾燥しやすくなるため，いつでも水分をとれるように手元に飲み物を準備しておくことも必要である。

教育的なかかわり▶
　教育的なかかわりとしては，腹式呼吸や口すぼめ呼吸（呼気の際に口をすぼめてゆっくり息を吐き出す方法）などの呼吸法の指導があげられる。呼吸困難

が増悪した際に，患者が自分で実施できる対処方法を身につけておくことで，症状のコントロール感をもつことができ，自己効力感の向上と，症状の増悪に対する恐怖や不安の軽減につながる。

患者と家族の思い ▶ に寄り添った対応　また，呼吸困難が増悪すると，不安や恐怖が増し，それによってさらに呼吸困難が増悪するといった悪循環が生じる。患者の思いに耳を傾け，不安や恐怖が強い場合は，リラックスできるようにマッサージをしたり気分転換を促したりするなど，患者の思いに寄り添った対応が必要となる。

さらに，患者の家族も呼吸困難に対して不安や恐怖といった精神的苦痛を感じるため，前述の環境整備など，家族にも実施可能な対処方法を伝え，家族とともにケアを実践していくことも必要である。

● 消化器症状のマネジメント

消化器症状としては，食欲不振，悪心・嘔吐，便秘，下痢，腹部膨満感などがあげられる。ここでは，そのなかから食欲不振を取り上げる。

食欲不振とは，食事を摂取したい欲望が喪失している状態[1]をさし，主観的な症状の体験である。さらに，食欲がわかないことを不安に感じたり，食事をとらなければならないとプレッシャーを感じていたりする場合は苦痛が増悪してしまうため，無理に食事をすすめず，つらい気持ちに寄り添うことが必要となる。

◉ 食欲不振のアセスメント

食欲不振の程度は，痛みと同様に，NRS などの評価ツールを使って主観的に評価することができる。食事摂取量も食欲不振の目安となりえるが，無理に摂取している場合は食事摂取量が減少しないため，主観的な食欲不振を反映しないことがある[2]。そのため，食欲不振のアセスメントを行う際は，食欲不振が生じる病態や検査データ，ほかの症状の有無を客観的にアセスメントするだけでなく，患者の思いに耳を傾け，包括的なアセスメントを行う必要がある。

◉ 食欲不振に対するケア

食欲不振に対するケアにおいては，食欲不振の原因に対する適切な治療を行うとともに，患者や家族でも取り組める対処方法を一緒に検討することが必要である。たとえば，食べやすいように盛りつける，小分けにして数回に分けて食べられるようにするなど，食べ方の工夫について一緒に考える。患者の習慣や好みもふまえて，患者と家族が取り組めることから始めていくとよい。また，食事の時間は家族につきそってもらったり，患者が食べたいものを準備したりするなど，食事を楽しめるような環境を整えることも必要である。

---

1) 日本緩和医療学会 緩和医療ガイドライン統括委員会編：がん患者の消化器症状の緩和に関するガイドライン 2017 年版．pp.34-35，金原出版，2016.
2) 日本緩和医療学会 緩和医療ガイドライン統括委員会編：上掲書，pp.34-35.

②日常生活を支える援助

　病状の進行により身体的苦痛が生じると，それに伴ってさまざまな ADL が障害されていく（▶図5-6）。そして，これまであたり前のようにひとりで行っていた食事，移動，排泄などを行う際に他者の力を借りなければならなくなり，それまでの生活習慣を維持することがむずかしくなっていく。「自分の身のまわりのことは自立して行いたい」と願うことは人として当然のことである。それを他者にゆだねなければならないという現実を受けとめることは，自律性の喪失だけでなく，病状の進行を認めることにもつながり，全人的苦痛の増強にもつながっていく。そのため，患者の日常生活を支えるためには，患者ができないことだけに注目して看護師がかわりに行えばよいというものではなく，患者の自尊心を尊重し，できる限り患者自身の力を発揮し，強みをいかせるように支援していくことが大切なのである。

　また，個々の生活習慣には，それまでの患者の生き方や文化，価値観が影響している。たとえば，朝おきて洗面をするといった日常生活の動作においても，その人が長年つかってきたやり方があり，人によってかける時間の長さや手順が異なる。そのため，日常生活を支えるうえでは，患者の習慣や好み，こだわりを把握しながら，苦痛や労力が最小限になるような安楽な方法を患者とともに見いだし，取り組むことが必要である。そして，患者の尊厳を尊重し，そ

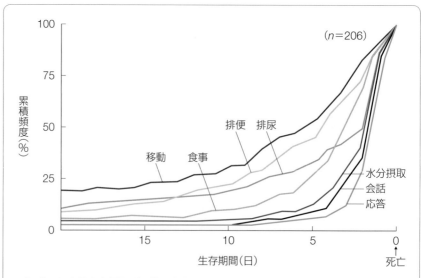

イレウスによる食事摂取が困難な患者，骨折・麻痺による運動障害および直腸膀胱障害のある患者は除外。
（厚生労働省・日本医師会監修：がん緩和ケアに関するマニュアル，第3版. pp.4-6，日本ホスピス・緩和ケア研究振興財団，2010 による，一部改変）

▶図 5-6　日常生活動作の障害の発現からの生存期間

の時点での病状においてできる限り本人が望む日常生活を送ることができるように，援助にあたっては，家族と多職種チームで協働し，よりよい方法を検討していく。

1 食事

食事は，人が必要なエネルギーを維持して生きていくうえで必要不可欠であり，食べることは基本的ニーズの1つでもある。また，食事は他者との交流の機会でもあり，社会性の維持にもつながる。しかし，食欲不振，腹部膨満感，口内炎などの苦痛や病状の進行に伴う身体機能の低下により，食べ物を受けつけず，食事を楽しめなくなったり，自立して食べられず，食事のスタイルの変更を余儀なくされたりする場合もあり，それらの変化は患者のQOLに大きな影響を与える。

さらに，食事について変更せざるをえないことに対して不安やいらだちを感じたり，食べられないことによる体重減少でボディイメージの変容に苦悩したりすることで，全人的苦痛の増強にもつながる。

食べることを支えていくには，患者が食べられない原因や病態を理解し，症状の程度，食事の摂取量，食事をとる姿勢の保持や自力での食事摂取が可能かどうかをアセスメントするとともに，食べることに対する思いや意欲，家族の思いもアセスメントする必要がある。そして，患者の好みやそれまでの食生活などをふまえて，その患者に必要なケアを多職種チームで具体的に検討していく。

たとえば，痛みによって食事をとる姿勢を保持できない場合は，鎮痛薬の予防的な使用を検討するとともに，どこに枕やオーバーテーブルを設置すれば苦痛が増強することなく食事ができるのか，どのような食器であれば負担が少ないかといった環境の調整を検討し，食べられない原因に応じた個別的なケアを実施していく必要がある。

2 排泄

自尊心を尊重した▶
かかわり

排泄は，生命維持に必要不可欠であり，羞恥心（しゅうち）を伴う行為であるため，最期まで自立して排泄を行いたいと願う人は多い。しかし，痛みや呼吸困難などの症状の増悪や身体機能の低下により，トイレまで自立して移動することや排泄行為をひとりで行うことがむずかしくなっていく。

自分の力で排泄が行えなくなることは，自尊心の低下や絶望感につながる。そのため，患者の自尊心を尊重し，できる限り患者が望む方法で排泄を行えるように支援する必要がある。トイレまで歩いて行くことがむずかしい場合は，車椅子の使用や病室でのポータブルトイレの使用を検討する。ベッドから移動すること自体がむずかしい場合は，尿器や便器，おむつ，膀胱留置カテーテルの使用を検討する。

しかし，自立して排泄ができないことは病状の進行を受け入れることにつながるため，最期まで自立して排泄を行いたいという思いが強く，無理をしてトイレまで移動しようとする患者もいる。看護師は，人がそのような思いをいだくことは当然のことと認識したうえで，移動や排泄行為を無理にひとりで行うことで生じうるリスク(痛みや疲労感の増強など)を患者に伝える。そのうえで，患者にとって安楽で，できる限り自尊心を尊重した方法を，患者自身が納得するまで一緒に検討する必要がある。

プライバシーへの▶
配慮

病室やベッド上で排泄を行う場合は，できる限りプライバシーに配慮し，人の出入りがないように落ち着いた環境を確保できるよう調整する。また，排泄を他者に依頼することへの負担感ができるだけ少なくなるように，タイミングを見はからって，体動時や就寝前などに看護師から声をかけたりするなどの配慮が必要となる。

予防的なかかわり▶

頻回な下痢や便秘により肛門周囲の皮膚が損傷したり，失禁によって不快感が生じたり，皮膚が脆弱になり褥瘡のリスクにつながったりすることで，さらに苦痛が増強する場合もある。看護師は，おこりうることを予測し，便秘の場合は緩下薬を使用したり，皮膚を清潔に保ち保護クリームを塗布したりするなど，予防的にかかわることも必要である。

3 睡眠

睡眠も，生命維持に必要不可欠な行為である。しかし，身体的苦痛や不安などの増強によって，眠ることができず，不眠によるつらさを体験する患者は多い。不眠は主観的なものであり，客観的に眠れているように見えたかどうかではなく，その人が眠れたと感じたかどうかが重要である。それぞれの患者が熟眠感を得られ，休息ができたと感じられるように，睡眠を支援していく必要がある。

そのためには，患者の睡眠状況と合わせて，睡眠を妨げている要因をアセスメントし，その要因に応じたケアを行うことが必要である。たとえば，気がかりになっていることがあって眠れていないと感じている場合は，その思いに耳を傾けて解決策を一緒に考える。

病室の明るさや温度などの環境が不眠に影響している場合は，できる限り快適な睡眠が得られる環境を調整する。夜間に病室で 1 人になることで孤独感が増し，痛みが増強することで眠れていない場合であれば，頓服の鎮痛薬の使用を検討したり，温罨法やマッサージによりここちよさを提供しながら寄り添ったりするなど，症状の緩和につながるようなケアを検討し，患者のニーズに応じて工夫していくことが大切である。

4 清潔・整容

清潔・整容は，皮膚の保護，安楽やここちよさ，社会性や自分らしさを保つ

ことにもつながり，生きていくうえで必要な活動である。入浴や整容などは，患者のそれまでの生活習慣やこだわり，好みが影響する行為でもあり，支援する際は十分に配慮しながら実施する必要がある。

　清潔ケアには，入浴，シャワー浴，全身清拭，手浴・足浴，陰部洗浄，洗髪，口腔ケアなどがあり，実施の目的や患者の全身状態によって実施方法が異なる。清潔ケアを行うことでさらに苦痛が増強しないように，患者の病態や症状のアセスメントを適切に行う。実施にあたっては，患者に余計な負担をかけないよう，1つひとつの手技をていねいかつ手ぎわよく行う必要がある。清潔ケア自体は，苦痛を体験している人にここちよさを提供することができるケアであり，苦痛の緩和につながるケアの1つでもある。患者のそれまでの習慣や好みを考慮し，安楽や気分転換を提供できる方法を見つけ，チームで共有しながら継続して実施していけるとよい。

　また，清潔や整容は，ふだんは自分であたり前のように行っている行為であり，他者の力を借りないと行えなくなってしまったという変化を受け入れることに葛藤や苦悩を感じている患者も多い。看護師は，患者の思いにも目を向け，自分でできる部分はできる限り患者自身に実施してもらい，自尊心を尊重したかかわり方を考慮することが必要である。同時に，清潔ケアは羞恥心を伴うケアでもあるため，実施する際はプライバシーに配慮した環境を整えることも大切である。

5　移動・移乗

　症状の増強や身体機能の低下により，患者が自立して移動ができなくなった場合には，支援が必要となる。歩行介助を行う際や車椅子・ストレッチャーへの移乗を支援する際などは，なによりも安全かつ安楽に行うことが重要である。痛みや呼吸困難による苦痛がある場合は，移動・移乗によって苦痛が増強しないように，患者の全身状態をアセスメントしたうえで，患者にとってできるだけ負担の少ない方法で実施する必要がある。

　移動・移乗のケアを行う際には，患者自身の意欲も尊重しながらどこまで支援するかを検討し，その人に合わせた頻度・時間・方法で実施する必要がある。また，安全に行うためには，装着している点滴ラインやチューブ類の有無，適切な服装やはき物を身につけているかなどを把握するとともに，患者に合わせてベッドの高さを調整したり，つかまりやすい場所を確保したりするなど，個々の患者に合わせた対応が必要となる。

6　ポジショニング

　ポジショニングは，患者の状態に合わせた体位や姿勢の工夫や管理をすることである。その目的には，安楽，合併症・廃用症候群の予防，気分転換，

QOLの向上などがあげられる[1]。身体的苦痛や身体機能の低下により自力で体位変換を行うことがむずかしい場合や，体動によって症状が増強する場合は，安楽な体位（▶図5-7）を保持し，同一体位による苦痛が生じないように体位や姿勢を調整する必要がある。

　ポジショニングにおいては，事前に患者の身体症状やADLをアセスメントすることが重要である。たとえば，呼吸困難による苦痛を体験している場合は，仰臥位よりも座位の姿勢を保持したほうが安楽に感じることも多い。その人が安楽に感じられるようにポジショニングを行う際には，下記の（1）〜（6）に示した安楽な体位や姿勢の評価基準を参考にするとよい[2]。

（1）支持基底面積を十分確保している。

（2）背筋や腹筋の緊張緩和のために，膝を適切に屈曲している。

（3）同一部位への圧迫を除去している。

（4）良肢位をとっている。

（5）脊柱・頸椎などの生理的彎曲・屈曲が維持できるように，ベッドと身体の空間がある部分に枕を入れている。

（6）患者の好みや苦痛を確認している。

　点滴ラインを挿入している場合は，体位変換時にライン類が身体の下敷きになっていないか，引っぱられていないか，あるいはベッド柵を上げておく必要があるかなどを確認しながら，安全に十分配慮して実施する必要がある。

　また，苦痛が緩和される体位を患者自身が把握している場合もあるため，どのような姿勢が安楽と感じるかを確認しながら，より安楽に感じられる姿勢・体位を患者と一緒に見つけていけるとよい。

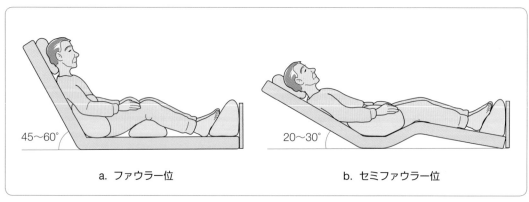

a. ファウラー位　　45〜60°
b. セミファウラー位　　20〜30°

▶図5-7　安楽な体位の例

1）大久保暢子ほか：看護における「ポジショニング」の定義について—文献検討の結果から—．日本看護技術学会誌 10(1)：121-130，2011．
2）矢野理香ほか：評価基準を活用したポジショニングの学習成果，安楽な体位と判断する評価基準を作成して．看護総合科学研究会誌 10(2)：3-14，2007．

B 心理的ケア：病によるストレスへの対処の力とその支援

生命をおびやかす疾患という非常に強いストレスに直面した患者と家族に対しては，その心の状態をアセスメントし，ストレスに対処する力を支える看護を提供することが必要となる。

① 生命をおびやかす疾患と治療による心への影響と適応

1 心の反応とプロセス

生命をおびやかす疾患に罹患することは，衝撃的なできごとである。ここでは，重篤な疾患の診断を受けたときの衝撃について，がんを例にとって説明する。がんと心の関連を研究する精神腫瘍学(サイコオンコロジー)領域では，診断の衝撃から生じる心の反応を**図5-8**のように示している。心の反応は2週間程度揺れ動きながら続き，その間に患者はさまざまな感情体験を経て，再び日常生活へ適応していく。治療に伴う苦痛や再発など，さらなる衝撃が加わってこのプロセスが繰り返される場合もある。衝撃に適応することがむずかしい場合には，適応障害やうつ病などの精神疾患に発展することもある。

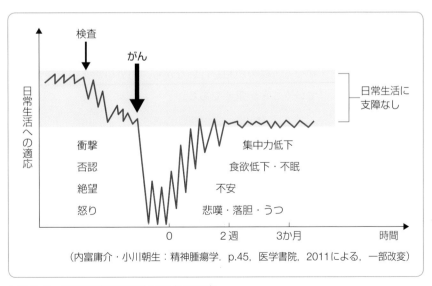

(内富庸介・小川朝生：精神腫瘍学. p.45, 医学書院，2011による，一部改変)

▶図5-8　診断の衝撃から生じる心の反応

死にゆく人の心のプロセスを明らかにしたキューブラ・ロスのモデルでは，死にいたる病と自覚したときからの心のプロセスには，否認，怒り，取り引き，抑うつ，受容の5段階があるとされる。ただし，すべての患者がこのプロセスで進むとは限らず，前のプロセスに戻ることもある。また，すべての患者が受容にいたる，あるいは目ざすべきということではない。

いま，どの状態が心のなかで支配的なのかを理解する視点が重要である。

これらの心の反応のプロセスを多くの患者におこるものとしてとらえながら，目の前の患者の苦悩について看護師が知るための手がかりとし，精神的な苦痛の要因を患者とともに明らかにしていく必要がある。

2 防衛機制

人がストレスの高いできごとに遭遇し，心理的な葛藤に直面したとき，その苦痛を回避するため無意識に心をまもるためのはたらきが生じる。これを**防衛機制**とよぶ。生命をおびやかす疾患をきっかけに，患者のそれまでの様子とは大きく異なる，合理的に理解しにくい言動がみられる場合がある。こうした患者の苦悩を推察するためには，防衛機制について理解することが必要である。

緩和ケアの臨床でよくみられる防衛機制には，**否認，退行，おきかえ**がある。否認とは，現実に目をつぶり，理解しようとしないことである。退行とは，過去の精神的発達段階に逆戻りすることである。また，おきかえとは，欲求の対象を別のものにおきかえたり，欲求を別の表現形に転換したりすることである。たとえば，知的な問題はないが，治療について説明を理解していないようにみえる(否認)，まるで子どものように依存的になる(退行)，死に対する不安や恐怖，怒りを実際の対象ではないものや看護師に向ける(おきかえ)，などである。

患者の示す理解しがたい言動によって，看護師は患者に対して否定的な感情をもちがちである。しかし，看護師の側にわく否定的な感情や感覚は，患者の苦悩のあらわれであるともいえる。緩和ケアにおいては，看護師がみずからの感情を受け入れたうえで，患者の苦悩に思いをはせ，包括的なアセスメントに基づく苦痛の緩和を行いながら，患者の訴えの背後にある苦痛について対話していくことが重要である。

3 ストレス・バランス・モデル

精神看護では，自我(現実に適応する力)と自我をおびやかすストレスをアセスメントする。ストレスとなっていることをできるだけ減らすこと，現実に適応する力を高めることがケアの方向性となる。

ストレスとこれに対処する能力のバランスを相対的なものとする精神看護の枠組みとして，ストレス・バランス・モデルがある。通常，人はストレスよりもこれに対処する力が大きい状態で生活しているが，ストレスが対処する力を上まわると，対処が困難な状態となる。患者とのコミュニケーションを通じて，

患者にとってなにがストレスとなっているのかを確認することが，この枠組みによる看護のカギである。患者に関心を寄せ，信頼関係をつくり，ストレスに対処する力にアプローチすることが，患者が本来もつ治癒力へのはたらきかけとなる。

4 ストレスコーピング

ストレスによる情動的反応や身体的反応を低減するために，意図的にとる対処行動をコーピングとよぶ。コーピングは意図的・意識的なものである点で防衛機制とは異なり，自分自身で行う対処行動であることからセルフケアでもあるといえる。また，ストレスに対処するためには，できごとの現実的な認知，およびソーシャルサポート（社会的支援）の存在も重要である。

生命をおびやかす疾患とそれに伴うできごとは強いストレスであり，また療養生活の日常のなかでは，大きなものから小さなもの，持続的なものから一時的なものまで，さまざまなストレスが存在する。

看護師は，患者がそれらをどう認知したか，どのようなコーピングやサポート資源をもって対処し，それによってどう変化して適応できているかをアセスメントする。緩和ケアにおいては，患者とともにコーピングを増やしセルフケアを行っていくことが重要であり，これは後に述べる認知行動療法の考え方にもつながっている。

② 精神状態のアセスメントと方法

緩和ケアを受ける患者の気持ちのあり方は，治療の過程のなかで，さまざまな体験と要因によって影響を受ける。精神状態への介入とともに，影響している要因を系統的・包括的にアセスメントして，可能なところからケアを提供していく必要がある。

包括的アセスメントに示されているように（▶82ページ），①痛みや呼吸困難，動けないなどの身体症状，②身体に要因のある精神症状（せん妄など），③経済的な問題や仕事に関する社会的問題，④人生の計画の変更や喪失，人間関係などの精神的問題，⑤生き方や存在にかかわるスピリチュアルな問題，という順番でアセスメントしていく。ただし，これらの問題は相互に影響を受けていることに注意が必要である。全人的苦痛の経験は，身体症状からスピリチュアルな要因まで，非常に個別性があり多様である。ていねいでもれのない包括的なアセスメントにより，患者とともに苦悩について考え，適切な職種が確実な対処を行うことが可能となる。

1 精神症状のアセスメントの考え方

生命をおびやかす病に罹患した患者の精神状態をアセスメントする際には，

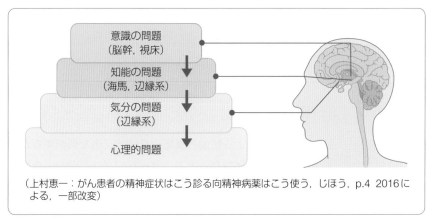

（上村恵一：がん患者の精神症状はこう診る向精神病薬はこう使う，じほう，p.4 2016による，一部改変）

▶図5-9　精神症状と対応する脳の構造

身体疾患による症状や治療による影響も含め，まずは身体的な要因によって出現する精神症状を見逃さないことが重要である。

　頻度が高い精神症状として，適応障害，うつ病，せん妄，認知機能低下，薬剤性精神障害がある。これらの精神症状のアセスメントでは，まず軽度の意識障害（せん妄），次に認知機能低下，それから気分の問題（抑うつや不安），最後に心理的な問題（ストレスや状況への適応の問題）を確認していく。意識の問題は脳の機能全般に影響を及ぼすため，注意の障害のみでなく，幻覚や思考の問題，感情の乱れ，不眠などのあらゆる症状がみとめられる可能性がある。脳の機能の上位から順に鑑別・評価していくと，もれがなくアセスメントすることができ，また緊急性の高いものへの対応が可能となる（▶図5-9）。

　患者から気持ちのつらさや眠れないという訴えがあった場合や，そわそわして落ちつかず，意識の曇りや問題のある行動がみられる場合には，心理的なケアを行うだけでなく，軽度の意識障害をきたす身体的な病態がないかを観察する必要がある。そして，診断された内容や確認された病態に対して，身体的な治療や適切な早期の対応を確実に行うことが重要である。

　情報収集においては，患者とのコミュニケーションや観察から，既往や生活歴，生命をおびやかす病に罹患する前の生活や社会状況の背景などについて情報を集めていく。その際には，治療や生活の援助を行う過程のなかで患者との関係をつくり，関係そのものを評価しながら行っていくことを忘れてはならない。

2 スクリーニングに用いられる評価尺度

● せん妄

　せん妄は，早期に発見してケアを始めることが非常に重要である。せん妄のアセスメントには，CAM（Confusion Assessment Method），DST（Delirium

Screening Tool），NEECHAM Confusion Scale などがある[1]。せん妄を早期に発見するためには，家族に「最近の○○さんは前より混乱していますか」という質問をすること（SQiD：Single Question in Delirium）が有用とされている。

● 認知機能低下

認知機能のアセスメントには，改訂長谷川式簡易知能評価スケールとMMSE-J が用いられる。アセスメントの際には，認知機能を評価されること自体に対して，患者の気持ちの負担となることに配慮する。

● 抑うつ

抑うつを評価する尺度として，DIC（つらさと支障の寒暖計；▶図5-10），患者さんの健康に関する質問票-9 Patient Health Questionnaire（PHQ-9），病院不安およびうつ尺度 Hospital Anxiety and Depression scale（HADS）日本語版などがある。また，うつ病の主要な2つの症状である抑うつ気分，および興味関心の低下についてのみ質問する2項目質問法は，簡便で有用である。

抑うつのスクリーニングは，テストを行うことや診断することが目的ではな

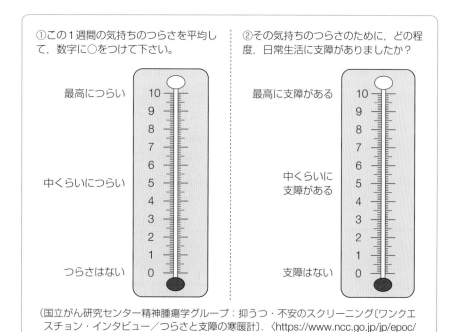

（国立がん研究センター精神腫瘍学グループ：抑うつ・不安のスクリーニング〔ワンクエスチョン・インタビュー／つらさと支障の寒暖計〕．〈https://www.ncc.go.jp/jp/epoc/division/psycho_oncology/kashiwa/020/030/DIT_manual.pdf〉〈参照 2019-12-18〉による）

▶図5-10　つらさと支障の寒暖計

1) 日本総合病院精神医学会せん妄指針改訂班：せん妄の臨床指針-せん妄の治療指針 第2版．星和書店，2015.

く，患者の精神症状やつらさをいち早くとらえ，ケアにつなげるためのものである。そのため，患者の反応を確認しながら，負担がかからないように無理なく行っていく必要がある。

③ おもな精神症状・精神状態と対応

1 不安・抑うつ（適応障害，うつ病）・希死念慮

生命をおびやかす疾患によって，身体症状や治療の苦痛，経済的な問題や仕事などの社会的な問題，死の恐怖やさまざまな喪失体験といった強いストレスなどが生じることが多く，不安や抑うつが出現する頻度は高い。一般に死を意識せざるをえない病の代表である，がんに罹患した患者のほとんどが，不安や抑うつをきたすといわれている[1]。日常生活に支障がおきる状態にまでいたると適応障害の診断基準を，1日中継続する苦痛が2週間以上続くとうつ病の診断基準を満たすこともある[2]。

● 早期発見のポイント

不安や抑うつは，身体疾患に影響を及ぼすこと，治療選択が的確に行えなくなることに加え，QOLの低下をもたらし，希死念慮にまでつながることもあり，患者にとっては非常につらい状態である。しかし，「重篤な疾患であれば，不安や抑うつを生じてもしかたがない」などと見過ごされやすく，患者や家族も，医療者への遠慮から，相談すべきことではないと考えたりしやすい。

しかし，不安や抑うつは自然な心理的反応としてほとんどの患者に出現するため，看護師はそれを見過ごさないように，バイタルサインと同様に評価していくことが必要である。「病気や入院治療についてどのように理解していますか」「どのようなことを心配していますか」などの質問から，自然なやりとりを通じて不安や抑うつを早期に発見することは，必要時に適切なケアと治療につなげられるだけでなく，看護師の関心・気づかいが患者に安心感をもたらすことにもなる。

● 包括的アセスメント

不安や抑うつを発見した場合には，適切な介入のために包括的なアセスメントを実施することが重要である。不安や抑うつに影響を及ぼす身体的な状況を把握するため，脳転移や中枢神経疾患などの身体疾患，ステロイドやインター

1) 松島英介・市倉加奈子：がん患者の不安と抑うつ．精神医学 60(5)：455-463，2018．
2) 厚生労働省：みんなのメンタルヘルス．（https://www.mhlw.go.jp/kokoro/index.html）（参照 2019-09-06）

フェロン，がん薬物療法やホルモン療法などの副作用を引きおこしやすい治療について把握し，また低活動性せん妄や認知症との鑑別，その他の身体疾患，痛みや悪心・嘔吐などの身体症状がないかを観察する。また，精神的・社会的・スピリチュアルな状況を把握するため，抑うつに関連があるとされる若年かどうか，うつ病の既往や家族歴の有無，進行がんや再発がんかどうか，治療の中止，支援の不足や喪失体験，自己評価の低さなどについて観察を行う。

● 自殺のリスクのアセスメント

不安や抑うつのある患者のアセスメントにおいては，つねに自殺のリスクを念頭におく必要がある。自殺は，遺族にも，かかわった医療者にも，強い心理的衝撃をもたらす。がん患者の自殺率は，一般の人に比べて2倍高いとされる[1]。また，入院患者の自殺が増えており，自殺した患者が罹患していた疾患では，がんが最も多い[2]。また，がん患者の自殺のリスク因子には，強い痛みなどの身体的苦痛や，スピリチュアルな苦悩，治療の選択肢がないことなどがあげられる。

希死念慮をもつ患者には，緩和されていない苦痛やすくい取られていないニーズがあり，それらに対してなんらかの治療や支援の手だてがあったことが想定される。「死にたい」「死を考えている」という直接的な希死念慮，「らくになりたい」「消えてしまいたい」という間接的な希死念慮，「絶望感」「別れや感謝の言葉」の訴え，「大切なものの処分」「ケアに対する拒否的態度」「焦燥感」の行動や状態があった際には，それらが急に出現したのか，あるいは持続的に出現しているのか，また希死念慮が強まっていないか，自制困難な状態かについて判断していく。

ケアは，患者の変化に敏感に気づき，死にたい気持ちがあるのかどうかを把握することから始まる。患者は，医療者を信頼しているからこそ希死念慮を訴えているのであり，患者が現状をどう理解して受けとめているのかと同時に，なにが苦痛となっているのかについて話し合い，実際に計画しているかどうかをたずね，精神科と連携してリスクをアセスメントしていく。すなわち，自殺のリスクをアセスメントすることは，ケアそのものでもあるといえる。

● 治療と対応

患者の気持ちのつらさ・苦悩が強い場合や，療養生活への支障がある場合には，包括的なアセスメントによる苦痛の緩和と社会的支援を行うとともに，迷わず精神科治療を検討する。連携方法については後述する（▶111ページ）。

---

1) 小川朝生・内富庸介編：精神腫瘍学クリニカルエッセンス. pp.75-87, 創造出版, 2012.
2) 河西千秋：病院内の入院患者の自殺事故調査. 患者安全推進ジャーナル 45：83-91, 2016.

　不安や抑うつに対して行う精神科治療は，薬物療法と精神療法である。生命をおびやかす疾患により生じた場合には，反応性の状態であることや軽症であることも多く，まずは身体の苦痛を除き，精神療法を行う。不安や抑うつに対する精神療法には，支持的精神療法や認知行動療法などがある（▶113ページ）。

● コミュニケーション

　不安や抑うつのある患者のケアにおいては，どのような場合であっても，看護師との信頼関係を基盤とした支持的コミュニケーションが基本となる。希死念慮があるなどの困難な状況では，看護師の緊張や不安が高まり，通常のコミュニケーションがはかりにくくなってしまうこともある。自殺したいと打ち明けられた際には，① Tell：誠実な態度で話しかける，② Ask：自殺についてはっきりたずねる，③ Listen：相手の訴えを傾聴する，④ Keep：安全を確保する，という TALK の原則で対応することが推奨されている[1]。

● 看護のポイント

　不安や抑うつは，セルフケアにも大きな影響を及ぼす。看護師は，患者の生理的な欲求を満たすように声かけを行い，不足しているセルフケアを積極的に補うことで，患者が心身ともにゆっくりと休養できる時間をつくり，安心感をもつことができるようにかかわっていく。とくに不安や抑うつが中等度以上の場合には，ほかの医療者，家族，緩和ケアチームや精神科リエゾンチームと協力して，精神状態の評価とセルフケアへの影響のアセスメントを行い，患者の苦悩の緩和に努めていく。

● 薬物療法

　中等度以上の不安や抑うつがある場合や強い苦痛が伴う場合，また精神療法のみでは改善しない場合には，薬物療法が検討される。薬物療法は，患者の身体状態，薬物の副作用などを考慮して処方される。看護師は，薬物療法による効果と副作用を観察してこれらに対処するとともに，患者の治療に対する思いを理解し，患者が適切に治療に参加できるようかかわっていく。医師と情報を共有し，積極的に連携していくことも重要である。

2 不眠

● 評価のポイント

　不眠は，身体疾患においても非常に頻度の高い症状である。不眠は，せん妄

---

1) 日本臨床救急医学会：救急現場における精神科的問題の初期対応，PEEC ガイドブック．p.36，へるす出版，2015．

や抑うつ，不安により生じている可能性もあり，また眠れないこと自体も苦痛と不安，不調を引きおこす。

　睡眠障害は，睡眠困難(入眠困難，睡眠維持困難〔中途覚醒〕，早朝覚醒)を伴った睡眠の質あるいは量の不満足であり，苦痛や日中の QOL の低下をきたす状態である。

　不眠の原因には，痛みをはじめとする身体症状などの身体要因，ステロイドや中枢神経を刺激する薬物などの薬理学的要因，明るさや物音などの環境要因，抑うつやせん妄，精神疾患などの精神医学的要因，ストレスなどの心理的な要因があり，これらを包括的にアセスメントする。また，ふだんの睡眠習慣やカフェインなどの使用，不眠となったきっかけなども，原因とケアの手がかりになる。患者の眠れないつらさとその状況や，眠れないときの考えや気持ちについてよく話を聴き，原因を明らかにしようとする姿勢が重要である。

　せん妄や精神疾患が疑われる場合だけでなく，睡眠薬の調整についても精神科へのコンサルテーションを積極的に行っていく。

● 不眠への対応

　不眠の苦痛はできる限り緩和することが望ましいが，安易に睡眠薬を処方すればよいというものではない。不眠の原因をできるだけなくし，非薬物的なケアも検討していく。

● 薬物療法

　看護師は，睡眠薬の作用と副作用を理解する必要がある。過鎮静や，翌朝ぼんやりとする状態を引きおこす「もちこし」，筋弛緩作用に伴うふらつきや誤嚥などは，とくに高齢者において注意が必要である。また，睡眠薬にはせん妄を引きおこすリスクがあり，長期の使用では依存形成の問題もある。患者の主観的な睡眠の質を向上できるよう，多職種と連携して安全に薬物療法を行っていく。

● 非薬物的なケア

　睡眠障害への対応として，睡眠健康教育がある。睡眠健康教育には，必要な睡眠時間は人それぞれであり，翌日に眠くならないことが指標であると伝えること，快適な睡眠環境(光や音，温度)を整えること，軽い運動を行うこと，カフェインの午後3時以降の摂取を控えること，アルコールを控えること，寝る前2時間は喫煙を控えること，日中の計画など，悩みにつながることを考えないことなどに留意する。また，眠れないときに時計を見ることや，寝ようとがんばることは，むしろ逆効果になる場合がある。これらを患者とともに検討し，病室の環境を整える。日中からリラクセーション法などについて話し合い，実施することもよい。

3　せん妄

● 評価のポイント

せん妄とは，意識の量的な変化としての軽度の曇りに，幻覚や興奮など質的変化が加わり，それが短時間で変動する状態である。身体の状態が悪化したために脳が機能不全をおこしている状態である。

せん妄のリスク▶　生命をおびやかす疾患に罹患して治療を受けている場合には，せん妄を発症するリスクが高い。精神の機能をつかさどる意識の問題であるため，感情や思考，行動などにおいてさまざまな精神症状が生じる可能性がある。また，患者は医療者が認識していない苦痛を体験していることも多く，顕在化していない重篤な身体的問題のサインである可能性もある。さらには，せん妄の発症・重症化・遷延化により，さらなる身体への悪影響や，患者と家族の苦悩，医療者の疲弊など多くの問題を引きおこす。患者の精神状態がなにかおかしいと感じられた場合に，まず鑑別すべき疾患でもある。

看護師が果たす▶
役割　　　せん妄は，急激に発症すること，1日のうちでも症状の変動が激しいことから，発見するためには看護師が果たす役割が非常に大きい。しかし，過活動型で，激しい興奮や幻覚妄想を訴える場合は比較的わかりやすいが，低活動型や混合型では，うつ病や認知症による無気力などとの鑑別は容易ではなく，治療や看護に支障がないと，発見が遅れがちになる[1]。意識状態や注意障害を評価することは簡単なことではないが，変化を見逃さないためには，入院時にふだんの認知機能や生活機能に関する情報を家族などから得て，看護チーム内で情報を共有し，変化をとらえていくことが必要である。

● せん妄のアセスメントと対応

せん妄を引きおこす要因には，せん妄をおこしやすい準備因子，せん妄を促進して重症化・遷延化に寄与する促進因子，直接の原因となる直接因子(リスク因子)がある(▶図5-11)。

入院時などにせん妄の準備因子が1つでもみとめられた場合は，継続的に予防的なケアを行いながら，せん妄のアセスメントを続けていく。この予防的なケアとは，促進因子・直接因子をできるだけ少なくする努力でもあり，発症の有無にかかわらず行っていくケアである。

認知症やせん妄の既往がある患者には，とくに予防的なケアが重要である(▶表5-1)。また，感染や脱水，電解質バランスなどに注意して予防に努め，せん妄を引きおこしやすいベンゾジアゼピン系の睡眠薬を変更するなどの予防的な薬物調整も検討する。これらのケアにあたっては，看護師が，主治医はも

---

1) 日本総合病院精神医学会せん妄指針改訂班：前掲書, p.15.

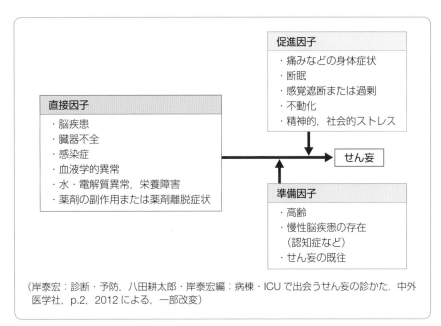

▶図5-11 せん妄の発症

▶表5-1 せん妄の予防的ケア

認知機能の低下への対応	スケジュールや医療者の名前を書いて見えるようにする。現状についての見当識を維持できるよう，日常会話に配慮し，カレンダーや時計などを用いて工夫をする。
睡眠リズムの維持	騒音を減らす。照明の管理を行う。
身体的苦痛の緩和	痛み，便秘などへのケアを行う。
不動化への対応	身体抑制の最小化，早期離床，関節可動域訓練，ライン類の早期抜去などを行う。
視力障害への対応	眼鏡の適切な使用，上半身の挙上を行う。
聴力障害への対応	補聴器の適切な使用，耳垢除去，コミュニケーション方法の検討を行う。
入院時オリエンテーション	緊張を緩和して話しやすいように配慮する。

ちろん，薬剤師や栄養士，リハビリテーション関連職種などと連携し，緩和ケアチームや精神科リエゾンチームと協働することが望ましい。

　せん妄の発症が疑われた場合には，促進因子を再度アセスメントして除去することに加え，直接因子のなかで原因と思われるものの同定と治療，あるいは原因と思われる薬物の変更など，可能な範囲での対処が行われる。そして，精神症状に合わせた，こまやかで積極的な治療とケアを組みたてて行うことが求められる。

● 薬物療法

　薬物療法としては抗精神病薬が用いられるため，過鎮静やアカシジアなどの

椎体外路症状といった副作用に注意していく。終末期患者や高齢者では，全身状態が重篤であるため副作用が生じやすく，またオピオイドやステロイドなど，原因と思われる薬物との調整も困難であり，せん妄からの回復がむずかしいことも少なくない。患者の苦痛と薬物療法の有効性，そのリスクのバランスをとって柔軟に検討していくことが必要である。

◉ 非薬物的なケア

非薬物的なケアのポイントを表5-2に示した。これらは準備因子がある場合の予防的なケアでもあり，よりていねいに行うことが有効であることが実証されている[1]。

せん妄の早期発見と対応には，病棟でかかわる看護師の役割が非常に大きい。しかし，これらのケアはすでに実施しているものであると考えられがちであり，なにが有効かの評価がしにくいこともあって，継続して行うことは困難である。意識的にアセスメントとケアを続けていく環境づくりが必要である。

▶表5-2　せん妄に対する非薬物的なケア

ケア		具体例
①現実への適応を促す	見当識の補強，「いま」という時間を安心して過ごす	時計やカレンダーを設置する。会話のなかで見当識を保持するよう工夫する。幻覚・妄想については議論せず，感情に注目する。
	わかりやすい説明を行う	患者の理解に合わせ，簡潔でわかりやすく，視覚で補うなどの工夫をし，安心できるようおだやかに説明して理解を促す。
	感覚遮断を最小限にする	補聴器や眼鏡を適切に用いる。ベッドの頭部を挙上する。見えるところで声をかける。
②支持的でおだやかな環境をつくる	医療者への安心感がもてるよう対応する	ゆっくり，おだやかで落ち着いて，つねに一貫した態度でかかわる。
	安寧を促す環境をつくる	慣れ親しんだものを置く。できるだけ静かでおだやかな環境をつくる。
③セルフケアへの援助を行う		・良質な睡眠のケア：適度な日中の刺激を無理なく取り入れる。 ・清潔とそれによる安楽の提供：身体の清潔ケアや口腔ケアを行う。 ・栄養と水分の摂取，誤嚥の予防：できるだけ早期に口から食べる刺激を与える。 ・排泄へのケア：便秘対策などを行う。 ・最小限の不動：リハビリテーションの実施，疲れすぎない程度に早期離床を進める。身体抑制を減らす。 ・事故を予防して安全をまもる。
④身体状態をコントロールする		直接因子になっている病態の再評価と治療を行う。痛みなどの苦痛をコントロールする。入念なフィジカルアセスメントと対処を行う。
⑤家族の協力を求める		せん妄の病態や，家族がかかわる意義を説明する。一緒に過ごす方法や幻覚・妄想への対応方法などを伝える。

1) 日本総合病院精神医学会せん妄指針改訂班：前掲書，pp.33-46.

4 認知症・認知機能低下

● 評価のポイント

　　認知症とは，後天的な脳障害により，一度獲得された知的機能が自立した日常生活が困難になるほど持続的に衰退した状態である。認知症は慢性に進行し，手段的日常生活動作 instrumental activities of daily life（IADL）に影響を及ぼす。

認知症▶　認知症は，入院や治療をきっかけに発症したり，悪化したりすることもあり，またせん妄の大きなリスク要因でもある。さらに，生命をおびやかす疾患をもつ患者においては，認知機能の低下によって，適切に身体の苦痛を訴えることができずに合併症や緩和すべき痛みの発見が遅れるといった問題が生じる。説明に対する理解の程度，治療方針を選択する意思決定の能力にもかかわってくる。

BPSD▶　認知症は，ストレスバランスモデルの視点からみると，現実に適応する力（自我）が脆弱で，ストレス対処能力もすでに低下している状態であるといえる。症状や治療による苦痛，精神的な苦痛，入院のストレスを理解して対処できず，なんとか欲求を満たそう，なんとか苦痛に対処しようとした結果，**認知症に伴う行動・心理症状 behavioral and psychological symptoms of dementia（BPSD）**とよばれる症状を呈することも少なくない。

　　BPSD は，問題行動だけでなく，アパシーという無気力な状態も頻繁に出現する。自発性が低下し，食事をとらなくなるという症状がみられ，全身状態にも影響を及ぼす。アパシーは，うつ病や低活動性せん妄との鑑別がむずかしい。

アセスメントの▶　認知症や認知機能の低下がある患者，あるいはその疑いがある患者に緩和ケ
　　ポイント　　アを実施する場合には，患者がなにをできて，なにに支援が必要かをアセスメントすることが重要である。認知機能の低下の程度，生活や治療への影響，入院や治療に伴う変化，コミュニケーション能力，そしてとくに身体疾患の治療にあたっては症状やニーズを的確に訴えることができるかどうかについて，継続してアセスメントし，ケアの計画をたてていく。

　　BPSD が生じた際には，その原因をとらえることが重要である。身体疾患をかかえる患者では，身体的苦痛が原因となる頻度が高い。看護師は，症状を見のがさないよう，とくに痛みや便秘，脱水などに注意して原因をさぐる。その際には，患者の主観的な体験を理解し，家族からの情報を得るなどして，患者にかかわる看護師が協力して行う。

● 認知症・認知機能低下への対応

　　認知症あるいは認知機能が低下している患者が，生命をおびやかす疾患に罹患し，さまざまな症状と治療，環境の変化に適応していくことは容易ではない。せん妄と BPSD の予防に努め，障害に合わせてケアを組みたてていくために，

看護師は患者が現状をどのようにとらえており，どのように感じているのかを理解すること，また理解しようとする姿勢が非常に重要である。

そのためには，認知症患者の特性や気持ちの特徴を知っておく必要がある。認知症患者は，症状が進み記憶の機能が低下しても，感情の機能は比較的長く保たれ，自分を失う苦しみ，悲しみ，恐怖を感じていることも少なくない。なんとか記憶の変化に対応しようとするが，自分自身と環境や社会とのつながりが薄れたように感じ，孤独感，疎外感，自己否定的な感情も生じる[1]。このような感情のコントロールがむずかしく，BPSDにつながってしまうこともある。しかし，症状が進んでからも，一緒にいて落ちつく人とおだやかな時間を過ごすことは可能な場合が多い。環境の変化への適応は困難だが，安心して快適に過ごすことで，その人らしさを保つことは可能である。

こうした特徴をもつ患者に対する基本的な対応として，その人らしさや患者の心理を尊重したパーソンセンタードケア person-centered care[2]や，患者を大切な存在であると伝えるユマニチュード[3]の態度や技術が提唱されている。そのためには，患者がうまく表現できない感情や微細な反応を読み取り，適切な言葉かけをし，いごこちのよい環境をつくるなど，いまをここちよく感じられるようにする非薬物的なケアが重要である。コミュニケーションにおいても，支持的対応の原則に加え，患者の認知機能に合わせたゆっくりわかりやすい言葉かけや，答えやすい質問形式を用いる(はい・いいえで答えられる質問など)，視覚的な説明を含めるなどの工夫をする。

また，患者の人生を知ることで，患者の示す行動の意味が理解できることもあるため，家族から情報を得ることや，患者の思いや望みを知ろうと関心を寄せつづけることが重要である。

BPSDへの対応としては，薬物療法以外の方法が第一選択となるが，対応困難な場合には抗精神病薬などが使用される場合もある。副作用によって苦痛が増すことのないよう，適切に使用することが原則である。

5　否認・退行・おきかえ(怒り)

前に述べた防衛機制は，生命をおびやかす疾患をもつ患者にしばしばみられ，治療や入院生活に支障が生じてしまうこともある。たとえば，説明されたことをそのときは理解していても，あとでわかっていない，あるいは非現実的に回復すると信じ込む(否認)，自分でできることであるにもかかわらず依存的である(退行)，不合理な不平不満を言う(おきかえ)といった状況がみられたりすることで，家族や医療者に否定的な感情をもたせてしまう。

1) 上田諭：認知症に対する精神療法．精神看護 19(2)：150-161，2016．
2) 鈴木みずえ：急性期病院で治療を受ける認知症高齢者のケア．pp.6-9，日本看護協会出版会，2013．
3) 本田美和子ほか：ユマニチュード入門．p.11-36，医学書院，2014．

　家族や医療者に「強い不安や葛藤に対処できないために無意識の防衛がはたらいている」という理解がないと，患者を現実に直面化させることや，説得することにやっきになり，さらに防衛機制を強めてしまうことにもなりかねない。一歩ふみ込んで，患者が安心できる関係のなかで，不安に思うことを話し合う支持的なかかわりが重要である。

　強い防衛機制が必要な治療に対して影響がある，精神的な苦痛の要因になっているなど，患者にとって利益がなく，どうしても現実に直面せざるをえない場合には，かかわる医療者や家族と協力して患者の抵抗を生みにくい方法を柔軟に検討し，慎重かつおだやかに進め，ていねいに支援していく必要がある。

怒りへの対応▶　怒りは，強い不快感，欲求不満，不安，無力感により引きおこされた感情的な興奮である。生命をおびやかす疾患をかかえる患者に怒りを引きおこす原因には，生命の危険，身体機能や役割の喪失，身体の苦痛の増悪によるコントロール感覚の喪失や死の恐怖がある。怒りは自然な感情であり，適切に表現される必要がある。強い感情であるため，抑圧して自己に向かったり，ほかへおきかえたりすると，別の問題を引きおこすこともある。

　患者を理解するためには，痛みや呼吸困難，倦怠感などの症状をコントロールできないためにイライラしていることや，せん妄によるもの，不眠，不安や抑うつによる焦燥感，なぜ自分がこのような状態にあるのか，先が見えないことや恐怖，葛藤などの心理的な要因を含め，包括的なアセスメントが必要である。アセスメントにおいては，精神疾患の既往や本来の性格，脳の病変の有無などの情報も必要となる。

　怒っている患者に向き合うことは，医療者にもおそれや不安，無力感，そして怒りの感情がわく体験となりがちである。医療者は，まず自分の気持ちを落ちつかせ，ゆったりと冷静に対応し，自傷他害のリスクがないかを確認する。強い怒りをあらわす患者に対しては，複数あるいは専門の多職種とともに対応する。患者には，自身ではどうにもならない孤独感や自尊心の低下がある場合も多く，患者が「医療者に大切にされている」と感じられるような言葉かけが重要である。

④ 精神科との連携方法

　英国 NICE（国立医療技術評価機構 National Institute for Clinical Excellence）ガイドラインでは，がん患者の心の負担を通常レベルから重度の精神疾患まで4段階に分類し，それぞれにかかわる医療者とケアを明らかにしている（▶表5-3）。患者にかかわるすべての医療者が，患者の心理的ニーズを評価し，必要に応じて精神保健の専門家に紹介できることが必要とされている。

　わが国では，精神科医や心理士，精神看護の専門看護師・認定看護師などが単独で相談を受け，プライマリチームと連携している場合や，身体疾患をかか

▶表5-3 がん患者の心の評価とサポートの4段階

第1段階 すべての医療者	評価	心理的ニーズの認識（必要に応じて精神保健の専門家に紹介）
	介入	基本的なコミュニケーション技術
第2段階 心理的知識を有する医療者（緩和ケアチーム，がん看護専門看護師，ソーシャルワーカー，家庭医）	評価	精神的苦痛のスクリーニング（がんの診断時，再発時，抗がん薬による治療中止時など，ストレスが高まるとき）
	介入	問題解決技法などの心理技法
第3段階： 精神保健の専門家（経験を積み認定を受けた心理士，精神看護専門看護師）	評価	精神的苦痛の評価と精神疾患の診断（重症度を識別し，必要に応じて精神科医に紹介）
	介入	カウンセリングと心理療法（不安マネジメント，解決志向的アプローチ）
第4段階 精神保健の専門家（精神科医）	評価	精神疾患の診断（重度の気分障害，人格障害，薬物乱用，精神病性障害を含む，複雑な精神的問題）
	介入	薬物療法と精神療法

（小川朝生・内富庸介編：精神腫瘍学クリニカルエッセンス．pp.14-18，創造出版，2012による，一部改変）

える患者に心のケアを提供するための精神科医を含む多職種からなる横断チームとして，緩和ケアチーム，精神科リエゾンチーム，認知症ケアチームが連携する場合がある。

　患者の苦悩が強い，行動や症状が理解不能である，服薬が必要と思われる，などの場合に，気軽に相談できる体制があることは重要である。また，重度の精神疾患に対する治療が始まった場合においても，身体疾患の治療にあたる医師や看護師が，患者の心の問題に対して積極的に関与することが重要である。

精神保健の専門家▶
に紹介する際の
注意点
　精神保健の専門家に患者を紹介する際には，患者が現在の症状について，なにに困って問題と考えているか，なにを望んでいるかについて，できるだけ具体的に確認し，患者と家族を含めて，精神科が関与することの必要性を共有することが大切である。

　不眠やイライラ，気持ちの落ち込みなどのつらい症状をかかえる患者に対して，精神科関連のチームや職種は自分たちがそうした症状に関する専門家であることを伝え，わかりやすく情報を提供し，そのうえで患者が治療などを選択できるように対応する。

　ただし，精神保健の専門家や精神科そのものに対して不安や懸念があるため，かかわることを躊躇する患者もいる。気持ちのつらさを精神科の職種に相談することは自分の弱さのあらわれであると考えたり，偏見を気にしたりすることから，相談することそのものへの配慮が必要である場合も多い。患者の害になることがないよう，あくまでプライマリチームが主体となって，目の前の患者にとってなにが必要かを柔軟に考えていく姿勢が，すべての医療者に求められる。

⑤ 支持的精神療法

1 支持の概念：共感的理解と傾聴

　　支持的精神療法とは，患者がつらい感情に対処したり，もともともっている力を強化したり，また疾患に対する適応的なコーピングの促進を手だすけすることである。相互の尊敬と信頼の関係性のなかで，患者の自己やボディイメージ，そして役割変化について探索していくものであり，あらゆる精神療法の基本であるともいわれる。支持的精神療法では，治療者が，患者の感情的な体験や思いを否定せずに受容することが基本となる。

共感と傾聴▶　生命を脅かす疾患という非常に強いストレスに苦悩する患者にとって，最も強力な支持となるのは，共感的理解だといえる。共感的理解とは，肯定や否定などの価値判断や評価をしない姿勢(受容的態度)で，相手を内側から理解することである。共感は人の精神の回復や成長発達に不可欠である。不安や心細さに共感してくれる人がいるとわかると，人は相当な困難にも立ち向かえる。

　　共感的理解のためには，患者の話の内容だけでなく，気持ちをていねいかつ積極的に傾聴することが重要である。治療者は，患者がいまここで感じている気持ちを，ありのままに受け入れる姿勢を示し，受けとめた内容を具体的に表現して，患者に確かめてもらいながら聴く。こうしたやりとりのなかで，患者が，自分の感情が理解されようとしていると感じることが，支持的なかかわりとなるのである。

2 看護師ができる支持的対応

　　共感的理解とは，簡単ではないからこそ，そこを目ざして，ていねいにやりとりしていくものである。生命をおびやかす疾患に直面し，苦悩している患者を前にすると，看護師は不安になるあまり，なにかしてあげなくてはならないと思ったり，不安や絶望などの漠然とした感情をよく理解できないまま共感できたように思い込んだりすることで，むしろ不自然で非治療的な対応となってしまうことがある。また，「これだけの状況なのだから，つらく感じても無理はない」などと，患者の精神状態が過少評価されることも少なくない。すべての医療者に，誠実に，あたたかく，尊敬の念をもって患者と接すること，支持的な関係を構築することが必要とされる。

　　共感や傾聴という言葉は日常の臨床でよく使われるが，これらは，患者の感情をよい方向に向かわせるため，あるいは厳しい現実を受け入れてもらうため，などのように，医療者側が主体となって促すものではない。看護においては，共感に近づくための自然で治療的なコミュニケーションを続けることが提唱されている。ただ受け身で話を聞くのではなく，患者の語ることをできるだけ正確に聴き，会話のなかで生じる自分自身の気持ちに率直に気づき，それを伝え，

会話を続けていく。これにより患者は看護師の関心を実感し，孤独感が減り，現実の問題が自然と明確になり，自己洞察をはかることができ，気持ちが安定していく。

　日常の看護のなかでは日常生活を話題にして気持ちのやりとりを行うが，人生の深刻な話題や死について患者が語りたいときには，コミュニケーションをより真摯に行うことが，患者を支える精神看護となっていく。コミュニケーションスキルを高める研修や，看護師が困ったときに相談ができる体制があることも重要である。

⑥ 認知行動療法

1 理論と看護への活用：対処する力を支えるために

　認知行動療法とは，認知（ものの見方・考え方）と行動にはたらきかけることにより，セルフコントロールする力を高め，生活上の問題の改善や解決をはかろうとする心理療法である[1]。過度なストレスが加わったことや，そのときの反応やパターンに気づき，これらを少しずつかえていき，セルフケアを促進するものである。

　認知行動療法は，うつ病をはじめとした精神疾患の治療として確立しており，疼痛や倦怠感といったがんなどによる身体症状や精神症状への有効性も明らかにされている[2]。生命をおびやかす疾患に罹患し，緩和ケアを受ける患者においては，身体症状への敏感さから少しの変化が不安や恐怖につながり，不安による自律神経の亢進により活動を制限して，さらに過敏になるという悪循環をおこすこともある。このような状態の患者には，認知行動療法が有効である場合が多い。

　がん医療において，認知行動療法は，病気とのつき合い方といった通常レベルのストレスへの対処から，精神医学的な診断がつく重度の患者まで，幅広く応用が可能とされている。専門的な技法であるが，看護に活用できる点も多い。治療者との良好な治療関係のなかで，非適応的な思考を再構成したり，できるところから問題へかかわったり，リラクセーション法などの簡単に練習できて効果が高い技法を柔軟に活用していく。

2 心理教育的介入

　心理教育的介入の目標は，正しい知識を提供することにより，不確実な知識

1）岡田佳詠：看護のための認知行動療法．p.13，医学書院，2011．
2）藤澤大介：がん患者に対する認知行動療法．日本総合病院精神医学会誌　23（4）：370-377，2011．

や知識の欠如に起因して生じている絶望感や不安感を改善することである。看護師は，患者の不安の内容について患者の体験に基づいて話し合い，患者がどのように病気や状況を受けとめているのかを理解する。ここでは，医療者が説明した内容を確認することでなく，患者の主観的な体験や思いを，患者の立場で理解することが重要である。そのうえで，不足している情報があれば確認し，正しい知識を提供して患者とともに理解の程度と内容を確認していく。

おこりうる心理的反応とコーピングについて，患者と話し合うことも有効である。心理的反応は強いストレスのもとでは当然おこるものであることを，患者の様子を確認しながら，わかりやすく伝える。このとき，患者のつらい体験をもとにすると理解しやすくなる。

身体症状への敏感さと気持ちの変化の悪循環についても，患者の理解を促す。不安をもつことで身体症状の変化に気づき，必要な支援が受けられるという健康的な側面がある一方で，過度に恐怖をいだくと生活に支障が出てしまうなどの非適応的な側面があることを話し合う。患者がこれまでつらいときにとっていた対処法や，支援してくれる人の存在を思いおこしてみるように話し合うことも，認知の狭まった患者のたすけとなる。気持ちを語ることの有効性，専門家を活用してよいこと，気持ちがらくになり達成感が得られる活動を行うなどの行動的なコーピングは無理なく自分で行えるものであることなどについて，患者の状態に合わせて話し合う。

3 リラクセーション法

リラクセーション法は，身体の緊張を自分でやわらげることで，身体のここちよさを得られるとともに，不安などの感情をコントロールできる有効な方法である。不安に気づき，技術を用いることでらくになる体験は，自己への信頼や自己コントロール感を高める。緊張した状態とリラックスした状態では身体の反応が異なること，意図して身体の緊張をやわらげることで精神の緊張もやわらぐことなど，リラックスの効用と機序をわかりやすく説明する。呼吸や筋弛緩による方法は，簡便で効果的である。

4 マインドフルネス

マインドフルネスは，がん患者の不安や抑うつに有効性が確認されている（▶259ページ）。瞑想などが負担となる場合もあるため，緩和ケアを必要とする重篤な身体状態の患者には，患者の関心がある場合に，できる範囲で無理なく行っていく。

たとえば，不安や落ち込みの悪循環を断ち切る方法の1つとして，心理教育的介入に盛り込むのもよい。あるいはリラクセーション法の呼吸法や筋弛緩法を実施する際に無理なく行ってみるのもよいであろう。

C 社会的ケア：住み慣れた地域での暮らしの支援

患者への社会的ケアとしては，患者の心身状態に対する家族の理解を促して家族間のつながりを強める支援，職場における働き方の変更や人々の理解を得る支援，患者の生活環境や価値観を尊重した医療・介護保険制度や福祉制度，区市町村が独自に整備しているサービスのマネジメントなどがある。

① 暮らしのなかの多様な支援

患者が利用できる社会資源としては，法律や制度，情報，資金，施設，物資，サービスなどがある。社会資源は，フォーマルな資源とインフォーマルな資源で構成されている。フォーマルな社会資源には，年金，介護保険制度，障害者総合支援法，生活保護，区市町村が独自に行うサービス，障害児への教育や保育などがあり，インフォーマルな社会資源には，友人や近隣者，家族会，ボランティアなどが含まれる（▶表5-4）。

看護師は，疾患や障害によって生活に困難がある人々が住み慣れた地域で生活を継続できるよう，地域のフォーマルサービスだけではなく，インフォーマルな幅広い支援についても理解する必要がある。

② 疾患・障害をもつ療養者の暮らしの支援

病院の平均在院日数の減少や，入院治療から外来治療への推進を背景に，心身の困難をかかえながら自宅で療養している患者は増えている。がん，循環器疾患，糖尿病，慢性閉塞性肺疾患などの慢性疾患に罹患している患者が多く，年齢も幅広い。また，外来化学療法などのために外来通院している患者は，心身の苦痛をかかえ，長期治療により不自由な生活を送っている。

患者は，外出の準備が困難であることや自宅外での不安や恐怖感などから外出を控える傾向があり，家事などを思うように行えないもどかしさを感じている。在宅療養では急性期治療時とは異なり，患者本人の身体的・精神的苦痛が家族に伝わりにくいうえに，家族も仕事や学校生活など忙しい日常生活を送っており，家族から十分な介護を受けることができない患者が多い[1]。

---

1) 平原優美・河原加代子：外来化学療法中のがん患者の在宅療養生活と思い．日本保健科学学会誌 15(4)：187-196，2013．

▶表5-4　暮らしのなかの多様な支援

地域におけるつながり		概要	健康や生活に対する支援の具体例
人・組織	町内会・自治会	自主的な組織で生活環境を整える。	災害時の自主的なたすけ合い，青少年の健全な育成のための祭り・もちつきなどの文化行事，下水の蚊発生を予防するための殺虫剤塗布など
	民生委員・児童委員	厚生労働大臣の委嘱により，福祉の相談を行う。	ひとり暮らし高齢者の見まもり，母子家庭などの支援，親を病気でなくした子どもの支援，虐待を受けた子どもと福祉をつなげる役割など
	ボランティア	保健・医療・福祉，子どもの育成，街づくりなどを行う。	傾聴ボランティア，電球の交換などの暮らしの手伝い，食事会の手伝いなど
	小・中学校PTA	各学校で組織された，保護者と教職員による社会教育関係団体（児童を含まない）。	運動会や子ども育成の支援など
	シニアクラブ（老人会）	おおむね60歳以上の高齢者が地域で自主的に組織し，社会奉仕活動，健康づくりを進める活動，みずからの生きがいを高める活動など，地域をゆたかにする活動を実施する。	ひとり暮らし高齢者を見まもり，支え合い，楽しい交流を行う機会をもつ支援など
事業	ひとり親（母子・父子）支援	経済支援や住居支援を行う。	電気料金などの補助，生活支援として住居支援など
	ごみ収集	行政によりごみ収集・廃棄やリサイクルを行う。	ひとり暮らし高齢者の自宅前のごみ収集など
	経済的な相談（行政）	行政により医療費増加による借金や家族の病気による生活の不安に関する相談に対応する。	社会福祉協議会と協力した就労支援，弁護士による借金などに関する相談，入院などによって住居確保が困難な場合の給付金の支給など
	消費者相談	相談への対応，クーリングオフ制度などがある。	高額な健康食品やがん補助治療に関するトラブルなどの相談対応
	コミュニティバス	大型の路線バスが入れない住宅地や，通常の路線バスの経路から外れた公共施設を結んで運行する。高齢者専用，障害者専用とするものもある。	高齢者や障害者の通院・買い物などの支援

障害児・者への▶
支援

　また，身体障害者の高齢化も課題である。平成28(2016)年度の身体障害者手帳所持者は約429万人であり，65歳未満の人の割合は53％，65歳以上の人の割合は60％となっている。疾患により身体障害をもった人は，多くの場合，疾患に罹患して診断を受け，急性期治療を受けたのちに身体障害者手帳を取得し，医療・看護・介護・福祉サービスを受けながら地域で療養生活を送っている。したがって，急性期の看護師が地域のサービスを理解することは，がんの診断時といった早期から緩和ケアによる社会的な介入が行えることにつながり，患者のその後のQOLに大きな影響を及ぼすことになる。

さらに近年では，重症心身障害児(者)などの 0 歳からの療育手帳所持者や精神障碍者保健福祉手帳所持者が増加しており，こうした 18 歳未満の未就学児や児童は，学校生活，在宅療養生活，入院治療をくり返すことで全人的苦痛をかかえ，家族も強いストレスを感じている[1]。

患者の年齢や疾患・障害はさまざまであるが，住み慣れた自宅における療養生活の困難には，本人が自覚する食事や入浴といった ADL の困難から，外出や趣味などを含めた IADL(手段的日常生活動作)の困難，就労の困難や高額な治療費の負担による経済的困難，長期的な療養生活の影響による患者と家族の関係性の変化，医療者や介護者とのコミュニケーション不足や信頼関係構築のむずかしさなどがあり，これらによって社会的苦痛が生じている。

1 人とのつながりが絶たれる苦痛とその支援

そもそも人間はきわめて社会的な存在であり，他者と共感する能力がすぐれており，複雑な社会のなかで適応して生活している。人間は進化の過程において互いにたすけ合い，保護し合うなど，他者を必要としてきたため，他者に対して敏感に反応できる能力を獲得してきた。このような人間が家庭や職場，学校，地域において他人とのつながりを絶たれることで，身体的苦痛と同様の苦痛を感じる。

社会的孤立やひとり暮らしは早期死亡のリスクに強く関連しており[2,3]，孤独感や人間関係の乏しさによる社会的つながりの不足は，大きな問題である。わが国では婚姻率の低下や少子化といった社会の変化が影響し，疾患や障害がある患者のひとり暮らしや，相談できる相手がいない人が増えている。

孤独は，社会から孤立しているとの認識および他者から切り離される経験である。疫学や心理学などの研究から，孤独が抑うつや認知能力の低下，心血管障害といったさまざまな精神的・身体的疾患と関連していることが明らかになっている。

高齢者では孤独を感じる人の割合が高く，所得水準の低下，機能制限をもたらす疾患の有病率，独身割合の上昇が孤独度の上昇に関係している。

若年成人も孤独を感じる場合があり，経済的収入，人間関係の状態，世帯規模，仕事の状態などが影響を及ぼすことが明らかになっている。これらの要素は，高齢者にも若年成人にも共通する。

また，社会的関与，友人の数と接触頻度は，年齢に関係なく孤独との関連が

1) 内閣府：令和 3 年版 障害者白書. (https://www8.cao.go.jp/shougai/whitepaper/r03hakusho/zenbun/index-pdf.html)(参照 2022-08-11)
2) Holt-Lunstad, J. et al.: Loneliness and social isolation as riskFactors for mortality: A meta-analytic review, *Perspectives on Psychological Science*, 10(2): 227-237, 2015.
3) Luhmann, M., Hawkley, L. C.: Age differences in loneliness from late adolescence to oldest old age. *Developmental Psychology*, 52(6): 943-959, 2016.

みられる。

孤独への介入・支援 ▶　看護師による，孤独を感じている患者への介入方法はさまざまである。その1つに，社会的スキルの改善がある。家族や近隣者，友人，職場の人々とつながりを改善するために，患者自身のコミュニケーションの方法をふり返ることで，あらためて他者とのつながりを強めることができ，孤独感の解消につながる。みずからの経験の開示や意見表明を行い，積極的に会話に参加し，相手の発言にコメントや反応をして，同意を示し，質問するといったコミュニケーションを行い，社会的スキルが改善されることで，周囲の人達との社会的相互作用が生じる。

　また，孤独への支援としては，介護保険による介護サービスや，介護給付による地域密着型サービスの定期巡回・随時対応型訪問介護看護，社会福祉協議会による日常生活自立支援事業などによる福祉制度といったフォーマルな社会的支援や，インフォーマルな社会的支援の強化，社会的交流の促進，認知行動療法（CBT）の提供などの支援を通じて，患者とまわりの人々とのつながりの再構築を支援することが求められている。

　ここでは，患者にとって重要な，家族・近隣者・職場・医療者とのつながりが絶たれることによる苦痛とその支援について，具体例をあげながら述べる。

● 家族とのつながり

　近年では，家族のつながりが薄らいできていると言われる。同じ家に生活していても各自がそれぞれの生活を送り，家族が一緒に過ごす時間や話す機会が減っており，親子の関係も希薄になり，離婚も増えている。たとえ一緒にいても各自がスマートフォンを操作し，会話もないといったように，家族間のコミュニケーションの様子は変化している。

患者と家族のつながり ▶　家族に期待される役割として，心身の変化を敏感に察してもらえることで安心感が得られ，経験が豊富な親や祖父母に相談することで具体的に困難を解決できるといったことがあげられる。

　患者と家族のかかわりは，治療と療養生活によって変化する。たとえば，母親・妻の役割を担っていた患者は，掃除や料理が思うようにできず，葛藤をかかえる場合もある。家族に自身の身体的・精神的苦痛による危機感が伝わらず，もどかしさと悲しみをかかえ，なにも手伝いもせずこれまでどおりの仕事中心の生活を送る夫に対して，次第に不満や怒りをもつ場合もあるかもしれない。

家族のつながりに対する支援 ▶　このような患者の孤独感を緩和するためには，家族のつながりの再構築が必要である。その支援として，まず患者自身の家族への思いをていねいに傾聴し，不安を理解する。そして，家族の介護負担感や家族自身の生活や仕事，学校生活の変化や不安についても，家族成員から公平な態度で傾聴する。看護師は，患者が疾患や障害を負ったことによる患者と家族の関係性の変化を双方が理解しあえるように，調整役を担うこともある。たとえば，入院中や療養中の患者

が家族と一緒に過ごす機会や，家族が互いになにをしているかを知る機会を増やす支援を行う。家族限定の SNS やブログといった IT を活用した交流を提案することもある。こうした支援により，家族が一緒にいることができない場合でも，互いの状況を理解することができる。それぞれがみた風景の写真を共有して，気持ちを気軽に言語化することができれば，家族のコミュニケーションを深めることにもつながるであろう。

しかし，人間は本来，一瞬で相手の表情を読みとり，感情を察知できる能力をもつ。看護師は，この能力を最大限引き出すことで，家族が互いに感情を察知できるように支援することも重要である。たとえば，日常生活において家族の表情を意識するように促し，外食などの場では家族がゆっくり話せる機会となっていることを意識できるように声かけをする。もし，患者が疾患や障害により外食が困難になっている場合には，車椅子や杖など適切な福祉用具の導入支援を行い，家族の習慣が継続できるように支援する。

● 近隣者とのつながり

近隣者とは，町内会や老人会の活動を通じてつながっている。町内会は，共有するごみ収集場所の管理や，災害時や防災時の協力など，暮らしに深いかかわりがある。町内会の運動会やお祭りでは，子どもから高齢者までが一体感を感じられる一方，高齢化が進み，役員活動への参加の負担感が大きくなっている。近隣者とのつながり方は，年代や，賃貸住居かどうか，マンションか一戸建てかといった居住形態により違いがある。個人の地域に対する関心は低くなっているわけではないが，地域活動への参加やつながりは希薄になっている[1]（▶図 5-12）。

このような近隣者とのつながりが疾患や障害により中断されると，町内会の活動に参加できなくなる。また，近隣者にどのように疾患や障害を伝えたらよいのかわからずに引きこもることなどによって，これまでのつながりが断たれることもあり，患者にとって苦痛となる。通院の際になにか聞かれることを避けるために時間帯を選んで外出する患者や，子どもの運動会や発表会に参加したくても，障害をもつ自分を近隣者や周囲の人がどのように思うのか，また疾患や障害の親をもつ子どもをどのように思うのかを不安に思い，悩む患者もいる。

近隣者とのつながりに対する支援 ▶ こうした患者に対しては，子育てや地域活動を通してこれまでつちかってきた，近隣者とのつながりを再構築する支援が必要である。これまでの関係性に十分配慮し，患者や家族が話しやすい近隣者と接する時間をもてるように支援を進める。

1）厚生労働省：事業場における治療と仕事の両立支援のためのガイドライン令和 4 年 3 月改訂版（https://www.mhlw.go.jp/content/11200000/000912019.pdf）（参照 2022-11-01）

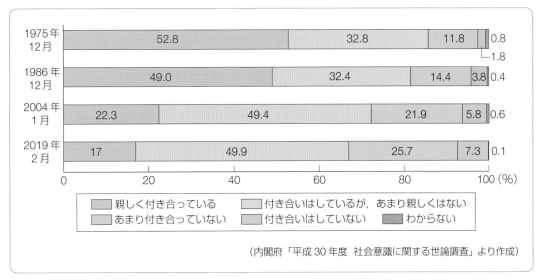

1975年12月	52.8	32.8	11.8 / 0.8 / 1.8
1986年12月	49.0	32.4	14.4 / 3.8 / 0.4
2004年1月	22.3	49.4	21.9 / 5.8 / 0.6
2019年2月	17	49.9	25.7 / 7.3 / 0.1

■ 親しく付き合っている　■ 付き合いはしているが，あまり親しくはない
■ あまり付き合っていない　■ 付き合いはしていない　■ わからない

（内閣府「平成30年度 社会意識に関する世論調査」より作成）

▶図5-12　近所付き合いの程度の変遷

　また，地域には，元気なころは単身者としてほとんど近隣者とつながらずに生活してきたが，疾患や障害により地域のなかで孤立し，不安や孤独死への恐怖をかかえるようになった患者も多く，こうした患者に対しても近隣者とのつながりを支援することが喫緊の課題である。こうした場合には，訪問看護師が地域でリーダーシップをとっている近隣者を把握し，その人と患者が最もかかわりやすい場や集団を仲介することもある。

　また，社会福祉協議会のコミュニティソーシャルワーカーは，地域リーダー支援やボランティア育成支援を行っており，地域包括支援センターと協力して街づくりを行っている。こうした専門家が支援している地域の福祉の街カフェに立ち寄ってみるよう患者に促したり，地域包括支援センター主催の街づくりのための健康に関する講演会や研修会へ参加を促すことも有効である。

　身体的に苦痛をかかえている患者の場合には，「暮らしの保健室」や「街の保健室」といった看護師が運営する相談のための場所があり，同じ困難をかかえた人と安心してつながることができる。

● 職場とのつながり

　職場の人々とのつながりが疾患により変化することは，患者にとってストレスとなる。脳疾患，心臓疾患，精神疾患，がんなどに罹患した患者は，心身の状態に対する不安をかかえ，治療の選択や意思決定を行いながら，職場の人々と就業の方法について話し合わなければならない。医療技術の進歩により，これまで予後不良とされてきた疾患の生存率が向上していることなどを背景に，疾患をかかえる労働者の93％が就労継続を希望し，現在仕事をしていない人でも71％が就労を希望しており，治療と仕事を両立するための支援に対する

ニーズは非常に高くなっている[1]。

職場とのつながり▶
に対する支援

　治療と仕事の両立にあたっては，疾患の重症化を防止すること，休職中の患者が早期に職場復帰するための支援，復帰後も必要な通院治療が継続できるようにする支援が必要である。職場の人事労務担当者や所属長・上司，一緒に働く同僚が，疾患や症状，障害などについて正しい認識をもてるように支援することが必要である。

　患者に対しては，職場の就業規則や時短勤務制度，傷病休暇制度をよく理解し，病状に応じて公的な高額療養費制度，傷病手当金，介護保険，身体障害者手帳，障害年金，生活保護などの制度を活用できるように説明する。患者と職場とのつながり方は多様なため，医療機関においてはソーシャルワーカーやがん相談支援センターの相談員，都道府県の産業保健総合支援センターや地域窓口(地域産業保健センター)，労働基準監督署などの総合労働相談コーナー，社会保険労務士を紹介することも必要である。

● 医療者とのつながり

　患者とかかわる医療者には，病院の主治医や看護師，栄養士，理学療法士，作業療法士，言語聴覚士，医療ソーシャルワーカー，精神保健福祉士，薬剤師，地域のかかりつけ医，訪問看護師，訪問歯科医などがいる。かかわる場は病院や地域，在宅などさまざまである。

　患者や家族にとって，医療者は心身の苦痛を癒し，治療してくれる，そして正確で確かな情報を与えてくれる存在として，大きなつながりを感じている。しかし，患者は入退院を繰り返す長期療養のなかで，医療者の多忙な状況を理解しているため，主治医や看護師にへの質問を躊躇したり，不安などの感情を表出できない場合もある。とくに外来では，次の患者も控えた状況のため，遠慮したり，医師の対応から「自分の気持ちを理解してくれない」と感じたり，自分がかけがえのない存在であると感じることができずに怒りや絶望感をいだくこともある[2]。

　ホスピス・緩和ケア病棟の遺族を対象とした調査では，医療者が患者の安楽の促進や，ここちよくいられる環境への配慮，患者の苦痛がないようにたえず気にかけ，患者と家族がともに過ごした日々をふり返るきっかけをつくってくれるケアもあった，とする回答がある一方，あわただしく説明する(心の準備ができていないのに，亡くなったあとのことをつぎつぎと相談された)，過度な警告をする(「なにがおこるかわからないので，患者のそばから絶対に離れな

1) 厚生労働省：疾患を抱える従業員(がん患者など)の就業継続. (https://www.mhlw.go.jp/stf/seisakunitsuite/bunya/koyou_roudou/koyou/jigyounushi/teichakushien/patient.html)(参照 2019-08-22)
2) 平原優美・河原加代子：前掲書，187-196.

いでください」と言われた），患者のそばで，患者に聞かれたくない会話をする(残された時間や亡くなったあとのことなど)などの状況がみられたという回答もあった[1]。この調査の結果では，45%の家族が「臨終前後のできごとが非常につらかった」と回答しており，1.4%の家族が臨終前後の医療者の対応について「改善の必要性が非常にある」と回答している。このことから，ホスピス・緩和ケア病棟では多くの場合適切なケアが提供されているが，家族にとって患者との死別はつらい体験であり，こまやかなケアが必要とされていることがわかる。

一方，患者が最もリラックスできる環境である自宅では，病院と異なり，患者が医療者を迎える立場となって話をするため，医療者が自然とホスト役である患者の意向を尊重する姿勢になりやすい。在宅においては，患者が担当の医師や訪問看護師の変更を要望しやすい。

2 地域の保健医療・社会福祉による在宅療養支援

患者は，さまざまな社会資源を活用しながら，住み慣れた地域で暮らしている。在宅療養支援においては，ライフステージに応じた切れ目のない支援，すなわち，保健・医療・福祉・保育・教育・就労支援などが連携した地域支援体制となることが必要である。ここでは，在宅療養支援にかかわるさまざまな施設や事業について述べる。

● 病院と診療所

病院と診療所は，機能分担や連携により24時間の医療を提供している。在宅療養支援に求められる在宅医療とは，小児科や精神科などの専門領域も含め，家族全員の健康状態に対応できる総合診療である。

また，訪問リハビリテーションを実施している病院・診療所もある。月に1回その病院・診療所の医師が訪問診療して指示を出し，理学療法士，作業療法士，言語聴覚士が実施している。

在宅療養を継続するためには，療養生活のなかで生じる身体的苦痛の緩和を24時間365日実施できることが不可欠である。地域では，在宅療養支援診療所および在宅療養支援病院のうち，緩和ケアや看取り，緊急往診などに十分な実績を有する機能強化型の医療機関(在宅緩和ケア充実診療所・病院加算の対象となっている医療機関)や，機能強化型ではないものの，在宅医療に十分な実績を有している医療機関(在宅療養実績加算の対象となる医療機関)が役割を担っている。

---

1) 新城拓也ほか：遺族調査からみる臨終前後の家族の経験と望ましいケア．日本ホスピス・緩和ケア研究振興財団「遺族によるホスピス・緩和ケアの質の評価に検する研究」運営委員会編：遺族によるホスピス・緩和ケアの質の評価に関する研究(J-HOPE)．pp.57-62，日本ホスピス・緩和ケア研究振興財団，2012．

● 訪問看護ステーション

　訪問看護ステーションの多くが，24時間365日，患者と家族の不安や症状の変化に対応している。0歳から高齢者まで，精神疾患，難病，がん末期など，すべての疾患や障害を対象とし，介護保険・医療保険の両方の制度に基づいた訪問看護を実施している。理学療法士，作業療法士，言語聴覚士による訪問リハビリテーションを実施することもできる。

　とくに機能強化型訪問看護ステーションは，常勤看護師の人数が多く，併設した居宅介護支援事業所と一体的に支援することで重症者のケアや在宅での看取りを多く実施でき，診療報酬上で評価されている。また，機能強化型訪問看護ステーションの診療報酬の算定要件として，地域住民を対象とした健康相談や支援活動を実施していることが望ましいとされている。地域の支援活動が診療報酬によって実施できることで，地域における予防から看取りまでを訪問看護ステーションが担うことができる。

　介護保険においては，通所，宿泊，訪問看護やリハビリテーション，訪問介護，ケアプランが一体化することで，個別の柔軟な支援ができる看護小規模多機能型居宅介護がある。また，難病や末期がん，進行した認知症，脳疾患の後遺症などの重度者への療養通所介護と，障害福祉サービス等である重症心身障害児(者)を対象とした児童発達支援を合わせた看護師による医療デイサービスについても，訪問看護ステーションが主体的に実施している。

　訪問看護ステーションでは，疾患や障害を有するすべての患者の身体的苦痛に対して，医師とともに緩和ケアを提供している。マッサージやリラクセーション法などの実施や患者と家族の精神的支援を行うとともに，ケアチーム全体で効果のある緩和ケアを共有し，訪問していない時間における苦痛の緩和状況についても確認を行っている。

● その他のサービス事業

　居宅サービスには，訪問介護，訪問入浴介護，通所介護，通所リハビリテーション，短期入所生活介護，居宅療養管理指導，福祉用具貸与などがある。各区市町村が指定する地域密着型サービスには，夜間対応型訪問介護，認知症対応型通所介護，ケアマネジャーによる居宅介護支援，地域密着型介護老人福祉施設入所者生活介護などがある。

　訪問介護は，介護保険制度や障害者総合支援法により，食事や排泄，移動や入浴などの介護(身体介護)や，環境整備や掃除，洗濯，買い物，調理などの生活援助を行う。おもに高齢者を対象とする介護保険制度の訪問介護はケアマネジャーが，身体・知的・精神障害の児者を対象とする障害総合支援法では相談支援員が，プランをたてて支援している。

　家事などの役割遂行ができない苦痛を緩和するためには，在宅療養生活や生

活習慣にそった居宅サービスを提供することが，重要な緩和ケアとなる。

● 地域包括支援センター

介護保険法に基づき，保健師または看護師，主任ケアマネジャー，社会福祉士が，地域住民の保健・福祉・医療の向上，虐待防止，介護予防マネジメントを総合的に実施している。

がんと診断され，身体的変化などから介護保険の申請が必要となったり，生活している地域の社会資源の紹介を受けたりする際には，地域包括支援センターの看護師が，ていねいな傾聴による不安の軽減やセルフケア支援を実施している。

● 就労支援・作業所

身体・知的・精神障害者や難病患者が，住み慣れた地域で尊厳をもって自立した生活を送るためには，仕事が重要である。就労支援の1つである就労継続支援では，相談支援員がプランをたて，社会福祉法人や医療法人が運営するA型(雇用型)とB型(非雇用型)の就労施設を選択する。就労施設においては，社会福祉士や精神保健福祉士と訪問看護師・保健師が連携して，患者の社会参加を支援する。

自身の能力を最大限発揮できるように行う支援は，「生きていける」と感じられるようになるためのスピリチュアルケアであり，全人的なケアの重要な役割を担っている。

● 民間の多様な支援

社会福祉協議会は，区市町村と連携し，地域のボランティア活動の支援，子ども会や老人クラブ連合会，障害者団体などの事務局，ホームヘルプサービスやデイサービスなどの介護保険法や障害者総合支援法に基づいた介護・福祉サービスを行う。また，障害によって判断能力が低下した人に対しては，福祉サービスの利用援助や日常生活の金銭の管理といった自立支援事業を行う。さらに，障害者や高齢者の見まもり活動，高齢者や障害者，子育て中の親子が気軽につどえるサロン活動，安否確認活動，民生委員・児童委員協議会との連携にも実施している。

宅配食サービスにおいては，近年，年齢や好み，糖尿病などの疾患に配慮したメニューをそろえたサービスが増えている。

疾患に罹患したのち，さまざまな障害をかかえて医療を受けながら在宅療養している患者は，介護保険サービスや訪問看護までは必要ないが，不安をかかえている場合がある。こうした患者に対しては，地域において相談できる場に参加することをすすめたり，見まもりを行ったりすることで，不安の緩和がはかられている。

● 経済的負担の軽減

妊娠高血圧症候群などの医療費，結核医療費，自立支援医療費（育成医療），養育医療費，難病医療費，大気汚染に係る健康障害者の医療費などが助成されている。石綿を原因とした肺がんや中皮腫などを発病した場合には，石綿（アスベスト）による健康被害の救済制度により医療費が助成される。

保険適応の治療費用は，たとえば70歳未満は3割の自己負担割合といったように医療費の助成があり，一定の金額をこえた場合には超過分が払い戻される高額療養費制度がある。また，世帯内の医療保険と介護保険の自己負担額を合計して基準額をこえた場合には，超過分が支払われる高額医療・高額介護合算療養費制度がある。

子どもの医療費には，乳幼児医療費助成制度，子ども医療費助成制度，小児慢性特定疾病医療費助成制度がある。また，ひとり親家庭等医療費助成制度，障害者の医療費の助成制度などもある。所得税の医療費控除を活用することもできる。

医療や居宅サービスを受けながら生活している患者にとって，生活費の不安は大きく，今後安心して治療を継続していけるように支援することが，将来への不安を緩和することにつながる。

3 就労・就学による自分らしさへの支援

がん患者の3人に1人は，就労可能な年齢で罹患する。仕事をもちながらがん治療のために通院している人は約33万人いるが（平成22年国民生活基礎調査），診断後に仕事をやめる人も多い。また近年では，がん，うつ病などの精神的疾患，脳血管疾患，心疾患，糖尿病，肝炎，難病などのため，長期にわたり治療を継続しながら社会生活を送る必要がある人が増加している。

疾患が悪化せずに仕事と治療を両立することは，安定した収入のために必要であり，また自己実現や自分らしさの保持につながる。厚生労働省は平成31（2019）年に「事業場における治療と仕事の両立支援のためのガイドライン」を作成し，事業場が作業の転換といった業務内容の変更や，労働時間の短縮，就業場所の変更，治療時の休暇取得など具体的に体制を整備できるように支援している（▶表5-5）。

また，区市町村は，未就学児で疾患や障害により配慮が必要と思われる児童に関して，健康診断などを行い，早期から就学相談を実施している。がんや慢性腎疾患，慢性心疾患といった小児慢性特定疾病や，医療的ケア児，学習障害（LD），注意欠陥多動性障害（ADHD），高機能自閉症などの発達障害など，個々の疾患・障害に応じた適切な就学ができるよう，保健・福祉・学校などが相互に連携している。特別支援学校（小・中学部，高等部）は，地域の町内会や学識経験者，区市町村教育委員会，訪問看護師で構成された学校運営協議会な

▶表5-5 「事業場における治療と仕事の両立支援のためのガイドライン」のポイント

両立支援を行うための環境整備（実施前の準備事項）
• 事業者による基本方針などの表明と労働者への周知 • 研修等による両立支援に関する意識啓発 • 相談窓口などの明確化 • 両立支援に関する制度・体制などの整備
両立支援の進め方
• 両立支援の検討に必要な情報 • 両立支援を必要とする労働者からの情報提供 • 治療の状況などに関する必要に応じた主治医からの情報収集 • 就業継続の可否，就業上の措置および治療に対する配慮に関する産業医などの意見聴取 • 休業措置，就業上の措置および治療に対する配慮の検討と実施
特殊な場合の対応
• 治療後の経過がわるい場合，障害が残る場合，疾病が再発した場合には，労働者の意向を考慮しつつ，主治医や産業医の意見を求めて慎重に判断する。

（厚生労働省：事業場における治療と仕事の両立支援のためのガイドライン．厚生労働省発表資料，2019をもとに作成）

どにより実施されている。疾患や障害により配慮が必要な児童が地域で孤立せず，多様な地域の保健医療福祉サービスを受けることで，安定した就学が継続できるように支援している。疾患や障害があっても特別支援学校と普通学校の両方に籍をおくことも可能であり，多くの友だちと交流する機会をもつことができる。

近年では，放課後等デイサービスなどの通所サービスが増え，児童の生活や発達に対する支援において重要な役割を果たしている。また，小児がんなどの発症によってこれまでの学校生活が中断された子どもたちは，病院や自宅で訪問教育として授業を受けることができる。つらい治療のなかにあっても，授業を受けることで自分らしさを取り戻し，患者ではない自分に戻ることができる貴重な時間となっている。

③ 在宅療養への移行支援

地域包括ケアシステムは，患者が住み慣れた地域で自分らしい暮らしを人生の最後まで続けることを支えるシステムであり，病院と在宅の医療，看護，介護サービスの連携と患者の主体性の尊重が重要な柱となっている。病院には，患者の生活が継続できるように，必要時にはすぐに入院し，治療が終了次第すみやかに地域に戻れるような支援が求められる。また，療養場所の移行時の支援には，患者の意思決定支援が重要である。

この意思決定支援において看護師が果たす役割は大きく，自宅，病院，施設の各療養場所の看護師が連携し，患者と家族の意思決定を支援している。

1　病院への入院支援と退院支援

● 入院支援

　外来通院している患者に入院治療が必要と判断された場合には，入院前からの患者の入院生活，さらには退院後の生活を見すえた支援が必要であり，外来から入院，退院，在宅までを通した療養生活のマネジメントが重要である。

　看護師は，患者がすでに利用している医療・介護サービス，家族との暮らしや生活習慣，体力や認知能力などを把握する。そのうえで，治療や入院中の起床時間・食事・入浴・睡眠時間といった生活リズムの変化や制限，非日常的な病院の環境が，患者の心身に影響を及ぼしてストレスが高まることに十分配慮した指導を行わなければならない。たとえば，入院前夜から緊張が連続すること，慣れない環境にあること，当日は入浴・洗髪が行えない場合もあることから，患者が不眠となることを予測し，患者自身で清拭を行える簡易シートの準備を事前に説明するなどのケアを行う。

　また，患者が主体的に健康回復に努めることができるように，治療を受けるためには体力が必要であり，事前に十分な栄養をとり，安静による筋力低下を予防することの必要性を伝えることも重要である。患者自身の自然治癒力を最大限に引き出すことがより高い治療効果につながることを伝え，医療に対する過度な期待や依存心を是正し，患者が主体的に健康回復に向けて努力できるように自己効力感を高めるよう支援する。

　一方，患者が入院時に苦痛をかかえている場合には，入院して治療を受ける場合の治療目標や，退院が可能と判断される状態の認識が，医療者と患者や家族で異なる場合がある。患者と家族は，慢性疾患でも，入院して治療を受ければ短期間で改善して元気になって退院できる，と考えてしまうことも多い。その結果，退院を促された場合に，医療者の治療目標の達成と患者の体感する心身の状態のギャップが生じ，患者と家族は「急に退院させられた」という印象を受ける。看護師は，医師が苦痛の緩和や治療の目標を患者と家族に説明している場に立ち会い，患者と家族の疾患による苦痛や生活障害を把握したうえで，医師と患者や家族の間にある認識のギャップを埋める支援を行う必要がある。

● 退院支援

　自宅での療養に移行するための支援は，入院前の生活を再開できることを目標として，医療的支援や生活支援が必要な患者を対象として行われる。しかし，区市町村ごとに医療・福祉サービスは異なり，医療保険や介護保険のしくみ，関係する法律は複雑で，また数年ごとに大きく変化するため，病院の看護師だけでマネジメントすることはむずかしい。そのため，退院支援は，ケアマネジャーや相談支援員，訪問看護師と協働して行うことが望ましい。

　自宅での医療的管理が必要となった患者は，これまでの暮らしをどのように変更したらよいか不安に感じている。退院前カンファレンスにおいて，病院で管理されている医療を自宅で管理しやすい簡易な方法に変更できないか，訪問看護師とともに検討し，患者や家族と相談する。

　また，入院中は診療報酬の算定要件により，1入院中1疾患しか治療を行うことができない。したがって，退院時の情報はその疾患に関してのみのことがあり，暮らし方に影響する膝や腰といった運動器の状況や，歯科・耳鼻科といった食事や五感に影響する身体状況については把握されていない可能性がある。訪問看護師はそのことをよく理解して，医師からの医療情報と，病院の看護師からの活動状態に関する情報（食事，排泄，睡眠，生活リズムなど）をアセスメントし，支援することが必要である。

　退院日の自宅への移動は，患者にとって緊張する場面である。入院によって体力が低下しており，外出による体動，外気温の変化による循環動態の変化，タクシーなどで移動する際の振動などによって，安静時には緩和できていた苦痛をコントロールできなくなることもあり，自宅での療養について自信を失ってしまう原因となる。退院前カンファレンスでは退院日の帰宅方法を確認し，車椅子のレンタルなど必要となる支援の内容や，退院時の移動による身体への影響が予想以上のものとなる可能性について，あらかじめ患者に伝える。また，在宅療養を開始してから約2週間は，医療的管理や生活行動に負担を感じることで患者と家族の不安が継続するとされるが，その後はほとんどの場合で在宅療養が安定していくことを伝える[1]。

2 施設への入所支援

　在宅療養生活が困難になったときに，患者や障害児（者）が施設入所を選択する場合がある。施設には，介護老人福祉施設（特別養護老人ホーム），介護老人保健施設，グループホーム，有料老人ホーム，障害児施設などがあり，施設によって対応できる患者の状態は異なる。それまでの病院や在宅療養で実施していた医療処置やケアを継続できるように支援することが必要である。

　介護老人福祉施設には常勤の看護師が配置され，嘱託医が管理している。生命予後1か月のターミナル期とがん末期の利用者には，地域の訪問診療医が施設で緩和ケアを行い，看取りを受けることができる。介護職がたんの吸引などの介護を行うため，入所時には介護職にも患者の状態をわかりやすく伝える必要がある。

---

1) 岩田尚子ほか：在宅療養移行期に在宅療養生活に対して独居高齢者が抱く心配とその変化. 千葉看護学会会誌 20(2)：21-29, 2015.

D｜スピリチュアルケア：「生・老・病・死」と向き合う苦を支える

　スピリチュアルケアとはなにか。それは，人生で困難を感じる状況である病や老いの体験を通して自分の死の存在に気づいたとき，死との対峙を余儀なくされたときなどに生ずる苦悩に対し，どう応じるかを意味するものである。とくに，「病」「死」が集中する緩和ケアや終末期医療の現場で，どのように病とつき合っていくのかは重要な問題である。医療者が，どう生きるかについて患者とともに考え，患者が「私の生き方」を見いだせるようなケアをどのように実践するかが大きな課題となっている。

　本節では，はじめにケアを考えるうえで基盤となる知識について「病の経験と苦悩」で解説する。次に，緩和ケアにおいてカギとなる概念である全人的苦痛との関連においてスピリチュアルケアの考え方を紹介し，さまざまな意味をもつ「スピリチュアル」という概念についての整理を試みる。最後に，スピリチュアルペインとはなにか，どうアセスメントするのか，それらに対してどうケアするのかについて説明する。

① 病の経験と苦悩

1 病と疾患

　病 illness と疾患 disease は，根本的に異なったものを意味している。病とは，病者や家族，親しい人たちが症状や身体機能の低下をどのように認識して生活するのか，対応するのかといった主観的な経験，そして個別的な経験である。一方，疾患とは，生物医学的モデルにおける生物学的な構造や機能における1つの変化として構成されたものであり，医療者の視点からみた問題である。疾病分類のなかで診断され，治療され，その過程における改善の視点のみで評価される。

　したがって，治癒が望めない病とともに生活を続けなければならない病者は，かたときも休むことなく続けられる治療や生命の危機に対峙しつづけ，不安やおそれをはじめとするさまざまな潜在的な葛藤をかかえ，苦悩 suffering する[1]。緩和ケアを必要とする多くの疾患では治癒が望めず，慢性の経過をたどること

1）アーサー・クライマン著，江口重幸ほか訳：病いの語り慢性の病いをめぐる臨床人類学. pp.4-9，誠信書房，1996.

がほとんどであり，病を体験している人は苦悩し，ケアを必要としている。

2 苦痛と苦悩

疾患に伴うさまざまなつらさは，**苦痛 pain** として存在する。たとえば，人が身体的な痛みを感じたときに，痛みの原因がわかり，治療により改善もしくは低減することがわかれば，痛みの程度が相当強いものであったとしても人は痛みに耐えることができる。しかし，痛みの程度はさほど強くなくても，痛みがやわらぐことがなくいつ終わるともわからないとき，痛みは耐えがたいものとなり，おかれた状況のなかであれこれ思いをめぐらせて苦悩する。また，長引く治療や身体機能の低下により家族や親しい人に頼らざるを得ない状態となったとき，人は負担感や申しわけなさを感じて苦悩する。

苦悩とは，人としての統合性に対する脅威により，自己が破壊され崩壊したと感じるときに生ずるものである。苦悩は，脅威が消退するか，自己の統合性が回復されるまで持続する[1]。仏教では，生まれること，老いること，病むこと，そして死ぬこと，すなわち「生老病死」を人として避けることのできない根源的な苦悩であるとしている。生老病と終焉である死をめぐって，人は不条理を感じる。

3 日本人の死生観

生死の問題について，わが国ではじめて正面から取り組んだのは，儒教と武士道に重要な意義を見いだしていた加藤咄堂である。加藤は 1904 年に『死生観』，さらに 1908 年にはその 5 倍にもおよぶ『大死生観』を著述している。「日本人は死にどう向き合って生きていくべきか」という問いに対して，加藤は「死生観第 5 章：死生問題の解決」において，現世でりっぱな人間として生きるために天命を知って心をやすらかにして，ものごとに動じず，そのことと不可分なものとして「生死をこえる」という課題を設定している[2]。

そもそも日本人は，どのような死生観に親しみをもってきたのか。日本人の伝統的な死生観の特徴について，竹内整一は以下の 5 点をあげている[3]。

[1] 死の静かさへの親しみ　近代の日本人がよく口にする「死んだら無になる」という死生観がある。この死生観の根底には，宇宙のなかでみずからを「無」に等しい卑小な存在であるととらえることによって，いまここにある生の貴重さやはかなさをあらためて肯定的に感じとることができ，そのことによ

1) Cassel, E. J.: *The Nature of Suffering And The Goals of Medicine*, pp.30-41, Oxford University Press, 1991.
2) 島薗進：死生学の課題，清水哲郎・島薗進編：ケア従事者のための死生学．pp.2-15, ヌーヴェルヒロカワ，2010.
3) 竹内整一：「おのずから」と「みずから」のあわい，清水哲郎・島薗進編：ケア従事者のための死生学．pp.258-270, ヌーヴェルヒロカワ，2010.

り心に安心・安定を見いだそうとする考え方である。

[2]　**死ぬことは「成仏する」こと**　日本人の多くは，死ぬことを「成仏する」「往生する」と表現する。すなわち，日本人は死を「仏になること」「生まれかわること」に近いできごととして受けとめていることがうかがわれ，むしろ死によりらくになることさえあるという考え方である。この考え方では，生きていることと死ぬこととは切り離されて両極に存在するのではなく，むしろ両者が近くに存在するということを意味している。

[3]　**「自然」に従う安心と「かなしみ」**　広大な宇宙や自然からみれば，人の死はあたり前のことにすぎず，それはいかんともしがたいものである。したがって，人はそれに従うことしかできず，むしろ従うことにおいてこそ安心があり，人はただひたすら悲しめばよいのである。しかし同時に，人には簡単に捨て去ることのできないこの「私」という意識があり，そこには「かなしみ」という感情がよびおこされてくる，という考え方である。これらの考え方の根底には，「私」という存在が大いなる自然のなかにあるという認識と，けっしてほかのものとは交替できないかけがえのない存在であるという認識の，異なる2つの認識が存在している。

[4]　**「別れ」としての死**　「別れ」としての死とは，「別れ」を告げる相手や世界が厳として存在することをあらためて確認・承認できたということである。同時に，「別れ」を告げようとする生きてきた自分自身が存在するということの確認でもある。このように確認することを通して，死はけっして「無」ではなく「別れ」であり，それまでこわくて近寄りがたかった死が，身近な，親しみやすいものとして出会うものとなるという考え方である。

[5]　**「さようなら」の含意**　日本語の「さようなら」とは，もともと「さらば」「さようならば」の意味の接続詞であったが，やがて現代のように別れ言葉として使われるようになったものである。人生には，この世の定めや運命など誰しも思いどおりにならないことがあり，それを「そうならねばならないならば」として受けとめて，確認し，納得しようとするありようを意味している。

　以上のように，日本人の死生観にはわが国独自の文化が息づいており，これらの点をふまえた理解が重要である。

② 全人的苦痛とスピリチュアルケアの必要性

1 病の体験としての全人的苦痛

　末期がんの患者が体験する苦悩に注目したのは，近代ホスピス運動の創始者であるソンダースである。ソンダースは，聖ジョセフ・ホスピスで末期がんに苦しむ女性の次のような語りから，ケアを必要とする患者の4つのニーズを見いだした。

「彼女はこう言ったのである。『先生，痛みは背中から始まったんですけど，今では私のどこもかしこもが悪いみたいなんです。』彼女はいくつかの症状について説明し，こう続けた。『夫と息子はよくできた人たちですが，仕事があるので，ここにいようと思えば，仕事を休まねばならず，そんなことをしていては貯金もそこをついてしまいます。飲み薬や注射が必要だって叫べばよかったのですが，それはしてはいけないことだとはわかっていました。なにもかもが私に敵対しているようで，誰からも理解されていない感じでした。』」[1]

　患者は，身体的な苦痛，心のつらさ，社会的な問題，そして深い孤独感としてのスピリチュアルな苦悩を体験している。ソンダースは，ホスピスケアではこれら4つの苦痛や苦悩を**全人的苦痛** total pain としてとらえたケアが必要であると説いている。

2　緩和ケアにおけるスピリチュアルケアの必要性

　欧米においては，ホスピス運動の広がりとともに，患者を全人的な人間としてみる視点が広まった。また，全人的苦痛の一要素であるスピリチュアルペインに対するケアの必要性が，医療や看護，社会福祉の分野でみとめられるようになった。

　世界保健機関(WHO)は，『がんの痛みからの解放とパリアティブ・ケア—がん患者の生命へのよき支援のために』(1990 年)において，「パリアティブ・ケア(緩和ケア)は，すべての人間の福利にかかわっているため，パリアティブ・ケアの実施にあたっては人間として生きることがもつスピリチュアルな側面を認識し，重視すべきである」と述べ，スピリチュアルケアの重要性を説いている。

　さらに，スピリチュアルな面への援助と支援として，「患者は，スピリチュアル(霊的)な面での体験を尊重され，これについての話に耳を傾けて聞いてもらえると期待する権利をもっている。このような体験について話したり，話の意味が理解され，その感想を聞けたりすることが多くの場合，心の癒しにつながる。患者とケア担当者が尊敬し合う関係にあれば，話を分かち合い，生きていることの意味や苦悩の目的，さらには宗教儀式への参加についてさえ話を交わせる場が生まれる。スピリチュアルな面まで包含したケアにおける人間関係は，心の癒しを促す力がある」とケアの内容について言及している[2]。

3　わが国におけるスピリチュアルケアの変遷

　わが国においては，スピリチュアルという言葉がキリスト教の聖書にある

1) Saunders, C. 著，小森康永編：シシリー・ソンダース初期論文集 1958-1966．pp.56-69，北大路書房，2017．
2) 世界保健機関編・武田文和訳：がんの痛みからの解放とパリアティブ・ケア—がん患者の生命へのよき支援のために．pp.48-49，金原出版，1993．

「命の息 spirit」[1]に端を発していることから，特定の宗教の用語であるとの考えが強く，また言葉のもつ意味があいまいで理解することがむずかしいなどの理由から，長らくケアとしての必要性を認識するにはいたらなかった。

1998 年，WHO 憲章での健康の定義は，人間の尊厳の確保や生活の質を考えるために重要で本質的なものであるとして，スピリチュアルな安寧 Spiritual well-being を加える案が執行理事会で討議された。翌年の WHO 総会で改正案が提出されたが，現行の健康の定義は適切に機能しており審議の緊急性が他案件に比べて低いなどの理由で，審議入りしないまま採択も見送りとなった[2]。

しかし，スピリチュアルな安寧が WHO 総会で提案されたことが大きく報道されたことから，わが国においてもスピリチュアルな面への関心が高まりを見せはじめた。2000 年代に入り，ホスピスとほぼ同義語として用いられようになった「緩和ケア」が，がん医療において重視されるようになったことを契機として，スピリチュアルペインは全人的苦痛を構成する一要素であり，質の高い緩和ケアの実践にはスピリチュアルケアが不可欠であると認識されるようになった。

③ スピリチュアルについての考え方

❶ WHO のスピリチュアルの定義

1990 年，WHO は緩和ケアの定義と同時に，スピリチュアルについて次のように定義している。

「『スピリチュアル』とは，人間として生きることに関連した経験的一側面であり，身体感覚的な現象を超越して得た体験をあらわす言葉である。多くの人々にとって，『生きていること』がもつスピリチュアルな側面には宗教的な因子が含まれているが，『スピリチュアル』は『宗教的』とは同じ意味ではない。スピリチュアルな因子は，身体的，心理的，社会的因子を包含した，人間の『生』の全体像を構成する一因子とみることができ，生きている意味や目的についての関心や懸念とかかわっている場合が多い。」[3]

この定義からもわかるように，スピリチュアルは明確に定められた概念ではなく，その意味は多義的である。そのため，スピリチュアルを厳密に定義する

---

1) 「spirit(スピリット)」とはキリスト教神学の用語であり，人間を形づくる要素である。聖書では，スピリットとは，神によって吹き込まれる息のなかにあると考えられた生命の息，生命の根源，生気であり，私たちの存在を根底から支えているものであり，創世記 2 章 7 節では，「主なる神は，土(アダマ)の塵で人(アダム)を形づくり，その鼻に命の息を吹き入れられた」と記されている(聖書新共同訳，1987)。
2) 日本 WHO 協会：健康の定義について(https://www.japan-who.or.jp/commodity/kenko.html)(参照 2019-05-01)
3) 世界保健機関編・武田文和訳：前掲書，p.48.

研究が行われる一方で，その多様な広がりも重視されている。

2 スピリチュアルの４つの位相

スピリチュアルは明確に定められた概念ではなく，語り手によって異なる意味で用いられる言葉ではあるが，おおよそ宗教性，全人格性，実存性，大いなる受動性という４つの位相として理解できる[1]。

●「宗教性」としてのスピリチュアル

「宗教性」とは，「人間がもっている宗教に関係する感情や性質であり，また，宗教が有する独自の性質」（大辞泉）である。宗教性としてのスピリチュアルとは，全人的苦痛を構成する「身体的」「精神的」「社会的」の３つの項目と同じ地平にある独立した第４の領域であり，４つの領域は互いがほかの領域におきかわることはできないものである。このため，ケアにおいては，「身体的」「精神的」「社会的」「スピリチュアル」の４つの領域それぞれに配慮が必要であり，身体的ケア，精神的ケア，社会的ケアによってスピリチュアルケアを補うことはできないのである。

●「全人格性」としてのスピリチュアル

「全人格性」としてのスピリチュアルとは，上述した「宗教性」のように第４の領域ではなく，「身体的」＋「精神的」＋「社会的」＋「スピリチュアル」の総和には納まりきらない，それ以上の全体が生じることを意味しており，身体的，精神的，社会的の３つの領域すべてを内に含んだ，まとまりをもった１人の人間を丸ごととらえる全体性を意味している。したがって，スピリチュアルケアは，その人の最も深い核心部分へのケアではなく，その人全体を丸ごと包み込むようなケアを意味する。

●「実存性」としてのスピリチュアル

「実存性」としてのスピリチュアルとは，人がみずからの死に直面して，あらためて切実な苦悩としてたちあらわれてくる実存的な課題であり，オーストリアの精神科医・心理学者であるヴィクトール・E・フランクルの実存主義心理学に基づいている。終末期において，人がみずからの「生きる意味とは」「人生の目的とはなにか」ということについて問うことを意味している。このため，ケアにおいては，主体であるその人（患者）の意識の転換や変容を必要とする。

1) 西平直：スピリチュアリティ再考—ルビとしての「スピリチュアリティ」．トランスパーソナル心理学／精神医学 4(1)：8-16，2003.

●「大いなる受動性」としてのスピリチュアル

「大いなる受動性」としてのスピリチュアルとは，人がなんらかの聖なるものに触れ，「生かされている」と実感する，あるいは，そうしたなかで世界との一体感が生じることを意味している。たとえば，キリスト教においては，人間は神によりつくられた被造物であると位置づけられている。このためキリスト教徒は神によって「生かされている」と感じており，ケアにおいては信仰が重要となる。

3 スピリチュアルの定義における4つの位相

前述したWHOのスピリチュアルの定義において，4つの位相がどのように取り入れられ，表現されているかについて以下に考察する。太字部分がWHOの定義部分である。

- 「スピリチュアル」とは，人間として生きることに関連した経験的一側面であり，**身体感覚的な現象を超越して得た体験をあらわす言葉である。**

　スピリチュアルとは，五感をこえて得た超越的な経験であることを意味しており，「全人格性」として理解できる。

- 多くの人々にとって，「生きていること」がもつスピリチュアルな側面には宗教的な因子が含まれているが，「スピリチュアル」は「宗教的」とは同じ意味ではない。

　スピリチュアルを「宗教性」だけでは理解することはできないが，人々の宗教に関係する感情や性質，宗教がもつ性質が含まれていると理解できる。

- **スピリチュアルな因子は，身体的，精神的，社会的因子を包含した，人間の「生」の全体像を構成する一因子とみることができ，生きている意味や目的についての関心や懸念とかかわっている場合が多い。**

　スピリチュアルは「全人格性」であるともに，「実存性」として人生の意味や目的を問うことを含んでいる。

- **とくに人生の終末に近づいた人にとっては，みずからを許すこと，ほかの人々との和解，価値の確認などと関連していることが多い。**

　「実存性」に端を発しながらも，「大いなる受動性」により生かされていることを実感して，人は自己を許し，他者と和解し，みずからの価値の再確認などを行うのである。

　このようにWHOの定義を考察すると，スピリチュアルの4つの位相すべてが含まれていることがわかる。すなわち，WHOの定義でさえも単一的な考え方で構成されているのではないといえる。

4 米国の緩和ケアにおけるスピリチュアリティの定義

米国においては，スピリチュアルケアの実践について理解を深めることを目

的として，スピリチュアルケアに熱心に取り組んできた医師や看護師のリーダー，チャプレンなどが，質の高い緩和ケアに関する全米コンセンサスプロジェクト National Consensus Project for Quality Palliative Care（NCP）を開催して，スピリチュアリティの定義について以下のように合意している[1]。

「Spirituality is the aspect of humanity that refers to the way individuals seek and express meaning and purpose, and the way they experience their connectedness to the moment, to self, to others, to nature and to the significant and sacred.（スピリチュアリティとは，人間性の側面であって，個人がどのように意味や目的を探求し表現するかということ，または，個人がこの瞬間，自己，他者，自然，大切な，あるいは神聖な存在とのつながりをどのように体験するかということである：筆者訳）」

この定義では，意味や目的の探究としての実存性と，人間を取り巻く環境や存在との関係性に焦点があてられている。

④ スピリチュアルペインについての考え方

1 スピリチュアルペインの統一した定義が見いだされていない理由

スピリチュアルペインについて，全人的苦痛を構成する一側面としての理解は進んでいるが，前項で述べたようにスピリチュアルは多義的な概念であることから，スピリチュアルペインについての統一した定義は見いだされていない。また，定義に求められる要件の多さにもその原因があることが指摘されている[2]。このため，臨床においては，ケアを必要とする人が存在するにもかかわらず，医療者のスピリチュアルペインの認識があいまいなままであり，その実践を妨げている現状がある。

2 スピリチュアルペインについての考え方

こうした現状をふまえたうえで，全人的苦痛の提唱者であるソンダース，および看護現場で活用されている NANDA インターナショナルのスピリチュアルペインについての考え方を提示する。

● ソンダースによるスピリチュアルペインの考え方

ソンダースは，「スピリチュアルは，人生全般における道徳的価値に関する

---

1) Puchalski, C. M., Ferrell, B.: *Making Health Care Whole: Integrating Spirituality into Patient Care.* Templeton Press, 2010.
2) 小西達也：スピリチュアルケアの定義の要件とその方法論の検討．武蔵野大学教養教育リサーチセンター紀要 The Basis（7）：149-162，2017.

考え全域にわたっている」として，宗教をこえた広がりを強調している[1]。自己の死に向き合う末期がんの患者の姿から，「人生はもうじき終わりそうだという理解は，大切なものを優先し，真実であり価値のあると考えられることを達成したいという願望を刺激するだろう。そして，できはしない，する価値もないという気持ちを引き起こすことだろう。そうなれば，今起きていることの不公平さや過去の出来事の多くにつらさや怒りを感じ，結局，無意味というみじめな気持ちが湧く。ここにこそ，スピリチュアルペインの本質があると私は信じる」[1]と述べている。

● NANDA インターナショナルにおけるスピリチュアルペインの考え方

　NANDA インターナショナルでは，個人の「価値体系の崩壊」や「信念の動揺」などから生ずるスピリチュアルな苦しみ spiritual distress をスピリチュアルペインとし，「人生の意味を，自己・他者・世界・超越的存在とのつながりを介して経験する能力の低下に，苦しんでいる状態」であると定義している。診断は「自己とのつながり」「他者とのつながり」「芸術，音楽，文学，自然とのつながり」「自分よりも大きな力とのつながり」を指標として行われる[2]。通常，スピリチュアルペインの対極には，人生に生きがいや意味を見いだし，積極的に満足した生活を送っている状態であるスピリチュアルな安寧 spiritual well-being が位置づけられている。この状態が病により変化し，自己・他者・世界・超越的存在とのつながりがおびやかされると，心のよりどころが揺さぶられて個人の生きざまや世界観が混乱すると指摘している。

3　わが国におけるスピリチュアルケアへの取り組み

　ソンダースと NANDA インターナショナルの定義を比較しただけでも，そこに差異があることが明らかであり，明確な定義がない状況はわが国のみに限ったことでないことがうかがえる。では，医療者はどのようにスピリチュアルケアを実践できるのであろうか。

　「わが国においては，どのようにスピリチュアルケアを確立・実践していけばよいのであろうか」という緩和ケアに従事する医療者の切実な問いから，第3次対がん厚生労働科学研究費補助金(第3次対がん総合戦略研究事業)「QOL向上のための各種患者支援プログラムの開発研究」班(2004〔平成16〕年)での取り組みが始まった。開始当初はスピリチュアルペインの定義をめぐって討議が行われたが，議論が膠着し足ぶみ状態となった。そこで「なにが正しいか」

---

1) Saunders, C. 著，小森康永編：前掲書，pp.154-164.
2) T. ヘザー・ハードマン編，上鶴重美訳：NANDA-I 看護診断—定義と分類 2018-2020，原書第 11 版．医学書院，2018.

ではなく「なにが患者に役だつか」の視点で研究を進めることが提案された。この提案を契機として，本研究班では村田久行のスピリチュアルペインの考え方を暫定的な統一概念として用いることで合意が得られ，わが国としてのスピリチュアルケアの研究が開始された[1]。

● 村田久行によるスピリチュアルペインの考え方

村田久行は，現象学における「意識の志向性」を基盤にスピリチュアルペインとはなにかについての考察を重ねて，終末期における患者のスピリチュアルペインとは「自己の存在と意味の消滅から生じる苦痛」であると定義している[2]。すなわち，「私の死の想念」は患者に強い衝撃を与えるとともに，そのときの患者の意識の志向性によって，さまざまなスピリチュアルペインを現出させる。スピリチュアルペインは深い苦しみとして，身体的，精神的，社会的な苦痛に混在して表出される。

一方，患者から語られる人生の意味・目的の喪失，衰弱による活動能力の低下や依存の増大，自己や人生に対するコントロール感の喪失や不確実性の増大，孤独や希望のなさ，死についての不安などのスピリチュアルペインを意識の志向性に焦点をあてて分類すると，「人間の存在構造」の関係性，自律性，時間性の3つの次元に集約される。

スピリチュアルペインの構造を，上記の3つの次元に基づいて説明する（▶図5-13）。

関係性▶ 私の死の想念が，世界や他者との関係の断絶や別れに向けられるとき，患者は自己の存在と意味に支えを失い，存在と意味の喪失，孤独，空虚などのスピリチュアルペインを体験する。この意識の志向性は，自己の存在と意味の成立には他者との関係が必要であるという，人間の存在構造の関係性である。

自律性▶ 身体はそれ自身において，つねに生きようとする能動性と自律性をもっており，その知覚を他者と共有しない私秘性も備えている。しかし，その身体の能動性と自律性が私の死の接近により阻害されたとき，患者は自己の不能から生産性を失い，人の役にたたない自己の無価値を体験する。さらに，他者に依存しなければならないことによって，迷惑なもの，負担としてスピリチュアルペインが現出する。この意識の志向性は，自己の存在と意味の成立には自立（自律性と私秘性）と生産性が必要であるという，人間の存在構造の自律性である。

時間性▶ 私の死に直面したとき，患者の意識の志向性が「もう先がない」「終わりだ」

1) Murata, H., Morita, T.: Japan Task Force: conceptualization of Psycho-existential suffering by the Japanese Task Force-the first step of a nationwide project. *Palliative and Supportive Care*, 4: 279-285, 2006.

2) Murata, H.: Spiritual pain and its care in patients with terminal cancer construction of a conceptual framework by philosophical approach. *Palliative and Supportive Care*, 1: 15-21, 2003.

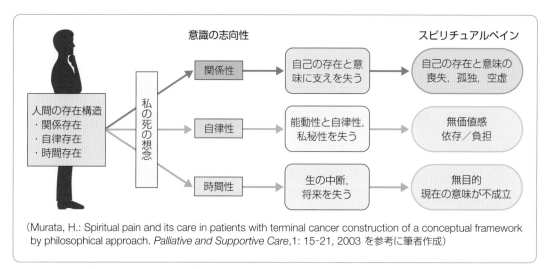

（Murata, H.: Spiritual pain and its care in patients with terminal cancer construction of a conceptual framework by philosophical approach. *Palliative and Supportive Care*,1: 15-21, 2003 を参考に筆者作成）

▶図5-13　スピリチュアルペインの構造

と生の中断と将来の喪失に向けられるならば，その意識の志向性に応じて「なにをしても無意味，無目的，不条理」としてのスピリチュアルペインが現出する。この意識の志向性は，自己の存在と意味の成立には将来が必要であるという，人間の存在構造の時間性である。

⑤ スピリチュアルペインのアセスメント

　意識の志向性に応じて現出するスピリチュアルペインに対するケアの実践には，スピリチュアルペインのアセスメントが必須である。ここでは，スピリチュアルペイン・アセスメントシート Spiritual Pain Assessment Sheet（SpiPas）に基づいて説明する（▶図5-14）。

1 スピリチュアルペイン・アセスメントシートの概要

　スピリチュアルペインは，患者が自己の死の接近を体験したときに，患者が感じている苦痛やおかれている状況における意識の志向性によって，3つの次元においてたちあらわれてくる。SpiPas は，第Ⅰ段階で現在のスピリチュアルの状態を明らかにし，スピリチュアルペインを感じているとアセスメントした場合には，第Ⅱ段階において，どのような次元での痛みを感じているのかについて明らかにするという，2段階のアセスメントで構成されている。

　また，患者に精神的な負担がなく，使用する医療者にとっても精神的・時間的な負担を少なくするために，質問項目は日常の臨床場面を想定した会話形式となっている。言語的なコミュニケーションが主体であることから，意識障害や重度の認知障害のある患者には適していない。

2 スピリチュアルペイン・アセスメントシートを用いたアセスメント

SpiPas によるアセスメントは，図 5-14 に示したとおりに実施する。以下に手順を述べる。

● スピリチュアルの状態のアセスメント

スピリチュアルの状態のアセスメントは，スクリーニング1とスクリーニング2の各2問ずつ計4項目にて実施する。

スクリーニング1▶　質問Ａ：「いまの気持ちはおだやかですか」

　　　質問Ｂ：「いま，最も大切なことや支えになっていること／意味や価値を感じるのはどのようなことですか」

スクリーニング1では，患者の現在のスピリチュアルの状態および気がかりの有無についてアセスメントする。質問Ａ・Ｂに対する患者の答えから，気持ちがおだやかで，大切なことや支えになっていることが明らかな場合（▶図5-14，Yes）には，明らかなスピリチュアルペインを感じていないと判断する。したがって，この項目で面接を終了して，その後の患者の状態の観察を続ける。患者の状態や状況の変化に応じて，再び SpiPas を用いたアセスメントを実施

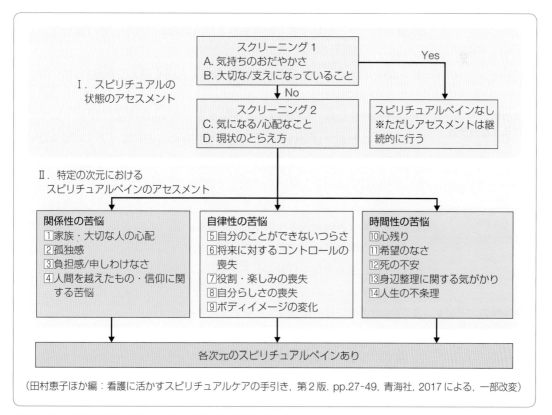

（田村恵子ほか編：看護に活かすスピリチュアルケアの手引き，第2版．pp.27-49，青海社，2017 による，一部改変）

▶図 5-14　スピリチュアルペイン・アセスメントシート

する。

スクリーニング2▶ 　質問Ｃ：「いま，気になっていることや心配していることはどのようなことですか」

　質問Ｄ：「いまのご自分の状況をどのように感じていますか／いまのご自分にどのようなことがおこっていると思いますか」

　スクリーニング2はスクリーニング1に続いて実施し，患者がどのようなスピリチュアルペインを感じているのかをアセスメントする。質問Ｃ・Ｄに対する患者の答えから，関係性，自律性，時間性の3次元のどの次元でのスピリチュアルペインが患者に現出しているかについて，おおよそのあたりをつける。つづいて，あたりをつけた3つの次元における14のスピリチュアルペインについて，さらにアセスメントを行う。

● 特定の次元におけるスピリチュアルペインのアセスメント

　関係性・自律性・時間性の3つの次元における14のスピリチュアルペインとその定義について，以下に紹介する。

関係性の次元に▶
おけるスピリチュ
アルペイン
　関係性の次元には，4つのスピリチュアルペインがある。

① 家族・大切な人の心配：家族や大切な人に対する心配や気がかり，わだかまり。

② 孤独感：さびしさ，他者にわかってもらえないという思い。

③ 負担感／申しわけなさ：家族や他者に負担をかけて申しわけないという思い。

④ 人間を越えたもの・信仰に関する苦悩：人間を越えた存在（自然や神・仏など）との関係における苦しみ。

自律性の次元に▶
おけるスピリチュ
アルペイン
　自律性の次元には，5つのスピリチュアルペインがある。

⑤ 自分のことができないつらさ：自分で自分のことが思うようにできない，またはしっかりと考えることができないつらさ。

⑥ 将来に対するコントロールの喪失：自分の将来がどのようになっていくのかわからないために，見通しや計画がたたないことに関連した苦悩。

⑦ 役割・楽しみの喪失：仕事や自分の役割，楽しみなどができないために，生きる意味が見いだせないこと。

⑧ 自分らしさの喪失：自分らしさを感じることができないこと。

⑨ ボディイメージの変化：容貌の変化に伴い，弱った姿を見せたくないこと。

時間性の次元に▶
おけるスピリチュ
アルペイン
　時間性の次元には，5つのスピリチュアルペインがある。

⑩ 心残り：やり残したこと，将来を見届けられないことに関するつらさ。

⑪ 希望のなさ：希望が見いだせないこと。

⑫ 死の不安：死に対するおそれや，死んだらどうなるのかということの不安。

⑬ 身辺整理に関する気がかり：遺言や葬儀など伝えておきたい，残しておきたいことがらがあること。

▶表5-6　SpiPas による特定の次元におけるスピリチュアルペインのアセスメントのための質問例と表現例

次元	スピリチュアルペイン	定義	質問例	患者の表現例
関係性	①家族・大切な人の心配	家族や大切な人に対する心配や気がかり，わだかまり	「大切な人（家族・友人など）のことで心配なことやつらいことはありますか」	• 残していく○○のことが心配 • ○○を残していくのがつらい
	②孤独感	さびしさ，他者にわかってもらえないという思い	「ひとりぼっちだと思うことはありますか」	• 誰もわかってくれない • ○○と一緒にいたい
	③負担感／申しわけなさ	家族や他者に負担や迷惑をかけて申しわけないという思い	「誰かの負担になってつらい／迷惑をかけて申しわけないという気持ちになることはありますか」	• みんな（家族や医療者など）に迷惑をかけている • 人の世話にならないとなにもできない，申しわけない • お金のことで負担をかけて申しわけない
	④人間を越えたもの・信仰に関する苦悩	人間を越えた存在（自然や神・仏など）との関係における苦しみ	「人間を越えた力がはたらいていると感じることがありますか」	• 神も仏もない • 自然の力はどうすることもできない
自律性	⑤自分のことができないつらさ	自分で自分のことが思うようにできない，または，しっかり考えることができないつらさ	「自分で自分のことができなくてつらいと思っているのはどんなことですか」	• 自分の思うとおりにできないことがつらい • 自分で自分のことができなくて情けない • トイレもひとりでできず情けない
	⑥将来に対するコントロールの喪失	自分の将来がどうなっていくのかわからないために，見通しや計画がたたないことに関連した苦悩	「病気はこれからどうなるのだろう／先々どうなってしまうのだろうと思うことがありますか」	• この先どうなるのかがわからない • ひどく苦しむのではないか • 先々のことを知って，自分で決めておきたい
	⑦役割・楽しみの喪失	仕事や自分の役割，楽しみなどができないために，生きる意味が見いだせないこと	「仕事や自分の役割，楽しみなどができず意味がないなと思うことがありますか」	• 生きていてもなんの意味もない • ○○（仕事・役割・趣味など）を続けたい
	⑧自分らしさの喪失	自分らしさを感じることができないこと	「あなたの生き方や人生で大切にしていることが尊重されていると思いますか」	• 私の大切にしていることをわかってほしい • 人として扱ってほしい • 生きがいになることがなにもできない
	⑨ボディイメージの変化	容貌の変化に伴い，弱った姿を見せたくないこと	「いまの姿をほかの人に見せたくないと思うことはありますか」	• 落ち込んだ顔を見せたくない • 元気だったときの姿がかわってしまってつらい

▶表5-6　SpiPasによる特定の次元におけるスピリチュアルペインのアセスメントのための質問例と表現例（つづき）

次元	スピリチュアルペイン	定義	質問例	患者の表現例
時間性	⑩心残り	やり残したこと，将来を見届けられないことに関するつらさ	「心残りだと思うことはなんですか」	・子どもや孫の成長が見られなくて残念だ ・生まれてくる孫に会えない ・これから家族とゆっくりしようと思っていたのに
	⑪希望のなさ	希望が見いだせないこと	「あなたにとって希望と感じることはどのようなことですか」	・楽しいことがなにもない ・こんなことをやってもしょうがない ・病気がよくならないのなら早く終わりにしたい
	⑫死の不安	死に対するおそれや，死んだらどうなるのかという不安	「死や死後について考えることはありますか」	・死がこわい ・死にたくない ・死んだらなにも残らない ・死んだらどうなるのだろう
	⑬身辺整理に関する気がかり	遺言や葬儀など伝えておきたい，残しておきたいことがらがあること	「なにかしておかなければいけないことはありますか」	・○○に感謝・お礼を言っておきたい ・仕事の引き継ぎをしておきたい ・自分の葬式の段取りや相続の手はずをつけておきたい
	⑭人生の不条理	「なぜ自分がこんなことになったのか」という不公平感や納得のいかなさ	「病気になって一番がっかりしたことはなんですか」	・こんなに治療をがんばってきたのに ・こんなことになったのは，罰があたったからだ

（田村恵子ほか編：看護に活かすスピリチュアルケアの手引き，第2版．青海社，2017による，一部改変）

⑭　人生の不条理：「なぜ自分がこんなことになったのか」という不公平感や納得のいかなさ。

アセスメントの実施　14のスピリチュアルペインのアセスメントは，おもに患者の訴えや患者との対話に基づいて実施する。表5-6に示したとおり，診断名はスピリチュアルペインとして表示されており，各スピリチュアルペインが意味する内容は「定義」として示されている。アセスメントは，あたりをつけたスピリチュアルペインの「質問例」を用いて患者に問診を行い，その答えの内容が「患者の表現例」の内容と一致しているかどうかを検討する。一致する場合には，問診開始時に想定していたスピリチュアルペインをその患者のスピリチュアルペインであると診断する。

● アセスメントの具体例

看護師がSpiPasを用いて面談を行った事例をもとに，アセスメントを行ってみよう。70歳代の女性患者は，残していく80歳代の夫の今後の生活についてとても心配していた。看護師は，この患者が関係性の次元のスピリチュアル

ペインを感じていると考えた。そこで，関係性の次元の4つのスピリチュアルペインとその定義に照らし合わせて検討し，この患者のスピリチュアルペインは「家族や大切な人に対する心配や気がかり，わだかまり」と定義されている「①家族・大切な人の心配」であろうとアセスメントを行った。

看護師は「質問例」を用いて「ご主人のことで心配なことはありますか」と患者に質問をした。患者は「これまで家のことはすべて私がやってきたので，1人で生活できるのだろうかと思ってとても心配しています」と答えた。この患者の答えを「患者の表現例」と照らし合わせると，該当する内容であることから，患者のスピリチュアルペインは「①家族・大切な人の心配」であると診断する。

近年，SpiPas は患者対象の臨床試験に到達したことから[1]，看護実践や看護教育において活用される機会が増えつつある。

⑥ スピリチュアルケアの実践

スピリチュアルケアは，スピリチュアルペインに対するケアの基盤となる全般的なケアと，関係性，自律性，時間性の次元においてあらわれるスピリチュアルペインに対する個別のケアに大別される。

1 全般的なケア

WHO によるスピリチュアルな面への援助と支援についての考え方では，「スピリチュアルな面まで包含したケアにおける人間関係は，心の癒しを促す力がある」と述べている。癒し heal の語源は全体性 whole と同じであり，「健康なとき，人は世界とのつながりによって万能感と不死の概念が生まれ，完全なものと感じながら生きている。しかし，病気は人の世界とのつながりや万能感を奪い，自分は完全であるという感覚を喪失させてしまう。癒しの本質は，そうした人のつながりを再生させ，人としての全体性を取り戻すところにある」とされている[2]。すなわち，全般的なケアは，患者が他者とのつながりを再生し，人としての全体性を取り戻すための基盤づくりを目ざして実践するケアである。

具体的なケアとしては，以下の内容が含まれる。
- 生きる意味，心のおだやかさ，尊厳を強めるケアを行う。
- 患者との信頼関係を構築する。
- 現実を受け入れることをサポートする。

1) Ichihara, K. et al.: Effectiveness of spiritual care using spiritual pain assessment sheet for advanced cancer patients: A pilot non-randomized controlled trial. *Palliative and supportive care*, 17(1): 46-53, 2019.
2) 見藤隆子ほか総編集：看護学事典，第2版．p.48，日本看護協会出版会，2011.

- 情緒的サポートを行う。
- 患者にとって，おかれた状況や自己に対する認知の変容を促す。
- 家族，友人，サポートグループなどソーシャルサポートを強化する。
- くつろげる環境や方法を提供する。
- 症状緩和を行う。
- チームをコーディネートする。

2 個別のケア

● 関係性におけるスピリチュアルペインに対するケア

患者は，他者との関係の喪失により，アイデンティティの喪失，孤独，空虚などのスピリチュアルペインを実感する。そのため，スピリチュアルケアでは，他者との関係性の再構築が重要である。①家族・大切な人の心配，②孤独感，③負担感／申しわけなさ，④人間を越えたもの・信仰に関する苦悩のスピリチュアルペインに対するそれぞれのケアは，表5-7に示すとおりである。

● 自律性におけるスピリチュアルペインに対するケア

患者は，他者に無力な自己をさらし，依存しなければならないことによって，負担と申しわけなさなどのスピリチュアルペインをしいられる。そのため，不

▶表5-7　関係性におけるスピリチュアルペインに対するケア

	スピリチュアルペイン	ケアのポイント
①	家族・大切な人の心配	• 患者が自分の死後のことを準備することをサポートする • 家族の悲嘆をケアする
	わだかまり	• 具体的な葛藤を同定する • 患者自身の許しを促す • 他者との和解を促す
②	孤独感	• 人間の根源的な「孤独感」について話し合う • 患者が望む，家族や他者との関係のあり方を尊重する • 患者と家族が一緒に過ごす機会をつくる • 患者から家族を遠ざける要因を最小にする
③	負担感／申しわけなさ	• 患者の価値観を理解する • 負担感／申しわけなさについて，患者と家族が気持ちを伝え合えるようにコーディネートする • 患者の負担感／申しわけなさが減るケアを工夫する • 患者の価値観を尊重しつつ，新たな視点を提示する • 家族の負担をやわらげる • 患者のコーピングを支持する
④	人間を越えたもの	• 患者の死生観について理解する • 患者が希望すれば，患者と生や死，死後について話し合う
	信仰に関する苦悩	• 宗教家と協働する

（田村恵子ほか編：看護に活かすスピリチュアルケアの手引き，第2版．青海社，2017による，一部改変）

均衡な人間関係から生じるスピリチュアルペインに対するケアでは，コントロール感や自分らしさの維持および再獲得を促して，日常における自立を実感することが重要である。⑤ 自分のことができないつらさ，⑥ 将来に対するコントロールの喪失，⑦ 役割・楽しみの喪失，⑧ 自分らしさの喪失，⑨ ボディイメージの変化，の各スピリチュアルペインに対するそれぞれのケアは，**表5-8** に示すとおりである。

● 時間性におけるスピリチュアルペインに対するケア

患者は，自己の死の接近による将来の喪失により，現在の無意味・無目的・不条理を実感する。そのため，スピリチュアルケアでは，世代継承性を感じること，死の不安に対するその患者なりのコーピング方法が獲得できることや，希望がもてることが重要である。⑩ 心残り，⑪ 希望のなさ，⑫ 死の不安，⑬ 身辺整理に関する気がかり，⑭ 人生の不条理のスピリチュアルペインに対するそれぞれのケアは，**表5-9** に示すとおりである。

3 スピリチュアルケアにのぞむ医療者の姿勢

● 心の癒しを生みだすケアリング

心の癒しを促す力となる患者と医療者の関係は，スピリチュアルペインを感じている患者のかたわらに医療者がともにあろうとする態度を通して，患者の

▶表5-8　自律性におけるスピリチュアルペインに対するケア

	スピリチュアルペイン	ケアのポイント
⑤	自分で自分のことが思うようにできないつらさ	• 患者が自分でできるようにサポートし，喪失を最小化する • 患者が自分で選択できるなど，コントロール感を最大化する • 患者のコーピングを支持する
	しっかりと考えることができないつらさ	• 意識に影響しにくい苦痛緩和の方法をとり，喪失を最小化する • 患者にとって重要であることを共有し，コントロール感を最大化する
⑥	将来に対するコントロールの消失	• 不安を言語化するように促し，漠然とした不安を具体的に検討するなど，コントロール感を最大化する • コントロールできないことについて，ゆだねる・手放す選択肢について話し合う
⑦	役割・楽しみの喪失	• 患者が希望すれば，価値を感じられることを続けられるように環境を整える
⑧	自分らしさの喪失	• 患者が自分の力を最大限いかせるための環境を整備する • リハビリテーションの導入を相談する • 患者の希望にそった症状緩和を行う
⑨	ボディイメージの変化	• 患者の希望や価値観に合わせた対応を行う • 美容，セクシュアリティ，審美性に配慮する • 患者のコーピングを支持する

（田村恵子ほか編：看護に活かすスピリチュアルケアの手引き．第2版．青海社，2017による，一部改変）

▶表5-9　時間性におけるスピリチュアルペインに対するケア

	スピリチュアルペイン	ケアのポイント
10	心残り	• やり残したことが達成できるようにサポートする • いますぐに達成することが困難な場合にも，手紙などに気持ちを残すことをサポートする
11	希望のなさ	• 具体的で達成可能な目標の探索をサポートする • 患者の希望を支持する • 死後にも続く希望の探索をサポートする • 患者のコーピングを理解し，支持する
12	死の不安	• 患者の死についての不安な気持ちを支持し，サポートを保証する • 患者の行っているコーピングを理解し，支持する • 否認，回避などの防衛が用いられている場合，そのコーピングを支持する • 宗教家の介入をコーディネートする
13	身辺整理に関する 気がかり	• 重要なことに順番をつけることをサポートする • 家族の悲嘆をケアする
14	人生の不条理	• 情緒的サポートを行い，患者の価値観に配慮する • 「怒り」として表現される場合，怒りの感情と背景にある期待を理解しようとかかわる • 「怒り」が現実的なものであれば，問題を改善するための策を講じる

（田村恵子ほか編：看護に活かすスピリチュアルケアの手引き，第2版．青海社，2017による，一部改変）

語りやその背後にある怒りや悲しみなどの思いを聴き，受け取ることで紡がれていくケアのプロセスである。患者が「わかってもらえた」と感じ，医療者が「さらに理解したい」と思いつづける患者への関心と配慮が，ケアリングの関係性を生み出すのである[1]。患者に関心を寄せ，ともにあるためには，患者がなにを大切にしているか，なにに価値をおいているかを理解しようと，医療者がみずから進んで相手に関心をはらいつつ，必然としてその患者の体験をその患者の内側から理解しようとするというあり方が重要である。

　しかし臨床では，患者の価値観と医療者の価値観とが異なり，患者に対して否定的な感情を感じることも少なくない。このようなときに，医療者は「患者を批判的にみてしまった」と自身の感情を否定するのではなく，どうして批判的な感情をもつにいたったか，静かに自分の内なる声に耳を傾けることが大切である。つまり，スピリチュアルケアにのぞむ医療者は，つねにみずからについてもよく知ろうと問う姿勢が求められる。

● チームアプローチによるスピリチュアルケア

　患者は，病の経験を通して，自己の価値観の再吟味や生のあり方の探究を余儀なくされている。そこで現出するスピリチュアルペインは，ある患者にとってはケアを必要とする苦悩になりうるが，別の患者ではそうでないこともある。

1）佐藤泰子：苦しみと緩和の臨床人間学，聴くこと，語ることの本当の意味．pp.91-96，晃洋書房，2011.

スピリチュアルケアが必要かどうかは，個々の患者のおかれている状況や背景などによって異なるものである。

このようなスピリチュアルペインの特徴をふまえて患者に適切なケアを実践するには，スピリチュアルケア専門職と，医師や看護師をはじめとする医療者とが協働する多職種チームでの取り組みが必要である。現在，わが国では，複数の学会や協会が提携して「スピリチュアルケア師」の資格審査を行っているが，臨床で医療に従事しているものはまだ少数である。一方，米国では 2018 年 6 月より「専門職連携によるスピリチュアルケア教育カリキュラム指導者研修 Interprofessional Train-the-Trainer Spiritual Care Education Curriculum (ISPEC)」がはじめて開催され，専門職者間のスピリチュアルケアの連携と統合がはかられつつある[1]。

今後は，スピリチュアルケア専門職を含む多職種チームで，患者がどのようなスピリチュアルペインを体験しているのか，その理由はなにか，どのようなケアが望ましいのかなどについての話し合いを行い，誰がどのようにケアの担い手としてかかわるかなどについても検討したうえで，スピリチュアルケアを実践することが望まれる。

ゼミナール

復習と課題

❶ 身体的苦痛にはどのような特徴があるか。

❷ 身体的苦痛のマネジメントにおいて，看護師にはどのような役割が求められるか。

❸ 生命をおびやかす疾患という強いストレスに直面した患者には，どのような心の反応があらわれるか。

❹ 緩和ケアを受ける患者において，よくみられる精神症状にはどのようなものがあるか。

❺ 家族や近隣者，職場，医療者とのつながりが断たれることで，どのような苦痛が生じるか。

❻ 地域の保健医療・社会福祉による在宅療養支援には，どのようなものがあるか。

❼ 苦悩とはどのようなものか。全人的苦痛の視点から考えてみよう。

❽ 日本人の死生観にはどのような特徴があるか。また，あなたの死生をめぐる考えをまとめてみよう。

❾ スピリチュアルとは，そしてスピリチュアルペインとはなにをあらわすのか。また，どのようにアセスメントするのかを具体的にまとめてみよう。

❿ スピリチュアルケア実践の基盤となる考え方とはどのようなものか。また，ケアの際に配慮すべきことはなにかを具体的に考えてみよう。

1) THE GW INSTITUTE FOR SPRITUALITY & HEALTH: Interprofessional Train-the-Trainer Spiritual Care Education Curriculum (ISPEC).〈https://smhs.gwu.edu/gwish/events/interprofessional-train-trainer-spiritual-care-education-curriculum-ispec〉（参照 2019-07-24）

参考文献

1)五十嵐透子：リラクセーション法の理論と実際，第 2 版．医歯薬出版株式会社，2015.
2)小川朝生：認知症をもつがん患者に対する医学的判断と治療的介入．がん看護 24(1)：5-8，2019.
3)川名典子：がん患者のメンタルケア．pp.31-32，南江堂，2014.
4)シェリー・ケーガン著，柴田裕之訳：「死」とは何か イエール大学で 23 年連続の人気講座．文響社，2018.
5)シシリー・ソンダース著，小森康永編訳：シシリー・ソンダース初期論文集：1958-1966．北大路書房，2017.
6)清水哲郎・島薗進編：ケア従事者のための死生学．ヌーヴェルヒロカワ，2010.
7)鈴木伸一監訳，S.ムーリーほか：がん患者の認知行動療法：メンタルケアと生活支援のための実践ガイド．p.54，北大路書房，2016.
8)田代志門：死にゆく過程を生きる―終末期がん患者の経験の社会学．世界思想社，2016.
9)内富庸介訳，Harvey Max Chochinov ほか編：緩和医療における精神医学ハンドブック．pp.239-256，星和書店，2007.
10)日本緩和医療学会編：専門家をめざす人のための緩和医療学，第 2 版．南江堂，2019.
11)野末聖香：リエゾン精神看護．pp.21-23，医歯薬出版株式会社，2007.
12)八田耕太郎：せん妄．*Clinical neuroscience* 32：935-937，2014.
13)森田達也・白土明美：エビデンスからわかる患者と家族に届く緩和ケア．医学書院，2016.
14)吉野源三郎作，羽賀翔一画：漫画 君たちはどう生きるか．マガジンハウス，2017.
15)ルース・リンクイスト著，尾﨑フサ子・伊藤壽記監訳：ケアのなかの癒し．看護の科学社，2016.
16)Bruce, A. et al.: Screening for depression in primary care with two verbally asked questions: cross sectional study, *British Medical Journal*, 327: 1144-1146, 2003.

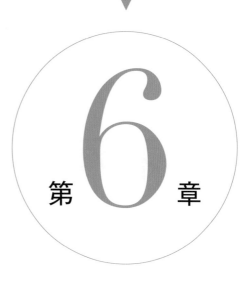

緩和ケア

第6章

緩和ケアの広がり

A｜ライフサイクルにおける広がり

① 小児

1 ライフサイクルにおける特徴

● 小児緩和ケアの定義

　小児緩和ケアとは，生命をおびやかす状態 life-threatening condition にある子どもが，たとえ限られた時間であっても，どこにいても，どんなときも，子どもが子どもらしくいられるように，そして親・きょうだいを含む家族も，その家族らしい生活・人生 life を送ることができるように支えることである。成人医療の領域で用いられる「緩和ケア」とは別に，「小児緩和ケア」として，世界保健機関や英国小児科学会による定義が示されている（▶表6-1）。

● 小児緩和ケアの特徴

子どもの成長・▶
発達に基づくケア
　小児緩和ケアの最大の特徴は，対象となる子どもが，身体的に，また認知，言葉の獲得，コミュニケーション，そして社会性など，あらゆる面において成長・発達している存在であることにある。用いられる薬剤やその投与量，症状の表現方法，遊びや学びなどへのニーズも，成長・発達段階によって異なる。緩和ケアの対象となる子どもが，治療やケアを受けながらも，その子どもなりの成長・発達をとげていけるように支援することが重要である。

　小児緩和ケアの対象となる子どもがかかえる疾患や障害は，小児がんだけでなく，先天性疾患や神経筋疾患など多様であり（▶表6-2），その経過や軌跡もさまざまである。また，先天性疾患や染色体異常，重症心身障害など，いわゆる非がん疾患の割合が高いことも特徴である。そのため，治癒を目ざす医療と緩和ケアを区別することや，予後を予測することが成人以上にむずかしい。

　疾患や障害の種類の多様さは，病院や在宅，さらには施設など，生活の場の多様性にもつながる。このため，小児緩和ケアにかかわる職種は，医療者に限らず，保育士，学校教員，チャイルド・ライフ・スペシャリスト child life spe-

▶表6-1　世界保健機関（WHO）および英国小児緩和ケア協会/英国小児科学会の小児緩和ケアの定義

世界保健機関

- 子どものための緩和ケアは，身体，精神，スピリットに対する積極的で全人的なケアであり，家族へのケアの提供も含まれる
- 子どもへの緩和ケアは，疾患が診断されたときに始まり，根本的な治療の有無にかかわらず，継続的に提供される
- 医療者は，子どもの身体的，精神的，社会的な苦痛を適切に評価し，緩和しなければいけない
- 効果的な緩和ケアには，家族も含めた幅広い多職種での対応と，地域の社会資源の有効活用を必要とする。しかし，必ずしも，人材や社会資源が十分でなくても満足のいく緩和ケアを実践することは不可能ではない
- 子どものための緩和ケアは，高度で特殊な医療を提供する三次医療機関でも，地域の診療所でも，そして子どもの自宅でも提供しうるものである

英国小児緩和ケア協会/英国小児科学会

　生命を制限する病気とともに生きる子どものための緩和ケアとは，身体的，精神的，社会的，スピリチュアルな要素を含む全人的かつ積極的な取り組みである。

　そして，それは，子どもたちのQOLの向上と家族のサポートに焦点をあて，苦痛を与える症状の緩和，レスパイトケア，看取りのケア，死別後のケアの提供を含むものである。

（WHO Definition of Palliative Care〈https://www.who.int/cancer/palliative/definition/en/〉〈参照 2019-08-22〉および ACT: *A Guide to the Development of Children's Palliative Care Services*, third edition. ACT/RCPCH, 2009 による，筆者訳）

▶表6-2　生命をおびやかす状態のカテゴリー

カテゴリー1	根治的な治療が功を奏することもあるが，うまくいかない場合もあるような状態 例：悪性腫瘍，心不全
カテゴリー2	高度な医療によって生存することはできるが，早期の死が避けられない状態 例：デュシャンヌ型筋ジストロフィーなどの神経筋疾患
カテゴリー3	診断時から，治療は緩和に限られるような進行性の状態 例：一部の染色体異常，代謝疾患
カテゴリー4	進行性ではないが全身の衰弱や呼吸器感染などで早期の死が避けられない状態 例：重度の脳性麻痺，複雑な医療的ケアニーズ complex health care needs のある脳や脊髄の障害

（Hynson, J. L.: History and epidemiology. In Goldman, et al. (Ed.): *Oxford Textbook of Palliative Care for Children,* 2nd ed. pp. 14-22, Oxford University Press, 2012. および ACT/RCPCH: *A Guide to the Development of Children's Palliative Care Services: Report of the Joint Working Party,* 2nd ed. pp. 8-10, ACT, 2003. を参考に筆者作成）

cialist（CLS）やホスピタル・プレイ・スペシャリスト hospital play specialist（HPS）など，多岐にわたる。子どもの生活する時間・場所をこえて，密な連携のとれた多職種アプローチが重要となることも，小児緩和ケアの特徴である。

家族へのケアの▶
重要性
　小児緩和ケアにおけるもう1つの大きな特徴は，親，および兄弟姉妹（以下，きょうだい）を含めた家族へのケアの重要性にある。人工呼吸管理などを要する子どものケアを，在宅で親が中心的に担っていることも多く，親や家族の身体的，精神的，社会的な負担も考慮する必要がある。

　親にとって子どもが亡くなることは，複雑性悲嘆のリスクである。子どもと親が過ごす時間のなかで，親子が相互作用し，子どもといることで親が「親である」感覚の体験を重ねることがビリーブメントケア（▶253ページ）につながる。

また，対象となる子どもにはきょうだいがいることも多い。小児緩和ケアの対象となる子どもだけでなく，きょうだいの生活や成長・発達への影響も考慮する必要がある。

意思決定支援▶　対象が子どもの場合，治療やケアの選択，ならびに治療・処置への同意を，子ども自身ではなく，親が行うことも多い。小児緩和ケアでは，自己決定，自律，子どもにとっての最善の利益の保証などの倫理的課題が含まれることも特徴である。

2 緩和ケアを必要とする状態とアセスメント

● 子どものアセスメント

◉ 子どもが体験する症状

緩和ケアの対象となる子どもが体験する症状は，痛み，倦怠感，呼吸困難，悪心・嘔吐，食欲不振，便秘，さらには，筋緊張，痙攣や睡眠障害など，多岐にわたる。また，痛みひとつをとっても，原疾患や障害によって，原因はさまざまである。さらに，神経疾患の子どもの場合，痛みの存在が筋緊張を引きおこし，そのことが嘔吐の原因となるなど，1つの症状がほかの症状の出現や増強へと連鎖することも少なくない。そのため，1人ひとりの子どものもつ疾患と障害を理解し，体験している症状をとらえることが重要である。

子どもは言葉を獲得する段階にあり，症状を表現することのむずかしさに加え，病気や障害によっては症状を認知すること自体がむずかしい場合がある。言葉での表現だけでなく，日常のケア場面を通して，子どもが全身で表現しているわずかな変化やサインをとらえ，症状の有無や原因をアセスメントすることが求められる。そのため，看護師や，子どもの最もそばにいる親・家族による観察が非常に重要となる。

アセスメント▶
ツール　痛みのアセスメントには，フェイススケールやNRS（▶85ページ）などのほか，顔の表情や体位などの行動学的指標や，バイタルサインなどの生理学的な指標を用いる。それぞれ，発達段階や子どもの状態に応じて，適切なアセスメントツールを選択することが重要であり，ツールの使い方を子どもと一緒に練習するとよい。

痛み以外の症状についても，親と医療者の間で共通のツールを用いることは，症状の出現を予測することや，症状緩和のためのケアを一緒に考えることにつながるため有効である。痛みの出現，痙攣や睡眠パターンなどを経時的に記録して子どもや家族と共有することで，薬物を用いるタイミングを一緒に評価でき，それは子どもや家族が望む生活を整えることにつながる。

また，子どもと一緒に取り組むために，子ども自身の疾患や障害，症状のとらえ方，セルフケアへの関心などについてもアセスメントを行う。さらに，呼吸を整えたり，痛みを緩和するためのケアの内容，具体的な方法や頻度，用い

られる物品などが，子どもの身体的安楽をもたらしているかをアセスメントする。

● 精神的・社会的・スピリチュアルな苦痛

どんなときでも，その子なりの成長・発達をとげていくためには，友だちとの交流や，遊び・学習の機会が大切である。緩和ケアが必要な状況においては，身体的な症状があることに加え，入院などにより出会いや活動が制限されていることも少なくない。看護師は，それぞれの子どもが発達段階に応じた経験ができているかをアセスメントする。そして，十分に経験できていない場合には，阻害している要因について，身体的側面に加え，サポート資源も含めてアセスメントし，子どもに生じうる精神的・社会的な苦痛を予測する。

また，子どもは不安や孤独感などの気持ちや感情を言葉で表現することがむずかしいことも多い。表情や遊び・学習への参加状況などのほか，親や医療者への言葉づかいや態度の変化から，精神的・社会的な苦痛の存在をアセスメントする。どんなに幼くても，自分がしたいことができない状況にあることや，できていたことができなくなっていくことに不安や葛藤を感じている。子どもだからわからないだろうと考えるのではなく，これまでの子どもの体験や表情・言動から，子どもなりにどのように感じているかをとらえていくことが重要である。

そのためには，医療者・保育士・教師などの多職種それぞれがもつ情報を共有し，子どもが体験している，あるいは体験することが予測される精神的・社会的苦痛，さらにはスピリチュアルな苦痛をアセスメントすることが必要である。

● 子どもの希望と病気や症状のとらえ方

子ども自身が治療やケアの選択に参加する場合であっても，親などの代理意思決定が行われる場合であっても，子どもがしたい生活，好きなこと，大切にしていることなど，子ども自身の希望を中心に考えることがなにより大切である。子どもは，どのようなときも，その子なりの意向や希望をいだいている。終末期に移行しつつある時期からではなく，ふだんの生活のなかから，子どもが「楽しい」「やりたい」「いやだ」「したくない」と思っていることをとらえておくことが，意思決定支援のうえで重要である。

また，子どもの希望と同様に，病気や障害，さらには死に対する受けとめ方についてとらえることも重要となる。病気に対する子どもの理解には，認知発達段階だけでなく，治療や闘病の体験が関係する。しかし，子ども自身に疾患や障害，治療や今後の見通しなどが十分に説明されていないことも少なくないため，子どもが受けている説明の内容を把握しておく必要がある。子ども自身が，自分の状態や今後についてどの程度知りたいか，また医療者との話し合いに参加する意向があるかどうかは，年齢より治療の経過や状態によって変化す

る[1]。病状の変化や治療の方向性が変更されるときなどには，必要な情報やコミュニケーション，意思決定への参加に対する子どもの意向をとらえることが重要である。

● 子どもの「死」の概念の理解

「死」の概念の理解においても，子どもの生活体験や発達段階，死に関する情報や教育の状況などが影響する。成人と同様に「死」を理解することができるようになるのは，一般的には12歳以上といわれている。しかし，祖父母などの身近な人やペットの死，そして入院中に出会ったほかの子どもの死を体験した場合，年齢が低くても「死」を正確に理解していることがある。また，「死」に関する直接的な表現をしなくても，身体症状や周囲の人々の反応や変化から，子どもなりに自分の変化を感じていることも少なくない。

年齢や発達段階から画一的にとらえるのではなく，子どもの闘病体験を考慮し，直接的・間接的に表現しているサインに含まれる意味を考え，子どもの状態や「死」の理解や受けとめ方をアセスメントすることが求められる。

● 家族のアセスメント

身体症状が悪化したり，子どもらしい生活を送ることができない場合，親は「親としてなにもできない」「親なのに子どもをまもれない」という気持ちをいだきやすい。これは「親であること」の感覚がおびやかされる体験となる。また，子どものケアを行うことに伴う疲労や睡眠不足などの身体的負担に加え，就労の問題，経済的負担など，親自身が生活の困難を体験していることも多い。

ケアを行うことや子どもと過ごす時間のなかで，親自身が感じている気持ちや感覚，子どもに対する気持ち，負担感やサポートの有無などについて，親に対しても身体的・精神的・社会的側面からアセスメントを行う必要がある。とくに，子どもの病状や治療に関する受けとめ方や，予後に対する不安，子どもに対する希望は，治療や生活の変化などの経過のなかで変化するため[2]，日々のかかわりにおける対話を通して，経時的にとらえていくことが必要である。

きょうだい自身の発達段階や，親のきょうだいへのかかわり方，また，子どもの関係性や，病状や障害の理解や受けとめ方，きょうだいへの説明の有無や説明内容を知ることは，きょうだいへの影響をアセスメントするうえで重要である。

---

1) Kelly, K. P. et al.: Identifying a conceptual shift in child and adolescent-reported treatment decision making: "Having a say, as I need at this time". *Pediatric Blood & Cancer*. 64, 2016, doi: 10.1002/pbc.26262.
2) Hill, D. L. et al.: Changes in Parental Hopes for Seriously Ill Children. *PEDIATRICS*, 141(4): e201736549, 2018, doi: http://doi.org/10.1542/peds.2017-3549.

3 緩和ケアの実践

● 症状の緩和

　貴重な時間を子どもらしく過ごすためには，身体的な症状のみならず，精神的・社会的・スピリチュアルな側面の苦痛を緩和することが大切である。子どもが体験している苦痛は連鎖していることが多いため，まずは最もつらいと感じている症状に焦点をあて，緩和に努める。なにより大切なことは，子どもがどのような時間を送りたいと考えているかであり，そのためには，症状の緩和の目標を子ども・親と一緒に決めることが重要である[1]。

　これまでの治療経過や生活のなかで，子どもと親が効果を感じているケアなどに関する情報をもとに，薬物療法と非薬物療法を組み合わせた症状に対する緩和ケアを行う。

　薬物療法では，薬物投与後の症状の変化や，薬物を用いていないときの様子などを経時的に記録し，看護師や医療チームだけでなく，子ども自身や親と情報を共有することで，生活に応じた薬物療法の使用について一緒に考える。

　非薬物療法では，痛みを最小限にする移乗方法や，筋緊張をやわらげる体位・抱き方などを理学療法士と協働して検討し，症状の緩和に努める。

　また，不安やさびしさ，悲しみなど，症状の強さの感じ方に影響する閾値（▶87ページ）をとらえ，これを高めるようなかかわりも必要となる。子どもの症状の緩和においては，積極的に親と一緒に行い，さらに遊びなどに集中できる時間がもてるようにするなど，保育士やチャイルド・ライフ・スペシャリストなどの多職種によるアプローチが重要である。

● 子どもの時間の保証

　状態にかかわらず，子どもがしたいことをし，楽しく充実した時間を送ることができるよう，可能な限り保証することが必要である。病状や障害が重い場合であっても，楽しい時間を実現するための方法を子ども・親と一緒に考える過程は，子どもだけでなく，親の希望を支えることにもつながる。子どもの夢をかなえようとするボランティア団体などの活用も1つの方法である。

　旅行やイベントなどの特別なことだけでなく，子どもの衣食住が安楽であること，そして遊びと学びが継続され，毎日の生活が子どもらしい時間となることを保証することは，看護師に求められる大きな役割である。

---

1) Hellsten, M. B. and Berg, S.: Symptom management in pediatric palliative care. In. Ferrell, B. R. et al.: *Oxford Textbook of Palliative Nursing*, 4th ed. pp.837-850, Oxford University Press, 2018.

● 家族の支援

親へのケア ▶　子どもが楽しく，安楽に過ごせることは，親の安心につながる。逆に，親の身体的・精神的な負担や苦痛は，子どもへのかかわり方に影響を及ぼす。子どもと親の間には相互作用があり，ケアにあたっては親を支えることが子どもの安寧となることを意識しなければならない。親が「親としてできることがある」「この子の親だと感じられる」ように，親の希望や意向を確認しながら，子どものケアを一緒に行うことは，子どもとの死別後の親のビリーブメントケアにつながる。限られた生命であっても，子どもが子どもらしく生き，そこに家族の時間があったことを親が感じられるような支援が必要である。

　また，親は，治療の継続や終末期の過ごし方など，さまざまな選択を行わなければならない。医療者から，子どもの病状の進行や死が近いことを伝えられることは，親にとってはかりしれない苦悩となる。苦痛が少なく，子どもらしい時間を送ることができるような治療やケアの選択を行うためには，親がいだく葛藤や苦悩が，子ども自身のものとは異なるということを親が認識できることが大切だといわれている[1]。そのためには，親自身の苦悩が緩和されることが必要であり，親の葛藤や苦悩をありのままに受けとめ，寄り添い，子どもの発しているサインについて対話を通して一緒に考える看護師の存在が必要となる[2]。

きょうだいへの ▶
ケア
　子どもへのケアが複雑化・長期化することで，親だけでなく，きょうだいなどほかの家族への負担となることも少なくない。小児緩和ケアでは，レスパイトケア[3]の提供が重要である。

　きょうだいへのケアは，子どもや親へのケアと同様に重要なものである。看護師が，緩和ケアを受けている子どものきょうだいに出会う機会は少ない。そのため，機会があれば積極的に声をかけ，成長・発達途上にあるひとりの子どもとして，接することが必要である。近年，きょうだいを対象としたサポート団体なども増えており，そのような家族支援に関する情報提供を行うことを通して，きょうだいや家族への支援をつなげていくことも看護師の役割である。

---

1) Kars, M. C. and Grypdonck, M. H. F.: The parents' ability to attend to the "voice of their child" with incurable cancer during the palliative phase. *Health Psychology*, 34(4): 446–452, 2015.
2) Matsuoka, M. and Narama, M.: Parents' thoughts and perceptions on hearing that their child has incurable cancer. *Journal of Palliative Medicine*, 15(3): 340–346, 2012.
3) 自宅で生活している緩和ケアの対象となる子どもや家族の，精神的・社会的な苦痛を癒やし，リフレッシュするために，一時的に施設やある特定の場所などで過ごし，その間の子どものケアを代替者が担う取り組みのこと。自宅での預かりや，デイケアの利用，施設への短期入所など，さまざまな形式がある。

② 思春期・若年成人（AYA 世代）

1 ライフサイクルにおける特徴

　近年，思春期 adolescent および若年成人 young adult は，AYA[1]（adolescent and young adult）世代といわれ，とくにがん医療の領域において，この世代への支援の必要性が注目されている。わが国では，15 歳から 39 歳までが広義の AYA 世代とされることが多い。AYA 世代の人は身体的・精神的・社会的な変化が大きく，変化する要素も多様であり，1 人ひとりがそれぞれ異なる課題に直面している。

　思春期とは，それまで確立してきた価値観を基本に，共感性の高い仲間集団やときにはそれ以外の仲間との関係性のなかで「自分はなにものなのか」「なんのために生きているのか」をたえずさがし求める時期である。また，思春期を過ぎて若年成人期になると，恋愛相手，仕事仲間や上司など，特定の相手との親密性や連帯感を体験し，自己存在の意味を見いだす時期となる。したがってこの時期に生命をおびやかす状況にあることが，彼らの存在価値に及ぼす影響は大きいといえる。

　また，思春期と若年成人の成長・発達にはそれぞれの特徴があるため，それを理解したうえでニーズをとらえることが求められる。

● 思春期の患者と家族の特徴

● 思春期以前から慢性疾患のある患者と家族の特徴

対象となる疾患や▶状態の特徴　わが国の 15〜19 歳の死因は，自殺，不慮の事故を除くと，悪性新生物，心疾患，先天奇形・変形および染色体異常の順となっており[2]，死亡数は多くないが，これらがこの世代の生命をおびやかす疾患の代表である。また，先天的に，あるいは小児期から長期間にわたって慢性疾患をかかえながら生活し，思春期に終末期を迎える患者もいる。

体験による患者・▶家族関係への影響　思春期以前に小児がんを発症し，闘病生活を送っている思春期の患者は，それまで再発を繰り返しながらも治療を受けつづけてきたという体験から，いつか治ることを期待しながら療養生活を送っていることがある。また，慢性的な肺障害や重度の心疾患をかかえている思春期の患者も，同様に急性期をのりこえる体験をしているであろう。このような患者は，自分の将来に不安や恐怖をいだいている一方で，その経験から周囲の医療者や家族を信じ，自分の状況を深刻にとらえないようにしている場合もある。

　本来，思春期の子どもをもつ家族は，子どもが親もとから巣だつ準備をする

1）AYA：一般にアヤと読まれることが多い。
2）厚生労働統計協会編：国民衛生の動向 2023/2024．p.385，2022．

という発達段階にある。子どもは物理的・心理的に親との距離をおきはじめ，親は子どもの自由や責任を認めはじめる時期である。しかし，小児期から継続する疾患がある子どもの家族では，子どもを保護するという親の使命感が強く，発達課題に向き合うことがむずかしい場合もある。

　また，親はどのような状況においても，子どもが治ることへの希望や，少しでも長く生きてほしいという願いをいだくものである。再発を繰り返す小児がんや，先天性の疾患，幼少期から重度で難治性の疾患のある子どもの親は，ここまでこられた体験からさらなる期待をいだき，また必死に子どもをまもりたいと願う場合もあるだろう。

　このように，思春期以前から継続する疾患が，子どもと親の関係性に長期間にわたり影響を及ぼしている可能性がある。支援にあたっては，思春期にいたるまでの子どもやその家族の成長・発達の過程，親子関係，また関係性に影響を与えた体験をとらえておくことが重要である。

◉ 思春期発症の疾患のある患者と家族の特徴

対象となる疾患や状態の特徴▶　思春期に発症して緩和ケアの対象となる患者は多くない。緩和ケアの対象となる疾患としては，難治性のがんが代表的である。がん以外では，突然の脳血管障害や冠静脈疾患に伴い生命をおびやかすものや，進行性の筋疾患なども含まれるが，これらはきわめてまれである。

患者の特徴▶　健康な思春期にある人が，自分が生命にかかわる病気を発症するかもしれないと思いながら生活をしていることはほとんどない。実際にこの世代の外来受療率はどの年代よりも低く，病院にかかること自体も少ない。死についての理解は成人とほぼ同様であるものの，自分の年齢で死に直面することはないと信じ，死ぬことは失敗や降伏を意味するととらえる傾向にある。

　また，がんを発症した思春期患者は，病気そのものについて心配するよりも，高校の部活を続けられないことなど，これまでの生活の一部を変更せざるをえない状況におかれることを心配しがちである。この先どうしたらよいのか・どうなるのかというあせりをいだいたり，周囲の仲間から取り残されてしまうという孤独感をいだいたりする。また，脱毛ややせなどの容姿の変化から，ますます仲間との接点をもつことを避けたり，その関係性を失ってしまうこともある。

　このように，自分の将来を少しずつイメージしはじめようとしている思春期患者は，自分のおかれた状況に揺らぎ，不安定感を増すことになりうる。さらに，自立と依存のはざまで揺れやすく，自分の気持ちや思いを積極的に他者に表現することが得意でないことも多い。周囲の家族や医療者側からみると，なにを考えているのかわかりにくく感じてしまうことも少なくない。しかし実際には，身体への不安や気がかり，友人や大切な人とどのように向き合えばよいのかわからず，もがき苦しんでいる状況を誰にどのように伝えればよいのか悩み，「自分の気持ちは誰にもわかってもらえない」と思ってしまうこともある

だろう。

親の特徴▶

　この時期の親もまた，わが子が生命をおびやかされる状態になることを予測することはない。子どもは家族よりも友人などと過ごす時間が多くなり，子どもの自立も少しずつ考えはじめる時期に，わが子がそのような状態になることを受けとめるのは容易ではない。さらに小児期と異なり，わが子のおかれた状況に対して，直接的な支援をすることができない，できることがなにもない，と感じてしまう親も多い。

　しかし，治療の選択などについては，未成年であることから最終的には親（保護者）に判断をゆだねられる場合が多いかもしれない。ときに成人であっても，大学生など経済的に自立をしていない場合は，同様に親へ判断をゆだねようと医療者側が考える場合もある。

　生命にかかわる決定については，子どもの生命をおびやかす状態であることを親自身が受け入れることのむずかしさに加え，わが子の回復への願いや子ども自身に事実を伝えることの影響を考えたときに感じる葛藤や恐怖などから，子どもには真実を言えない・言うべきでないと考えることも多い。それは，わが子をまもりたい親としては当然の反応であり，けっして子どもの意向を尊重しないという思いがあるわけではない。

　看護師は，親の気持ちやその背景を理解し，思春期患者がどのように過ごしたいかなどの意向や思いに着目して，そのことを尊重できるように一緒に考えていくことが重要である。

● 若年成人の患者と家族の特徴

対象となる疾患や▶
状態の特徴

　若年成人とされる世代は，20代前半から30代後半と幅広い。20〜24歳の死因は15〜19歳と同様であり，緩和ケアの対象となる疾患や状態も同様の特徴をもっていると考えられる。20代後半になると，先天性疾患など小児期から継続する疾患に関する死因が少なくなり，自殺および不慮の事故を除くと，悪性新生物・心疾患・脳血管疾患がおもな死因となる。死亡数は少ないが，死因としてはがんが最も多い世代である。

患者の特徴▶

　この世代の患者は，大学や専門学校などの学生，就労している人，また家庭をもち自分の親から自立している人や，子をもち親役割のある人などさまざまであり，その社会的役割は多岐にわたる。そのため，おかれた立場により，個人が大切にしているものや大切にしたいと考えていることなど，生活の価値観が異なることを理解し，それらを尊重することが大切となる。

　若年成人の患者は，職場での責任感や連帯感が高まり，パートナーとの親密性が増し，恋愛や結婚をし，家庭をもって新しい社会的基盤を築こうとする自立・独立の時期にある。しかし，病状の進行によって入浴や排泄などの日常生活行動を自分自身でコントロールすることがむずかしくなり，医療者や家族に頼らざるを得なくなることで，自分の社会的役割や価値の喪失感をおぼえるこ

とになる。

　小児期に発症した疾患によって，この時期に死が避けられない状況になる場合もある。たとえば，デュシェンヌ型の筋ジストロフィーは発達に伴って徐々に進行し，その平均死亡年齢は若年成人にある。こうした患者の場合は，予後不良であることが決定的ななかで，その事実を徐々に受けとめ，疾患の進行をありのままに受け入れているという報告もある[1]。

家族の特徴▶　この時期は，患者が自分の親から独立して新たな家族を形成している場合，患者とその親あるいはパートナーとの関係，また患者が子どもをもつ場合はその子どもとの関係など，おかれた状況によって関係性が異なり，その患者にとっての家族へのケアを考えていくことが特徴としてあげられる。

2 緩和ケアを必要とする状態とアセスメント

● アセスメントの視点

　AYA世代の患者がかかえる苦痛をアセスメントするためには，身体的・精神的・社会的・スピリチュアルな側面のそれぞれに注目しなければならない（▶表6-3）。AYA世代といっても，その対象は広範囲にわたる。生命をおびやかす状態にいたるまでの経緯など，個人の背景や役割，これまで述べてきたAYA世代特有の発達課題における特徴を理解したうえで，現在の状態にいたるまでの経過やそれに伴う体験，思いをていねいにくみとり，とらえることが必要である。

　治療中のAYA世代がん患者への調査では，診断・治療中の時期から，自分の身体状況により影響を受ける社会参加や家族内での役割，また自分の将来について，なんらかの苦痛を感じていることが示されている[2]。こうした苦痛は，病気のために死が避けられない状況にいたると，さらに増すと考えられる。

　身体的な症状が緩和されるよう症状を把握することはもちろんであるが，患者が苦しんでいるのは身体的な問題のみではないことを理解しておかなければならない。身体的な症状が悪化すると，「このままどんどんわるくなってしまうのではないか」と不安が高まったり，「こんなにだるくてはなにもできない」とやる気がなくなったりする場合も多い。これらと関連して，社会参加がむずかしくなり，自分の存在価値について悩み，「こんな状況であれば生きている意味がない」とスピリチュアルな苦痛も生じることもある。とくに，将来がみえないなかで生きることに関して迷いの大きい，AYA世代特有のスピリチュ

1) 大和貴子・山口桂子：在宅で生活している青年期Duchenne型筋ジストロフィー患者の外出について—本当は行きたい外出を取り戻すプロセス．日本看護研究学会雑誌 31(1)：101-109, 2008.
2) 「総合的な思春期・若年成人（AYA）世代のがん対策のあり方に関する研究」班編：医療従事者が知っておきたいAYA世代サポートガイド．pp.15-16, 金原出版, 2018.

▶表6-3　AYA世代を対象にした緩和ケアにおけるアセスメントの視点

	アセスメントの視点
身体的側面	• 身体的苦痛や症状をどのように感じているか。 • 変化を感じていても「このくらいだいじょうぶ」と自分で判断している症状や状況はないか（大目に見よう、またはこれくらいのりこえられると考えることがある）。 • 痛みの閾値に影響している精神的・社会的要因はないか。
精神的側面	• 不安や抑うつはないか。 • 入院環境によるストレスをかかえている様子はないか（小児病棟や成人病棟で、AYAは少数であることが多く、環境へのストレスをかかえることが多い）。 • 医療者とのコミュニケーションはどうか。
社会的側面	• 彼らにとっての重要他者とは誰か。 • 誰にどのようなことを期待したり、望んだりしているか（たとえば誰とどのように過ごしたいか、また周囲との関係をどのように望んでいるかなど）。 • 周囲とどのようにかかわりをもっているか。 • 経済的な状況はどうか。
スピリチュアルな側面	• 自分を否定するような言動はみられていないか。 • 今後（未来）への望みや夢などをいだいているか（それに関した言動があるか）。 • 自分らしさを表現しているものはどのようなものか。

アルペインを生じる可能性がある。

● 意思決定に伴う倫理的課題

　小児がんに携わる医師への調査では、高校生の小児がん患者に対して、治らない見込みであることについては患者の35％に、さらに、死が差し迫っていることについては24％にしか伝えていないという報告もある[1]。そのため、患者本人が意思決定をするために十分な情報が不足している可能性が高い。

　AYA世代にある患者の死が避けられない状況にあると考えられるとき、患者の親は、どのようにするのが、そしてなにを選択するのがわが子にとってよいのかと悩み、苦しみながら、患者を必死に支えようと向き合っている。親やきょうだいらの家族がいだく思いは、患者本人が状況を理解している程度によって異なる。

　一方で、終末期にある思春期患者が意思決定に関して重視するのは、「自分がどうするべきかについて、第三者がどのように思っているか」であるという報告もある[2]。AYA世代の患者にとって、重要他者の存在とその影響は非常に大きいといえ、親との関係性のなかでは、親に気づかいし、遠慮などを感じて

1) 吉田沙蘭：科学研究費助成事業　研究成果報告書．（https://kaken.nii.ac.jp/ja/file/KAKENHI-PROJECT-26780408/26780408seika.pdf）（参照 2020-10-05）
2) Hinds, P. S. et al.: End-of-Life decision making by adolescents, parents, and healthcare providers in pediatric oncology. *Cancer Nursing*, 24(2): 122-134, 2001.

いる場合もある。医療者や親の考えが押しつけにならないよう，本人の意思を
しっかりと確認していくことが望まれる。

　また，米国において行われた 12〜21 歳の小児がんの思春期患者 17 人への
調査では，患者を話し合いに巻き込むことの重要性も示唆されている[1]。大切
なことは，情報をすべて共有することが望ましいという考えではなく，患者が
知りたいと思っていることはなにか，どのように意思決定に参加したいのかを
とらえ，患者の個人の体験や感覚を理解しながらその支援を考慮することであ
る。

3 緩和ケアの実践

● 多職種連携による患者と家族へのアプローチ

患者への▶
アプローチ
　患者にとっては，将来への希望や夢に満ちあふれている時期に，自分ではコ
ントロールできず，人生の計画を大きく変更せざるを得ない状況になっている
ことそのものが苦痛であり，小児期やその他の成人に比べて特別な配慮を要す
る。しかし，患者がその思いを表出することは容易ではない。

　患者とのかかわりでは，彼らがどのように苦しみを体験しているのかを理解
しようとする姿勢が求められるが，看護師だけで対応することは困難である。
患者は入院生活のなかで，心理士や理学療法士・作業療法士，あるいは薬剤師
や栄養士などの多くの専門職と時間や空間を共有している。そのなかで，これ
らの専門職に自分の思いや意向を表現することがしばしばある。多職種によっ
て患者の状況を共有しながら，患者から発せられた表現を大切にしてつなぎ合
わせ，その思いをとらえることが大切である。場合によっては，患者自身が，
安心して話をすることができる相談者を見つけることもあるだろう。

　ただし，患者にかかわる多職種それぞれが得た情報を共有する際には，本人
が秘密にしてほしいと希望している場合など，その情報の取り扱いについて留
意が必要である。情報が患者の困りごとにつながっている場合には，それを解
決したい思いを本人と共有したうえで，情報の扱いについて慎重に考えていく
必要がある。また，AYA 世代患者は苦痛を周囲へ伝えるのをためらい，耐え
る傾向もあるため，症状アセスメントを行ううえでは，これらも念頭におきな
がら，苦痛緩和に努めていくことも大切である。

　そして，AYA 世代の患者にとって，同じ世代の仲間の存在は大きい。患者
と仲間のやりとりを医療者が知ることはむずかしいが，仲間と過ごす時間が彼
らにとって大切であることを考慮した支援体制も望まれる。

1) Shana, J. et al.: Adolescent end of life preferences and congruence with their parents'
preferences: results of survey of adolescents with cancer. *Pediatric Blood & Caner*,
62(4): 710-714, 2015.

家族への▶
アプローチ
　家族が患者とは逆の意向をもっている場合には，医療スタッフとの対話をためらう様子がみられることがある。ソーシャルワーカーや専門看護師などの資源を活用し，家族の思いを共有する時間を設定するなど，計画的に支援体制を考えていけるとよい。

　また，患者が子をもつ親である場合には，病気の進行に伴う容姿の変化や苦痛をかかえている状況に対して，子どもが不安を感じることも予測される。CLSや心理士などの専門的なアプローチの必要性を検討するとともに，グリーフケアへの取り組みも求められる。

● 意思決定支援

　AYA世代の患者は，どのようなときであっても自分に対して正直に誠実なかかわりを求めており，「どのくらいの情報を」「いつの時点で」聞きたいかについても，自分で選択したいと考えていることが多い。

　しかし，世代の特徴から，生命予後までは伝えられず，自分自身におこっている真実に基づいた意思決定をする機会がない場合もありうる。とくに思春期では親が意思決定に大きく関与する場合が多いが，親自身も意思決定に困難を伴うことを理解する必要がある。看護師は親の気がかりをとらえると同時に，子どもの意向をくみ取り，それを反映させながら，親が子どもの視点にたって一緒に考えていけるように支援をすることが大切である。

　また最近では，さまざまなツールを活用したアドバンス・ケア・プランニング（▶65ページ）についても報告がなされている。ここで大切なことは，患者本人が「どのように生きたいか」という意向が尊重されることである。ただし，患者がそれを考える過程も簡単ではないであろう。看護師には，専門家としての意見を述べたり，ときには選択肢を考えたりしながら，患者が治療や生活の場になにを望むのか，誰とどのように過ごしたいかなどについて具体的に考えられるよう，情報を共有しながら，患者が孤独感のなかで苦しまないよう支え，ともにあることが求められる。そして，決定や選択が行われる際には，必要な情報ができる限り共有されるように，多職種や家族を含めたチームで十分に検討しながらかかわることが望まれる。

③ 高齢者

1 ライフサイクルにおける特徴

● わが国の高齢化の状況

　わが国では，2023（令和5）年の高齢化率が過去最高の29.1％となり，今後も2025年には30.0％，2050年には37.7％と増加傾向にあると推測されている。

現在、後期高齢者の割合が増加しておりこれは、受療率が高くなり、要介護状態の人が増え、多死社会になることを意味している。

● 高齢者の特徴

高齢者は、加齢に伴って内部環境の恒常性維持機能が低下し、そのため健康をおびやかされやすい。さらに、老化に伴っておこる老年症候群やフレイルfrailty[1]、運動機能の低下や不活動状態によりおこる廃用症候群などによって、症状は複雑化・悪化しやすく、長い経過をたどることが多い。

また、遺伝的な要因や環境の影響、生活習慣、病気の影響といったさまざまな影響を受けながら年齢を重ねているため、個別性が非常に大きく、身体的・精神的側面の変化も多様である。さらに、身体的・精神的・社会的側面は密接に関連している。

人生の最終段階では、高齢者は慢性疾患の寛解と増悪を繰り返し、認知症や老衰を経るなどして死を迎える。

2 緩和ケアを必要とする状態とアセスメント

● 高齢者に対する緩和ケアの必要性

老年症候群の代表的な症候としては、摂食嚥下障害や体重減少、関節をはじめとする身体の痛み、骨折、歩行障害や転倒、易感染性、認知機能障害、抑うつ、せん妄、頻尿や失禁、難聴、視力障害、貧血、めまいなどがある。また、フレイルは、倦怠感や体重減少、筋力低下といった身体的な側面だけでなく、抑うつや認知機能低下、社会的なつながりの減少、閉じこもりといった精神的・社会的な側面への影響を及ぼす。

このように高齢者はなんらかの苦痛を有しており、これらを医療者がとらえられているかどうかが重要である。とくに、認知症や全介助状態にある高齢者は自分の状態をうまく説明できず、また言えないことから、苦痛への介入が十分ではないことも多い。「認知症の末期にある人は苦痛を感じない」といった偏見をもっている医療者がいることが、これに拍車をかけている。また、日常生活援助を受ける高齢者にとっては、看護師がよかれと思って行っている援助のなかにも苦痛がある（▶図6-1）。

このように、高齢者はさまざまな苦痛をかかえながら生活しており、ときには苦痛への介入が十分でないこともあるため、緩和ケアの充実が不可欠である。

---

1) 高齢期に生理的予備能が低下することで、ストレスに対する脆弱性が亢進し、生活機能障害、要介護状態、死亡などの転帰に陥りやすい状態をさす。身体的な問題だけでなく、精神的・社会的問題を含む概念である。

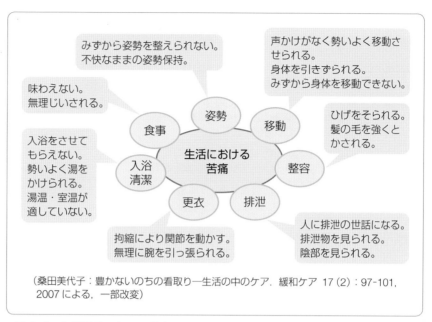

（桑田美代子：豊かないのちの看取り―生活の中のケア．緩和ケア 17（2）：97-101，2007 による，一部改変）

▶図6-1　生活援助における苦痛

● 身体的な状態のアセスメント

　医療機関で勤務する看護師は，なんらかの疾患をもち通院もしくは入院している高齢者の身体状態をアセスメントすることはできる。しかし，老化によっておこりうる身体的変化をていねいに観察せず，加齢によるものと安易に判断していないだろうか。老化現象は高齢者の日常生活に大きく影響するため，それらを理解してケアを提供することが必要である（▶表6-4）。さらに，老年症候群やフレイル，廃用症候群の有無・程度などもていねいに観察し，介入の方向性を検討して，ケアを行っていくことも重要である。

　また，高齢者は不動の痛みを容易に生じる。痛みの背景としては，加齢や疾患の慢性的な進行による身体機能の緩徐な低下や，脳卒中や転倒転落などによる身体機能の急変，痛み，抑うつ，意欲低下，災害や転居などによる環境の変化といったさまざまな要因からの生活不活発，鎮静・催眠効果のある薬物の影響，身体拘束，漫然とした寝かせきり，などがある[1]。看護師は，高齢者の生じやすい不動の痛みを認識し，予防的にかかわることが必要であり，それが高齢者の QOL を高めることにつながる。

1）ELNEC-JG プロジェクトチーム：ELNEC-J 高齢者カリキュラム指導者用ガイド 2020．モジュール3：痛みのマネジメント指導者用アウトライン，スライド 13-14，2020．

▶表6-4　老化と日常生活への影響

おもな身体的な変化		日常生活に影響する症状
脳神経	1)中枢神経細胞の脱落，脳代謝の低下 2)神経伝達速度の低下	もの忘れ，行動に時間を要する
内分泌	1)メラトニンの血中濃度の低下 2)女性：閉経後のエストロゲン濃度の低下，男性：テストステロン分泌の低下	睡眠障害 骨粗鬆症，更年期障害
感覚・知覚	視覚：視力・色覚・視野・明暗順応の低下 聴覚：高音域の低下，語音の弁別機能低下	老視，老人性白内障，見えにくい，聞こえにくい，それに伴う勘違い
呼吸	1)肺胞減少，肺の弾性低下，呼吸筋の柔軟性の低下，残気量の増加 2)繊毛運動の低下	肺活量の低下・息切れ，易感染
循環	1)心肥大 2)心臓のポンプ機能の低下 3)血管の弾力性の低下 4)血管内圧受容器の感度の低下	動悸，収縮期血圧の上昇と拡張期血圧の低下，起立性低血圧
消化・吸収	1)消化液の分泌低下 2)下部食道括約筋の低下 3)腸の蠕動運動の低下	胃のもたれ，胃食道逆流症，消化不良，便秘
排泄	1)腎臓の濾過率の減少，濃縮力の低下 2)尿道括約筋の硬化・弛緩 3)膀胱容量の減少 4)前立腺肥大	残尿，（夜間）頻尿，失禁，排尿困難
体内水分量	1)細胞内水分量の減少 2)脂肪の構成割合の増加 3)筋組織の構成割合の減少	脱水
皮膚	1)表皮・真皮・皮下組織の菲薄化 2)汗腺・脂腺の分泌低下 3)表皮化の回転周期の延長	表皮剝離，乾燥，創傷の回復遅延
運動・体力	1)免疫能の低下 2)筋力・持久力・平衡性・柔軟性の低下，骨量(骨密度)の低下(※定期的に運動していない場合)	易感染性，運動能力の低下，円背，歩行能力の低下，転倒，骨折

（ELNEC-JG プロジェクトチーム：ELNEC-J 高齢者カリキュラム指導者用ガイド 2020．モジュール1：エンド・オブ・ライフ・ケアにおける看護，スライド 10-17，2020 による，一部改変）

● 認知機能状態のアセスメント

　高齢者は，老化の影響により生理的に認知機能が低下する。それに加え，高齢になるにしたがって認知症を発症する割合も高くなる。これらにより，高齢者というだけで「物忘れがある」「理解力が低い」「判断力が落ちている」といった偏見をもち，適切に認知機能をアセスメントせずに，「病状説明してもすぐ忘れるから，家族にだけ説明しよう」「判断できないから，家族に決めてもらおう」といった対応をしていることが少なくないのが現状である。しかし，高齢者は，「自分のことを自分で考えられない」「自分のことが自分で決められない」といった苦痛を感じている。

　ただし，わが国の文化的背景から「自分のことだけど，子どもに決めてもらう」「子どもが決めてくれたのであれば，それいい」といった決定をする高齢者も少なからずいるため，「必ず高齢者に決めてもらわなければならない」という考え方は危険である。適切に認知機能をアセスメントし，目の前にいる高齢者がどのような意思決定の方法をとりたいと考えているのかを確認することが必要である。

認知機能の▶アセスメント　認知機能のアセスメントツールとして，改訂長谷川式簡易知能評価スケール Hasegawa's Dementia Scale-revised（HDS-R）や Mini-Mental State Examination（MMSE）などがある。認知症の重症度を評価するスケールとしては，臨床的認知症尺度 Clinical Dementia Rating（CDR），アルツハイマー型認知症の重症度を評価するスケールとしては，Functional Assessment Staging（FAST）がある。HDS-R や MMSE は質問式のスケールであるため，高齢者自身の視聴覚機能を考慮して活用する必要がある。さらに，HDS-R や MMSE では，全体の点数だけで評価するのはなく，各スケールの失点項目に注意を向けることで看護にいかすことができ，それが日常生活における緩和ケアにつながる。アセスメントツールの詳細については成書を参照してほしい。

　認知症のある高齢者は，認知機能障害や認知症の行動・心理症状 behavioral and psychological symptoms of dementia（BPSD）により生活に支障をきたしたり，「忘れていくことへの不安や恐怖」「できていたことができなくなることに対するいらだちや情けなさ」などをもったり，他者との関係性が変化したり，認知症の進行とともに歩行障害や排泄障害，嚥下障害などが出現したりと，身体的・精神的・社会的・スピリチュアルな側面において苦痛が出現する。

　さらに，高齢者自身のコミュニケーション能力の低下や，周囲の人のコミュニケーションスキルの低さなどから，コミュニケーション障害を生じることも多い。認知症のある高齢者のコミュニケーション能力は，病状の進行とともに限定的となり，低下していく。認知症のステージを把握し，視聴覚機能・知的機能と言語機能・非言語メッセージ・発語発声器官などをアセスメントすることが必要である[1]。

痛みの▶アセスメント　痛みのアセスメントは主観的評価が中心となるが，認知症の病期によっては主観的評価がむずかしくなることもある。

　軽度の認知症の場合には，VAS（visual analogue scale）や NRS（numerical rating scale）などの主観的な評価方法（▶85ページ）が可能である。しかし病状が進行して中等度になると，これらを用いることはむずかしくなる。さらに重度から終末期になると，言語や身体から発せられるサインによる主観的評価がむずかしいため，息づかい，表情，発声，身体の硬直，落ちつかなさ，おこ

1）北川公子：認知症ケアにおけるコミュニケーション，中島紀惠子編：認知症の人々の看護. pp.96-109, 医歯薬出版, 2014.

りっぽさなどの状態を客観的に観察し，評価していくことが必要である。客観的評価法には Pain Assessment in Advanced Dementia(PAINAD)[1] や Abbey pain scale[2]，DOLOPLUS-2[3] などがある。

これらのツールを用いて老化に伴う認知機能低下や認知症，痛みを適切にアセスメントすることが，緩和ケアを実践していくうえでも重要である。また，苦痛の表出は言語によるものとは限らない，ということも認識しておく必要がある。

3 緩和ケアの実践

● 高齢者に特徴的な緩和ケア

◉ 生活のなかの緩和ケア

車椅子に座っている要介助の高齢者が，時間とともに骨盤が後傾する「仙骨座り」になっていることがある。その様子をみた看護師は，褥瘡を予防するために体位を整えることが多い。この座り方は，どのように読みとればいいのであろうか。

褥瘡予防を目的として体位を整えた看護師は，その高齢者にとってよいことをしている。しかし，時間とともに仙骨座りになっていく高齢者の身体的な予備力について考えているであろうか。高齢者は疲労度が増したためにこのような座り方になっているのではないだろうか。また，その座り方によって限られた視界となることの，精神的・認知機能的・社会的・スピリチュアルな側面での影響はどうであろうか。

このような場合，「仙骨座り」という高齢者からのサインを包括的な視点で考え，高齢者の苦痛をキャッチし，介入していくことが必要である。要介助状態にある高齢者や認知症の終末期にある高齢者は，歩行障害や嚥下機能の低下，不動の痛みなどから，さまざまな苦痛を生じやすい。この時期にある高齢者の身体から出されるサインは微弱になっていくため，適切な介入が行われないことが多い。「苦痛があるかないか」ではなく，「苦痛があるかもしれない」という見方で高齢者に接し，日々のケアのなかから微弱なサインをとらえてケアしていくことが緩和ケアであり，それが高齢者の尊厳を保つことにつながる。

1) Warden, V. et al.: Development and psychometric evaluation of the Pain Assessment in Advanced Dementia (PAINAD) scale. *Journal of the American Medical Directors Association*, 4(1): 9-15, 2003.
2) Abbey, J. et al.: The Abbey pain scale: a 1-minute numerical indicator for peaple with end-stage dementia. *International Journal of Palliative Nursing*, 10(1): 6-13, 2004.
3) Ando, C. et. al.: Development of the Japanese DOLOPLUS-2: A pain assessment scale for the elderly with Alzheimer's disease. *Psychogeriatrics*, 10: 131-137, 2010.

● 認知症のある高齢者への緩和ケア

認知症のある高齢者の苦痛の表現は，認知症のステージにより異なる。

軽度から中等度▶ 　軽度から中等度の認知症では，認知機能が低下していない人と同じように苦痛を表現できる可能性が高いとされている[1]。しかしながら，認知機能障害の進行とともに言語による意思表出がむずかしくなり，さらに，「認知症のある高齢者は痛みや苦痛を感じない」という偏見をもっている人も少なくないため，適切に苦痛緩和がはかられていないこともよくある。認知症のある高齢者の痛みのマネジメントに関する調査では，大腿骨骨折の治療経過のなかで，認知症の高齢者に対する鎮痛薬の使用量が少ないこと[2]や，認知症の重症度が高いほど鎮痛薬を使用している患者の割合が低いこと[3]が明らかとなっている。

中等度から重度▶ 　認知症が中等度にさしかかると，実行機能障害や失行，時間と場所の見当識障害がみられるようになり，自力歩行がむずかしくなり，他者の介助が必要な状態になってくる。この時期に強く出現するBPSDは，認知症のある高齢者のメッセージや第2の言語といわれており，長期記憶が薄れるこの時期には「自分の存在があやぶまれる」といったスピリチュアルペインもあるかもしれない。

　この時期の認知症のある高齢者へのケアは強く出現するBPSDに対応するだけとなりやすいが，「自分の存在があやぶまれる感覚」へのかかわりも重要である。具体的には，回想法や絵画療法といった非薬物療法や，周囲の人が「あなたのことが大切だ」だというメッセージを伝えることなどである。

　さらに，この中等度から重度のステージでは，ADLが低下したり言語的コミュニケーションが限定的になったりすることで，痛い・かゆい・息苦しい・排便したいといった自分の不快症状をうまく伝えられなかったり，周囲の人が症状をとらえられなかったりすることもある。このため，タイミングよく症状緩和がはかれずBPSDやせん妄が出現することがあり，状況が複雑になり，ますます症状緩和がはかれないといった悪循環をたどる。とくにBPSDやせん妄に対しては向精神薬などが処方されることが多いが，それでは痛みや苦しさ，不快感といった本人のニーズへ介入したことにはならない。苦痛の早期発見，多角的なアセスメント，適切な介入が必要であり，そのためには多職種の連携が不可欠である。

1) 小川朝生：認知症における身体症状評価の原則．武田雅俊監修：認知症の緩和ケア．pp.117-138, 新興医学出版社，2015.
2) Morrison, R. S., Siu, A. L.: A comparison of pain and its treatment in advanced dementia and cognitively intact patients with hip fracture. *Journal of Pain and Symptom Management*, 19(4): 240-248, 2000.
3) Reynolde, K. S. et al.: Disparities in pain managements between cognitively intact and cognitively impaired nursing home residents. *Journal of Pain and Symptom Management*, 35(4): 388-396, 2008.

　　この時期には，本人がここちよい環境で過ごせるように，身体状態や既存疾患の管理(薬剤管理も含む)，生活環境の調整，認知機能を補完するかかわりといった，いわゆる日常生活ケアが緩和ケアになる。

終末期▶　　終末期では，歩行障害や排泄障害，嚥下障害に加え，とくに繰り返す誤嚥性肺炎により身体的苦痛が増す。しかし，この時期の認知症のある高齢者は言語的なコミュニケーションがむずかしく，また高齢者自身の身体から発せられるサインが微弱であることや，認知症のある高齢者に対する大きな偏見などから，苦痛への適切な介入が遅れたり，なされなかったりすることも多い。

　　さらに，「食べられなくなる」という生命の問題に直面するのもこの時期である。前述のコミュニケーション能力の問題から，認知症のある高齢者が自身で意思決定することはむずかしく，自分のことを自分で決めたいという人にとっては自律原則があやぶまれるという苦痛もある。

　　この時期では，認知症のある高齢者の微弱なサインや生きざまなどから，その人の意思を察しながらケアや意思決定支援をしていくこと，そして中等度から重度と同様にていねいに行う日常生活ケアが緩和ケアとなる。

● 高齢者の緩和ケアにおいて重視すべきポイント

　　「最善の医療とケア」とは，必ずしも最新もしくは高度の医療とケアの技術のすべてを注ぎ込むことを意味するものではない。とくに高齢者においては，個人差が大きいこと，臓器の潜在的な機能不全が存在すること，薬物に対する反応が一般成人とは異なることなどの特性に配慮した，過少でも過剰でもない適切な医療，および残された期間のQOLを大切にすることが，「最善の医療とケア」であると考えられる[1]。

　　終末期を迎えつつある高齢者は，食べられなくなることがよくある。それがいよいよ最期のときに近づいたために生じたことなのか，それともほかの原因によりおこっていることなのかを多職種チームで見きわめ，過剰でもなく過少でもない医療とケアを提供していくことが，この時期の高齢者にとって緩和ケアになり，QOLを保つことにつながる。

1) 日本老年医学会：「高齢者の終末期の医療およびケア」に関する日本老年医学会の「立場表明」2012. (https://www.jpn-geriat-soc.or.jp/tachiba/jgs-tachiba2012.pdf)(参照 2022-08-31)

B さまざまな疾患における広がり

① 悪性腫瘍

1 疾患の概要

悪性腫瘍, いわゆるがんは, 1981(昭和 56)年からわが国の死因の第 1 位であり, 政府は 1984(昭和 59)年の「対がん 10 か年総合戦略」より, がん対策に取り組んできた。しかしながら, がんは高齢化を背景に, 罹患率・死亡率ともに増加しつづけ, 国民病ともいわれるようになった。2021 年では, 38 万人以上ががんで死亡し, 男性の 2 人に 1 人, 女性も 2 人に 1 人ががんに罹患すると推計されている[1]。

がんの特徴▶ がんが人々の生命や健康をおびやかすのは, ① **自律性増殖**, ② **浸潤と転移**, ③ **悪液質**という 3 つの特徴による。① 自律性増殖とは, がん細胞が正常な新陳代謝とは関係なく, 自律的に過剰な増殖を続けることである。② 浸潤は隣接した組織に直接広がることであり, 転移は血液やリンパ系を介してほかの場所で新たながん組織をつくることである。③ 悪液質とは, がん組織がほかの正常組織が摂取しようとしていた栄養を奪うことで, 体重減少や低栄養をきたし, 身体の衰弱をもたらすことである[2]。

がんの病期▶ がんの増殖, 浸潤と転移によって臨床的に進行する度合いは, **がんの病期 stage(ステージ)**として表現される。病期は, 治療の選択や成績, 予後を予測するための重要な指標である。病期分類の例として, 国際対がん連合(UICC)による **TNM 分類**では, T(tumor：原発巣の広がり), N(nodes：所属リンパ節転移), M(metastasis：遠隔転移)の 3 つの要素の組み合わせによって 0〜Ⅳ期に分類される。病期の数値が大きいほど, がんの原発巣が大きく浸潤し, リンパ節転移が著明で, 遠隔転移があり, 予後不良と評価される。病期分類にはそのほかにも, がんの部位によって, 病理組織学的悪性度, 血清腫瘍マーカー, リスク分類などの情報が必要である[3]。

がんの治療▶ がんの治療には, 大きく分けて**外科療法**, **がん薬物療法**, **放射線療法**, がん

1) 国立がん研究センター：がん情報サービス, 最新がん登録, 2019. (https://ganjoho.jp/reg_stat/statistics/stat/summary.html)(参照 2023-10-25)
2) 澤田俊夫編：JJN スペシャル ナースのためのオンコロジー. pp.8-26, 医学書院, 2003.
3) 国立がん研究センター：がんという病気について. がん情報サービス, 2020. (https://ganjoho.jp/public/knowledge/basic/index.html)(参照 2023-10-25)

免疫療法などがあり，がんの性質や病期によってそれぞれ単独，もしくは組み合わせた治療が実施される。現在，がん薬物療法においては，分子標的薬の開発により個別化治療も進んでいる。さらにゲノム研究の進歩によってがんの原因遺伝子が特定され，より効果の高い治療薬を選択することが可能な時代となっている[1]。

新たな治療法が開発され，治療成績は向上しているが，がんはまだ再発・転移によって慢性的な経過をたどり死にいたる疾患である。そこで国をあげたがん対策が求められ，2006年(平成18)年に「がん対策基本法」が成立し，2007(平成19)年「がん対策推進基本計画」が策定され，がん診療連携拠点病院を中心に総合的かつ計画的ながん対策が実施されるようになった。緩和ケアは，「がん対策基本法」の成立が追い風になり，「治療の初期段階からの緩和ケア」が重点課題として位置づけられた。現在，がん診療連携拠点病院には緩和ケアセンターが整備されるようになり，緩和ケアの診療機能の強化が進められている。

2 緩和ケアを必要とする病態とアセスメント

● がん医療の経過における症状・状態のアセスメント

がん医療における，診断時・初期治療期，慢性期，再発・転移期，終末期という経過とともに，患者の症状と状態が変化する(▶図6-2)。そのなかで，緩和ケアを必要とする症状・状態とアセスメントの重要性について以下に述べる。

◉ 診断時・初期治療期の身体的・精神的な側面

がんの告知を受けた患者は，精神的な衝撃と混乱のなかで治療の意思決定を求められることになり，不安や悩みをかかえることが多い。また，診断時にはすでにがんの進行によって複数の身体的な症状をかかえている場合があり，その症状の有無や程度をアセスメントする必要がある。外科療法，がん薬物療法，放射線療法などの治療に特有の合併症や副作用の出現も予測される。

◉ 慢性期の身体的・精神的な側面

初期治療を終えたあと，患者は慢性期に移行する。安定した経過をたどる場合もあるが，治療に伴う副作用症状が長引き，身体機能が回復せず，日常生活の困難さを感じる場合も少なくない。また，たとえばリンパ節郭清後のリンパ浮腫や，薬剤による末梢神経障害などのように，長期にわたって対応が必要な症状もある。精神的には，患者は治療を終えても，がんの再発に対する不安から解放されず，抑うつが続くこともある。

---

1) 厚生労働省：ゲノム医療に向けた取り組み. (https://www.mhlw.go.jp/content/10901000/000341604.pdf)(参照 2023-10-25)

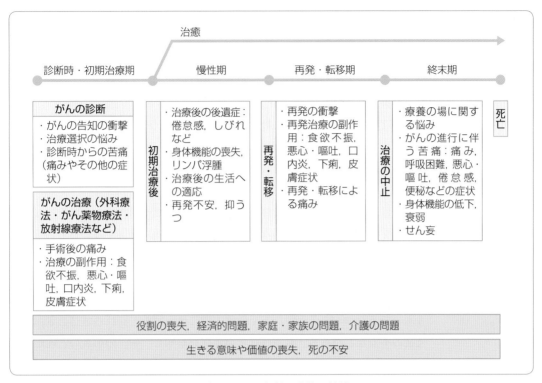

▶図6-2　がん医療において緩和ケアを必要とする患者の症状・状態

● 再発・転移期の身体的・精神的な側面

　がん患者の生存率は向上しているが，約半数弱が再発・転移から死の経過をたどる[1]。患者にとって，再発・転移の衝撃は，がんと診断されたときのものより大きいといわれ，根治が目ざせない状態であることに苦悩する。再び治療と療養生活が始まることの心身への影響ははかりしれない。さらに治療薬剤の変更に伴い，初期治療と異なる副作用症状を経験したり，体力の低下を感じたりする場合もある。また，がんの浸潤や転移を制御することが困難な場合には，新たな苦痛が出現する可能性がある。

　看護師は，患者の治療に対する意向を把握し，治療の継続とその効果，症状の有無，生命予後とQOLへの影響について，多職種と連携してアセスメントを行う必要がある。

● 終末期の身体的・精神的な側面

　積極的ながん治療の中止とともに，患者が死を間近に感じる時期である。ホスピス，緩和ケア病棟，自宅など，どのような場で最期を過ごすのかについて，患者と家族は決断を迫られる。また，終末期に多くみられる倦怠感，痛み，呼

---

1) 国立がん研究センター：院内がん登録生存率集計，がん情報サービス．(https://ganjoho.jp/public/qa_links/report/hosp_c/hosp_c_reg_surv/index.html)(参照 2023-10-25)

吸困難やせん妄などの症状が治療抵抗性の苦痛となる場合は，苦痛緩和のための鎮静が必要になる。

　鎮静の開始にあたっては，苦痛の強さ，治療抵抗性の確実さ，予測される生命予後，効果と安全性の見込みという，相応性に対する医療チームのアセスメントが欠かせないものとなる[1]。

◉ すべての時期に共通する社会的・スピリチュアルな側面

　ここまでは，がんの治療経過の各時期における身体的・精神的な症状や状態を中心に述べたが，すべての経過において，社会的・スピチュアルな問題が存在する。

　患者は，がん治療や療養に伴って，これまで職場や家族のなかで果たしてきた役割を失い，これが経済的な問題や家庭内の問題に発展することもある。また，家族が担っている介護の問題なども社会的な側面としてとらえ，患者や家族の気がかりや心配を聞き取り，アセスメントを行う。

　スピリチュアルな苦痛とは，がんになったみずからの人生の意味や価値を問うものであり（▶130ページ），とくに終末期には，家族と別れるさびしさ，死や死後の不安などがある。看護師はその苦痛を察知し，個々の患者の苦痛がなにに由来するのかをアセスメントを行うことが重要である。

● がん特有の症状としての痛み

　がんによる身体症状のなかで有症率が高く，緩和ケアの対象となることが多いため，がんの痛みに関するアセスメントの知識は必須である。がんの痛みは，根治治療後に39％の患者で，抗がん薬治療中に55％，進行性・転移性または終末期には66％でみられ，全患者の38％に中等度から重度の痛みがみられる[2]。

　痛みは原因によって次のように分類される。

(1)がんによる痛み

(2)がん治療による痛み

(3)がん・がん治療に関係ない痛み

　がんによる痛みは，がん自体が原因となって生じる痛みであり，神経学的には内臓痛（膵臓がんの痛みなど），体性痛（骨転移など），神経障害性疼痛（腫瘍の浸潤によって生じる脊髄圧迫症候群や腕神経叢浸潤症候群など）がある。

　がん治療による痛みには，術後疼痛症候群，化学療法後疼痛症候群，放射線

1) 特定非営利活動法人日本緩和医療学会 緩和医療ガイドライン統括作成委員会 編：がん患者の治療抵抗性の苦痛と鎮静に関する基本的な考え方の手引き. pp.86-92, 金原出版, 2023.

2) Beuken-van, M. H. et al.: Update on prevalence of pain in patients with cancer: systematic review and meta-analysis. *Journal of Pain and Symptom Management*, 51(6): 1070-1090, 2016

治療後疼痛症候群などがある。また，痛みのパターンによって一日の大半を占める持続痛と，一過性の突出痛とよばれる痛みに分類される。

がんによる痛みの分類や機序に関するアセスメントが，適切な痛みの治療やケアにつながる。

3 がん医療における緩和ケアの実践

● 苦痛の把握とその対応

がん患者は身体的・精神的・社会的・スピリチュアルな側面においてがんによる影響を受けるが，これは患者を支える家族も同様である。医療者には，がんが患者・家族に及ぼす影響やそれによる苦痛を把握し，診断時から個々の状況に応じて適切に対応することが求められており，その役割は重要である。

がん診療連携拠点病院では，がん患者の苦痛や問題などの把握とその対応が指定要件として定められ，それらを実施できるような体制が整備されている。苦痛を把握するためには「生活のしやすさに関する質問票」が広く用いられており（▶図6-3），① 気になっていること・心配していること，② からだの症状，③ 気持ちのつらさの程度をたずね，さらに症状の詳細についてたずねる。これらに加えて，④ 専門チームへの相談の希望を確認する。

外来や入院病棟において苦痛のスクリーニングを実施した医療者には，患者と家族の苦痛の程度に応じて，自部署での対応が可能か，あるいは緩和ケアチームへのコンサルテーションが必要か，医療ソーシャルワーカー・薬剤師・栄養士などの各専門家への橋渡しが必要であるかを見きわめ，必要なケアを提供する責務がある。

しかしながら，スクリーニングの実施とその後の患者への対応においては，人的にもシステム的にもいまだ課題があり，確実に苦痛の軽減につながる医療体制づくりが求められている。

● がん医療の経過における緩和ケアの実践

◉ 診断時・初期治療期の身体的・精神的ケア

この時期の緩和ケアとしては，心身の苦痛が緩和され，治療の準備が整えられるように援助することが重要である。

また，患者と家族が，医師と十分にコミュニケーションをとり，必要な情報を得て，納得のうえで治療を決定できるように支援することが必要である。治療に伴って，特有の合併症や副作用症状の出現が予測されるため，それらによって治療の継続が阻害されないように対応する。たとえば，がん薬物療法においては，遷延する悪心・嘔吐に対する制吐薬の使用，口内炎に対する鎮痛薬の投与や口腔ケアなどの対応があげられる。

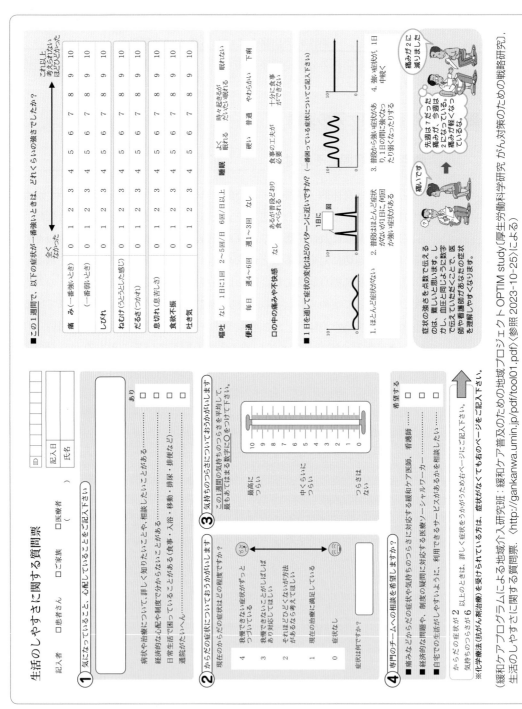

▶図6-3　生活のしやすさに関する質問票

　診断時から痛みなどの症状がある場合には，後述するWHO方式がん疼痛治療法（▶180ページ）に基づく治療が開始される。看護師は，がんの痛みによって日常生活が障害されないように，ケアを調整していく必要がある。

　精神的なケアとしては，がんに対して患者がいだいているイメージや，気がかり，不安，恐怖などの感情の表出を促し，がん治療に関する疑問や，仕事や学業といった暮らしへの影響について話し合い，安心して治療を開始できる状況を整える。

◉ 慢性期の身体的・精神的ケア

　患者は初期治療を終え，身心ともに回復していく過程にあるが，その過程には個人差がある。あせらず，治療後の生活に適応していけるように支援することが必要である。たとえば術後のリンパ浮腫に対しては早期発見と介入が必要であり，また末梢神経障害には生活上の工夫を行い，薬物治療が行われる場合もある。

　精神的には，治療を終えてもつねに再発の不安があるため，病気とうまく折り合っていく方法を身につけられるよう，継続したケアが必要である。

　また，がんの診断後1年以内は，自殺のリスクが高いことが知られている[1]。がん治療を担当する医師や看護師は，がん治療後も不安や抑うつなどに対する精神的なアセスメントを継続し，必要に応じて緩和ケアチームや心理士，精神科医などによる治療的介入を検討する。

◉ 再発・転移期の身体的・精神的ケア

　この時期の患者は，がん治療の再開や治療法の変更に伴い，新たな治療薬剤に関する副作用症状の管理が必要となる。基本的な緩和ケアは診断時・初期治療期と同様であるが，治療を継続するなかで，奏功が得られず肝臓や骨，肺，脳への転移が出現し，痛み，倦怠感，悪心・嘔吐，呼吸困難，咳嗽，神経症状などの新たな症状に対する緩和ケアが必要になることも多い。

　標準治療の終了後は，がんゲノム医療などの先進医療，さらには治験・臨床試験への参加など，新たな治療を模索しながらも，有効な治療法がなく，治療の終了を余儀なくされる場合もある。積極的ながん治療の中止は，患者にとって絶望感，見捨てられたという気持ちのつらさを引きおこす。

　看護師は，患者にとって最も身近な医療者であるため，治療の中止を告げられた患者のつらさを傾聴し，現状の理解を促しながら，今後の過ごし方について考えられるよう支援していく。

◉ 終末期の身体的・精神的ケア

　この時期，がん医療の主体は治療から緩和ケアへと移り，患者の苦痛緩和が

---

1) Yamauchi, T. et al.: Death by suicide and other externally caused injuries following a cancer diagnosis: the Japan Public Health Center-based Prospective Study. *Psychooncology*. 23(9):1034-1041, 2014.

最優先となる。ホスピス・緩和ケア病棟，在宅緩和ケアなど，緩和ケアが受けられる施設などについて，多職種で協働しながら，患者と家族に必要な情報を提供し，療養場所の選択に際しての不安や悩みに対応し，納得いく決定ができるように支援する。

またこの時期は，生命予後が月単位から週単位へとかわり，死が差し迫りつつある時期である。予後予測ツールを活用して予後を評価し，残された時間を有意義に過ごすことができるように支援する。

鎮静が必要となる治療抵抗性の苦痛に対しては，まず症状緩和が適切に行われているか，そして十分に手をつくせているかを検討し，鎮静の前に改善できる方法があれば実施する。

◉ すべての時期に共通する社会的・スピリチュアルケア

がん医療の経過を通して，経済的な問題や就労についての問題が生じるため，介護保険やその他の制度の利用について，がん相談支援センターのスタッフや医療ソーシャルワーカーと協働し，患者のかかえる問題の解決にあたる。

また，スピリチュアルな苦痛には，身体的・精神的・社会的な側面が含まれるため，まずはほかの側面の苦痛を取り除くことが必要である。そうしたあとにも残るのがスピリチュアルな苦痛の本質である。看護師の積極的な傾聴や共感的な態度を基盤に，おだやかさを保てる方法を患者とともに考え，医療者を含め，家族や親しい人との良好な関係性や，ともに過ごす時間がもてるような環境をつくっていくことが求められる。

● がんの痛みのマネジメント

WHO方式がん疼痛治療法は，7つの基本原則と推奨で構成されている[1,2]。

(1) 疼痛治療の目標：患者にとって許容可能な生活の質を維持できるレベルまで痛みを軽減する。

(2) 包括的な評価：がん疼痛マネジメントの最初のステップは，つねに患者を評価することであり，詳細な病歴，身体診察，心理的状況の評価，適切な疼痛測定ツールを使用した痛みの重症度の評価が含まれる。

(3) 安全性の保証：がん治療におけるオピオイド鎮痛薬の適切かつ効果的な管理は，患者の安全を確保と薬物の社会への転用されるリスクを減らすために不可欠である。

(4) がん疼痛のマネジメントは薬物療法が含まれるが，心理社会的および精神的ケアも含まれる。

1) WHO Guidelines for the pharmacological and radiotherapeutic management of cancer pain in adults and adolescents. (https://www.who.int/publications/i/item/9789241550390)（参照 2021-09-15）
2) 日本緩和医療学会 がん疼痛の薬物療法に関するガイドライン統括委員会編：がん疼痛の薬物療法に関するガイドライン 2020 年版．pp.39-42，金原出版，2020.

(5) オピオイドを含む鎮痛薬は，いずれの国でも使用されるべきである。

(6) 鎮痛薬は，「経口的に」「時間を決めて」「患者ごとに」「細かい配慮をもって」投与する。

(7) がん疼痛治療は，がんの治療の一部として考えられる。患者が痛みを感じている場合は，抗がん治療とがん疼痛緩和のための薬物療法を同時に行う必要がある。

看護師は鎮痛薬の定期投与に加え，レスキュー薬を効果的に使用し，個々の患者の適正量を維持することが重要である。また，患者の医療用麻薬(オピオイド鎮痛薬)に対する誤解があれば，正しい知識を提供し，安全に使用できるよう服薬指導を行う。

加えて，非薬物療法として，体位の工夫，罨法（あんぽう），リラクセーション，マッサージなどを患者の好みに合わせながら日常生活に取り入れる。

② 心疾患

1 疾患の概要

ここでは緩和ケアの対象となる心疾患として，心不全を中心に学ぶ。2016(平成28)年5月に厚生労働省「がん等における緩和ケアの更なる推進に関する検討会」において，心不全患者への緩和ケアのあり方や組織体制が検討事項としてあげられた。日本循環器学会の「急性・慢性心不全診療ガイドライン」においても，適正治療の論述にとどまらず，緩和ケアについても記載されるようになった[1]。

このように心不全患者の緩和ケアに対する医療者の関心は高まりをみせているが，十分な緩和ケアが行えているとは言えないのが現状であろう。

● 心不全の分類

心不全の分類には，NYHA(New York Heart Association)分類(▶表6-5)やACC/AHA ステージ分類(▶図6-4)がある。最近では，心不全の進行と変化に伴う治療方針が示されている ACC/AHA ステージ分類が多く用いられている。

ACC/AHA ステージ分類は，時間的な心不全の進行によりステージA〜Dに分類している。

ステージAは，心不全のリスクが高いが，心疾患や心不全のない予防的段階であり，よい生活習慣の定着を目ざす段階である。

ステージBは，心疾患はあるが心不全症状が出現していない段階である。

---

1) 日本循環器学会・日本心不全学会：急性・慢性心不全診療ガイドライン(2017年改訂版). (http://www.j-circ.or.jp/guideline/)(参照 2019-12-04)

▶表6-5　NYHA 心機能分類

重症度	分類
Ⅰ度	心疾患を有するが，身体活動に制限はなく，通常の身体活動では疲労・動悸・呼吸困難・狭心痛を生じない。
Ⅱ度	心疾患のために，身体活動に少しの制限はあるが，安静にするとらくに生活できる。通常の身体活動で疲労・動悸・呼吸困難・狭心痛を生じる。
Ⅲ度	身体活動に強い制限のある患者であるが，安静にするとらくに生活できる。通常以下の身体活動で疲労・動悸・呼吸困難・狭心痛を生じる。
Ⅳ度	心疾患を有し，いかなる身体活動をするときにも苦痛を伴う。心不全・狭心症の徴候が安静時にもみとめられることがある。いかなる身体活動によっても苦痛が増強する。

(The Criteria Committee of New York Heart Association: *Nomenclature and Criteria for Diagnosis of Diseases of the Heart and Great Vessels, 9th edition*. pp.253-256, Little Brown & Co., 1994 による)

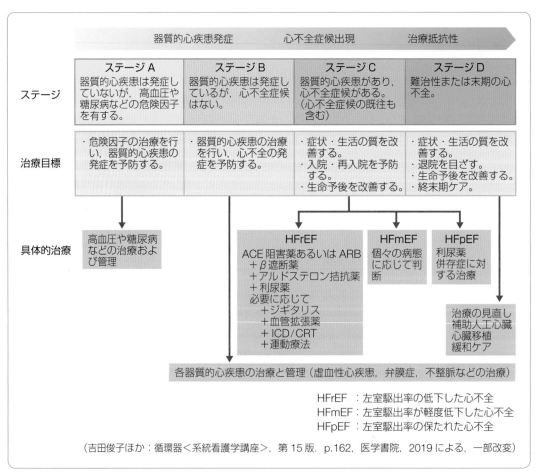

▶図6-4　心不全の進展ステージと治療

左室のリモデリングの進行を回避するための介入が主目的となる。β遮断薬やアンギオテンシン変換酵素(ACE)阻害薬, アンギオテンシンⅡ受容体拮抗薬(ARB)などの薬剤を使用し, 心不全症状の出現の回避に努めることになる。また, 外科的治療もこの時期の介入方法になる。

つづいて, 心不全の出現や既往のあるステージCの段階となる。外科療法や薬物療法に加え, 症状コントロール, すなわち緩和ケアの介入が必要になる。

そして, 最終的には安静時でも著しい心不全症状が持続し, 適正な治療をしても症状が消失しない不応性心不全の段階であるステージDとなる。この段階では従来の薬物治療を継続しつつも, 患者のQOLを考慮した症状緩和に重きをおくことになる。

● 心不全の特徴

心不全の病状の進行は, 非常に複雑である(▶図6-5)。進行性の病態ではあるが, 治療によって増悪と寛解を繰り返すため, 進行の予測がつきにくい。病状の進行に対する治療に集中するあまり, 緩和ケアのタイミングをのがしやすく, 患者は意思決定や悲嘆ケアなどの倫理的な問題をかかえることも多い。

心不全の治療の特徴 ▶ 心不全の治療の特徴として, ステージCにおいて症状の増悪と寛解を繰り返すこと, そしてステージDの段階においても, 疾患や病態によっては補助人工心臓装着や心移植などの治療が存在し, 場合によっては一方向の進行ではない経過がありうることがあげられる。

心不全は心臓の収縮能が低下して生じるものと考えられていたが, 心不全患者の半数近くにおいて収縮能は保持されていることが研究から明らかになった[1]。収縮能が低下した心不全患者と, 収縮能が保持された心不全患者は, ともに予後不良である。しかし, 収縮機能障害患者は, ACE阻害薬, ARB, β遮断薬に予後改善効果があるといわれているのに対して, 収縮能が保持された心不全患者(拡張障害)に対する有効な治療薬は証明されていない。

治療と緩和の 重複性 ▶ 心不全は強心薬や利尿薬といった心不全治療薬の使用が症状緩和として有効なことがあるため, 心不全の薬物療法は終末期まで継続される。良好な症状コントロールは, エビデンスにのっとった心不全治療に基づいていることが明らかになっており[2], 医療者は適正治療の検討を末期まで行わなければならないとされている。

心不全に付随する 症状の コントロール ▶ 心不全の治療以外にも, 虚血性心疾患に対する治療や心房細動に対する治療など, 心不全の原因や心不全に付随して発生する症状のコントロールも重要である。

1) 佐藤幸人：心不全の緩和ケア. p.33, 南山堂, 2014.
2) Gibbs, J. S. et al.: Living with and dying from heart failure : the role of palliative care. *Heart*, 88 Suppl 2: ii36-9, 2002.

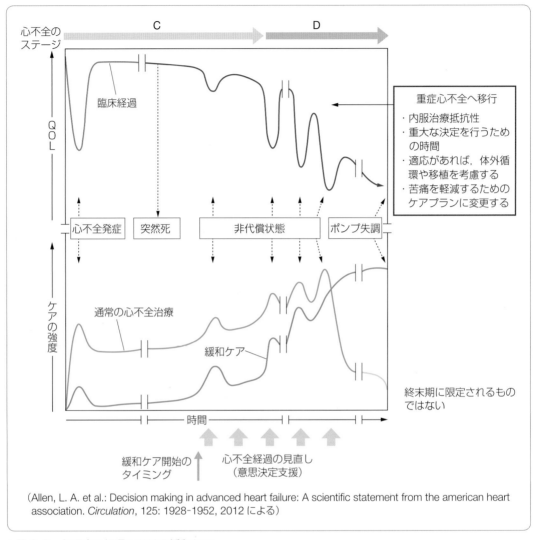

▶図6-5　心不全の経過における緩和ケア

[1] **虚血性心疾患に対する治療**　心筋梗塞後に生じた心不全の場合，ACE 阻害薬，ARB，β 遮断薬に加えて，心筋梗塞の二次的予防として抗血小板薬であるアスピリンと HMG-CoA 還元酵素阻害薬を投与する。

[2] **心房細動に対する治療**　心房細動は心不全に合併することが多く，左房内に血栓を生じやすい。このため，血栓塞栓症の予防のため抗凝固療法が必要である。血栓塞栓症はひとたび発症すると重要臓器の梗塞を生じることが多く（とくに脳梗塞），患者の QOL に大きく影響を及ぼすため，持続性心房細動だけでなく，発作性心房細動であっても禁忌でなければ抗凝固療法を行うことが多い。

● 緩和ケアに関する患者教育の遅れ

心不全患者の多くは，緩和ケアを「がん患者が終末期に行う，症状緩和のために麻薬を使う医療」と認識している。そのため治療方法の選択に際して，「終末期に行われるあきらめの医療」「副作用が心配」というような葛藤や揺らぎが生じやすいと指摘されている[1]。また増悪と寛解を繰り返す経過から「今回もよくなる」と期待し，病期や生命予後について理解が不足していることが指摘されている[2]。

2　緩和ケアを必要とする病態とアセスメント

心不全の病期と身体的・精神的・社会的・スピリチュアルという QOL の 4 つの側面でアセスメントを行い，必要な緩和ケアを検討していく必要がある。心不全の緩和ケアを行っていくうえでは，症状コントロールが重要となる。前述のようにステージ C の後半からステージ D においては症状が持続し，精神的苦痛が存在し，QOL は低下することが多い。また，これまでは「苦痛＝心不全症状」という認識が強く，心不全の緩和ケアはがんに比べて遅れていた。しかし心不全患者は，がん患者と同等，もしくはそれ以上の症状を経験しているとされており[3]，緩和ケアが重要である。

● 心不全による症状

心不全患者は，痛み，呼吸困難，倦怠感，抑うつ，不安，睡眠障害，認知障害，食欲不振といったように多様な症状を示す。ここでは，痛み，呼吸困難，倦怠感，抑うつ・不安について述べる。

◉ 痛み

心不全患者における痛みは多様であり，その原因もはっきりとしない場合が多い。末期心不全患者の 35〜78％ に痛みがあるとされる[4]。心不全に伴う狭心痛，腸管の虚血からくる腹痛などが考えられるが，痛みというよりもさまざまな症状として出現することが多い。

患者の主観による痛みの簡便な評価方法として，視覚的評価スケール(VAS)，数値評価スケール(NRS)，簡易表現スケール(VRS)，フェイススケールなどがある(▶85 ページ)。また，スケールによる評価に加えて，痛みの強さやパターン(突出性か持続性か)，性状(内臓痛か体性痛か神経障害性痛か)も評価する。

1) 高田弥寿子・菅野康夫：心不全の緩和ケア概論─緩和ケアの現状と課題．*HEART nursing* 28(9)：885，2015．
2) Gibbs, J. S. et al.：前掲書，ii36-39．
3) O'leary, N.: The comparative palliative care needs of those with heart failure and cancer patients. *Current Opinion in Supportive and Palliative Care*, 3(4): 241-246, 2009.
4) Levenson, J. W. et al.: The last six months of life for patients with congestive heart failure. *Journal of the American Geriatrics Society*, 48(5): S101-109, 2000.

◉ 呼吸困難

心不全患者の多くは呼吸困難を感じている。患者と家族にとって呼吸困難は死のイメージにつながりやすい。また，呼吸困難により日常生活を維持するための能力が低下するため，QOLも低下していく。心不全の末期症状として呼吸困難は一般的であるが，必ずしも心不全による体液貯留に起因したものとは限らないため，呼吸困難の原因をていねいに検索する必要がある。

◉ 倦怠感

倦怠感は，心不全患者の69〜82%と高頻度にみとめられる症状で[1]，かつ難治性である。活動制限につながり，精神的・社会的苦痛に影響しやすい。

◉ 抑うつ

抑うつも，心不全患者において24〜42%と頻度の高い症状である。抑うつは心不全において，再入院や心血管イベント（心血管死，心筋梗塞再発など）の予測因子である[2]。また，抑うつと併存する不安により，息切れやパニック発作を誘発することもある。がん患者と同様，心不全の患者の抑うつは見落とされやすく，「落ち込むのも無理はない」などと誤解され，治療されないことも多い。うつのスクリーニングを行うことで，抑うつを早期に発見し，介入に結びつけることが必要である。

● 精神的苦痛・社会的苦痛・スピリチュアルな苦痛

患者の精神的・社会的・スピリチュアルな側面において，次のような苦痛が生じていないか，そしてその程度や必要なケアについてアセスメントを行う。

精神的苦痛▶ 精神的側面は，身体的苦痛や社会的苦痛に影響を受ける。呼吸困難は死を想起させ，患者はパニックを引きおこすこともある。また，身体機能が低下し，自宅に引きこもりがちとなり，さらに入退院を繰り返すと，社会との隔絶が顕著になり，気分の落ち込みや抑うつが出現しやすくなる。

社会的苦痛▶ 身体症状から外出ができなくなり，社会とのつながりが減少する。また，利尿薬を使用している患者は，頻回にトイレに行かなければならない不安から活動範囲がさらに縮小する[3]。

スピリチュアルな▶ 患者は社会とのつながりが希薄となりがちであり，これは重要他者との関係
苦痛 性の消失を予期させる。また，症状の増悪は死を予期させ，自分に残された時間が短いことに落胆する。そして，自分の存在価値の消失が苦悩をもたらす。

1) Johnson, M. et al.: *Management of pain, Heart Failure from Advanced Disease to Bereavement*. p.143, Oxford, 2012.
2) Guck, T. P. et al.: Depression and congestive heart failure. *Congestive Heart Failure*, 9(3): 163-169, 2003.
3) Blinderman, C. D. et al.: Symptom distress and quality of life in patients with advanced congestive heart failure. *Journal of Pain and Symptom Management*, 35(6): 594-602, 2007.

3 緩和ケアの実践

● 心不全による症状のマネジメント

◉ 痛み

末期心不全の患者では，腎機能障害の進行や，体液貯留増悪のリスクがある非ステロイド性抗炎症薬(NSAIDs)は避け，アセトアミノフェンの使用が推奨される。痛みのマネジメントの詳細については，「痛みのマネジメント」(▶85ページ)を参照してほしい。

◉ 呼吸困難

肺うっ血に伴い出現している場合には，利尿薬や後負荷軽減のための血管拡張薬が用いられる。心筋虚血が原因であれば硝酸薬が有効なこともあるが，血圧が不安定な患者に対する使用には注意が必要である。不安感などが呼吸困難を増強させている場合には，ベンゾジアゼピン系抗不安薬が有効である。

オピオイドは呼吸困難の緩和効果がみとめられ，1日あたり5〜10 mg程度の比較的低用量でも有効とされる。使用時は，副作用の有無を確認すること，および副作用の出現時は早期に対応することが必要である。また腎機能が低下している患者の場合は，使用に際して緩和ケア専門医へ相談することが望ましい。

◉ 倦怠感

心不全患者は，貧血や慢性腎臓病を合併していることが多く，それらが倦怠感の増悪因子となることが報告されている[1]。このため，鉄剤やエリスロポエチン製剤の使用で貧血に介入することもある。しかし，心不全に伴う低心拍出による倦怠感の場合には薬物療法が奏功しないことが多く，気分転換や環境の改善，快を高める援助や，生活のなかでエネルギー消費を分配するエネルギー温存療法などが行われる。

◉ 抑うつ・不安

薬物治療として，選択的セロトニン再取り込み阻害薬(SSRI)，セロトニン・ノルアドレナリン再取り込み阻害薬(SNRI)，ノルアドレナリン作動性・特異的セロトニン作動性抗うつ薬(NaSSA)が薬物治療として選択される[2]が，β遮断薬とSSRIの同時投与で死亡率が上昇するとの報告もある[3]。心不全患者に対する最適な抗うつ薬は明らかになっていないのが現状である。

1) Silverberg, D. et al.: The cardio-renal anemia syndrome: does it exist?. *Nephrology Dialysis Transplantation*, 18(Suppl 8): viii7-12, 2003.
2) 菅野康夫：心不全のエンド・オブ・ライフケア. *Geriatric Medicine*56(2)：136, 2018.
3) Fosbol, E. L. et al.: Prognosis in heart failure and the value of β-blockers are altered by the use of antidepressants and depend on the type pf antidepressants used. *Circulation: Heart Failure*, 2: 582-590, 2009.

● 心不全におけるアドバンス・ケア・プランニングの困難さ

心不全は生命予後の予測が困難であり，アドバンス・ケア・プランニング（▶65 ページ）を進める時期や方法などは確立していない。しかし，おおまかではあるが，心不全の経過における緩和ケアにおいて，ステージ C の後期からステージ D のあたりが意思決定支援の時期として示されている（▶184 ページ，図 6-5）。この時期は何度かの心不全増悪による入退院のあと，心不全が内服治療抵抗性となり，心不全治療を見直す時期にあたる。

アドバンス・ケア・プランニングを促進するために，意思決定支援として医療者が認識しておかねばならない概念として，共有意思決定 shared decision making がある。医療者は，患者の医学的データに基づき，患者が病態評価について理解できるように説明し，選択肢を提示する。患者と家族は，大切にしてきた生き方や価値観を医療者に説明して共有し，「その人」らしいこれからを決定していく。

このようなアドバンス・ケア・プランニングは非常にむずかしいとされているが，心不全患者の多くは経過が長いことから，必然的に医療者との関係も長いものとなり，互いのことをふだんのやり取りからも理解し合える関係をつくりやすいと考えられている。

③ 呼吸器疾患

1　疾患の概要

慢性呼吸器疾患は，息切れにより行動の制約をきたし，身体的な苦痛だけでなく精神的，社会的やスピリチュアルな苦痛をもたらす。病態は緩徐に進行しながらも，増悪により短期間で終末期に移行することもあり，生命予後は不確かである。

ここでは，代表的な慢性呼吸器疾患である**慢性閉塞性肺疾患** chronic obstructive pulmonary disease（COPD）と**間質性肺炎**について述べる。

● COPD

COPD は，「タバコ煙を主とする有害物質を長期に吸入曝露することなどにより生ずる肺疾患であり，呼吸機能検査で気流閉塞を示す」ものと定義されている。そして「気流閉塞は末梢気道病変と気腫性病変がさまざまな割合で複合的に関与しおこる」とされている[1]。

---

1) 日本呼吸器学会：COPD 診断と治療のためのガイドライン，第 6 版．p.1，メディカルレビュー社，2022.

　　COPD の症状は，徐々に進行する労作時の呼吸困難や慢性の咳・痰である。呼吸困難は，気流閉塞とそれにより生じる動的肺過膨張によっておこり，これは終末期患者に大きな苦痛をもたらす。

　　診断基準は，① 長期の喫煙歴などの曝露因子があること，② 気管支拡張薬吸入後のスパイロメトリーで 1 秒率（FEV$_1$%）＜70％であることである。また病期は，予測 1 秒量に対する比率（対標準 1 秒量〔%FEV$_1$〕）を指標とし，I期：%FEV$_1$≧80％，II 期：50％≦%FEV$_1$＜80％，III 期：30％≦%FEV$_1$＜50％，IV 期：%FEV$_1$＜30％と分類される。

治療▶　　COPD の薬物療法として，長時間作用性抗コリン薬，長時間作用性β_2刺激薬，短時間作用性β_2刺激薬あるいは短時間作用性抗コリン薬，吸入ステロイドが用いられる。非薬物療法としては，運動療法，セルフマネジメント教育，栄養療法，呼吸リハビリテーション，禁煙，ワクチン接種，身体活動性の向上と維持，酸素吸入療法，換気補助療法などが行われる。

　　酸素吸入療法を行う際には，COPD は肺胞低換気を伴う II 型呼吸不全でありCO$_2$ が蓄積しやすいため，適切な酸素管理を行い，CO$_2$ ナルコーシスを予防することが大切である。また，終末期にいたる前に包括的呼吸リハビリテーションを実施することが重要である[1]。

COPD の終末期▶　　COPD の終末期において最も大きな苦痛は呼吸困難であり，近年では，進行した COPD 患者に対するモルヒネの効果が確認されている[2]。また，終末期には，呼吸器症状である呼吸困難や咳の増加だけでなく，骨格筋の廃用性萎縮や低栄養も進行し，ADL の低下，抑うつや不安の増強などが生じる。

● 間質性肺炎

　　間質性肺炎とは，おもに肺の間質において炎症や線維化をきたす疾患の総称である。症状は，乾性咳嗽と労作時の呼吸困難であり，病態の進行に伴い，とくに労作時の低酸素血症をきたす。

　　発症の原因が薬剤，粉塵の吸入，膠原病やサルコイドーシスなどの全身性疾患など明らかなものと，原因が特定できないものがあり，後者を**特発性間質性肺炎**という。呼吸機能検査では拘束性換気障害（%肺活量〔% VC〕＜80％）や肺拡散能障害（一酸化炭素拡散能〔% DLco〕＜80 の低下）をみとめる。

治療▶　　治療として，一般的にステロイドの投与が行われるが，特発性間質性肺炎の増悪時には，病理組織パターンによって経過や治療反応性が異なる。特発性間質性肺炎で最も多く，また予後不良である**特発性肺線維症**は，ステロイドに治療抵抗性を示し，抗線維化薬のピルフェニドンや，ニンテダニブなどが使用されることもある。低酸素血症に対しては，酸素吸入療法が行われる。

1）津田徹・平原佐斗司編：症状緩和の方法．pp.91-94，南山堂，2017．
2）日本呼吸器学会：前掲書，pp.129-130．

特発性肺線維症の▶
終末期

　特発性肺線維症の終末期では，拡散障害により労作時に高度の低酸素血症をきたすため，患者は耐えがたい呼吸困難を体験する。特発性肺線維症は肺胞低換気を伴わないⅠ型呼吸不全であり，末期でない限り高二酸化炭素血症をきたさないため，十分な酸素流量を提供することが重要である[1]。

2 緩和ケアを必要とする病態とアセスメント

　慢性呼吸器疾患をもつ患者は，病状の進行とともに息切れが増強し，社会的活動だけでなくADLも制限される。そのため，家庭内および社会的役割，趣味，生きがいなどの喪失体験を繰り返し，終末期には精神的，社会的苦痛やスピリチュアルな苦痛が増加し，QOLは著しく障害される。

● 呼吸困難

　慢性呼吸器疾患患者の終末期において，呼吸困難は最も大きな苦痛であり，高頻度にみとめられる症状である[2]。

　呼吸困難は，呼吸の際に感じる不快な主観的経験であり，生理学的・社会学的・環境的な要素が組み合わさったものである[3]。終末期における呼吸困難の増強は，病状の進行に伴う生理学的側面である肺胞低換気や換気/血流不均衡などによる低酸素血症，肺胞低換気による高二酸化炭素血症だけでなく，死への恐怖や不安，抑うつ，自尊感情低下などの精神的側面，役割や楽しみの喪失，孤立，ソーシャルサポートの欠如などの社会的側面，それらに伴うスピリチュアルな側面の影響を大きく受ける。したがって，医学的側面の原因だけでなく，全人的なアセスメントが重要である。

　表6-6にアセスメント項目の分類を示す。ただし，身体的，精神的，社会的やスピリチュアルな苦痛は互いに影響し合っており，個々を取り出してケアできるものではないことに注意が必要である。

3 緩和ケアの実践

　ここでは，在宅酸素療法を行っているCOPDの終末期患者の事例をもとに，緩和ケアの実際について学ぶ。

● 事例：COPD増悪による入院時のケア

● A氏，78歳，男性，68歳まで自営業。

1) 日本呼吸器学会 びまん性肺疾患診断・治療ガイドライン作成委員会：特発性間質性肺炎診断と治療の手引き，改訂第3版．p.127，南江堂，2018．
2) Edomonds, P. et al.: A Comparison of the palliative care needs of patients dying from chronic respiratory disease and lung cancer. *Palliative Medicine*, 15: 287-95, 2001.
3) American Thoracic Society: Dyspnea mechanisms assessment and management a consensus statement, *American Journal of Respiratory and Critical Care Medicine*, 159: 321-340, 1999.

▶表6-6　呼吸困難の強い患者におけるアセスメント項目

身体的側面	精神的側面
• 呼吸困難感 • 呼吸状態(SpO_2, 呼吸数, 脈拍数, チアノーゼの有無) • 呼吸パターン, 呼吸補助筋の活動状況 • 動作要領と呼吸状態 • 浮腫や頸静脈怒張の有無 • セルフケアの状況 • 排泄状態と栄養状態 • 画像検査, 血液ガス検査, 血液検査, 呼吸機能検査, 心電図, 心エコーなど	• 症状の受けとめ方 • 治療に対する思い • 心配ごと, 不安, 孤独感 • 抑うつ, ストレス, 睡眠不足や食欲低下, 悲観的思考の有無 • 情緒的サポートの有無 • 価値観(ライフストーリー, 病の体験)
社会的側面	スピリチュアルな側面
• 病気による障害の有無(家庭, 仕事, 趣味などにおいて) • 家族と介護者の状況(病状の理解, 健康状態, サポート体制) • 家族や友人との関係 • 経済状況 • 社会資源の活用状況	• 関係性(家族や大切な人への心配, 孤独感, 申しわけなさなど) • 自律性(将来に対する孤独感, 役割や生きがいの喪失など) • 時間性(心残り, やり残したこと, 身辺整理に関する気がかり, 死の不安など)

- 家族構成：妻と娘との3人暮らし。
- 現病歴：60歳時にCOPDと診断され，65歳時に在宅酸素療法 home oxygen therapy(HOT)を導入。現在は身体障害者手帳1級。酸素流量はリザーバ付鼻カニュラで安静時3 L/分，労作時5 L/分として在宅生活を送っていた。
- 喫煙歴：20〜60歳まで30本/日。
- 定期受診時，COPDが増悪して呼吸困難感が増強したため，入院することとなった。
- 入院時の様子：呼吸数は34回/分で，呼気延長がみとめられた。脈拍80回/分，血圧 136/88 mmHg，胸鎖乳突筋使用，呼吸状態はリザーバ付鼻カニュラを用いて安静時3 L/分で SpO_2 87％，6 L/分で数歩の歩行により SpO_2 86％，脈拍100回/分。呼吸音は清明だが弱い。咳や痰はほとんどない。労作時の息切れはとても強い。チアノーゼ，頸静脈怒張をみとめるが，浮腫はなし。
- 検査：胸部X線では，肺野透過性の亢進，横隔膜の平低化，滴状心，肋間腔の開大，胸部CTでは，両肺野に著明な気腫性変化がみられた。血液ガス分析(酸素4 L/分)では，pH 7.362，PaO_2 71.8 mmHg，$PaCO_2$ 53.7 mmHg，SaO_2 92.6％。2年前の呼吸機能検査では，1秒量(FEV_1) 0.80 L，FEV_1% 48.0％，% FEV_1 26.8％，% VC 48.2％であった。血液検査では，白血球数(WBC)，C反応性タンパク質(CRP)に異常はなかった。心エコー検査では，肺高血圧がみとめられた。心電図には異常がみられなかった。
- 栄養状態：発熱するまでは食欲があり，3食摂取。BMI 13.9(低体重)，標準

体重比(% IBW) 63.5%(高度栄養障害)，アルブミン(Alb) 4.0 g/dL，ヘモグロビン濃度(Hb) 13.7 g/dL，誤嚥・むせなし。

趣味：退職後，盆栽づくりを始めた。

心理面：「病気がやっぱり進んでますね。酸素濃縮器で吸入できるのは最大7Lまでと聞きましたが，もう少しで到達してしまう」「息がつらくて楽しみの盆栽ができない，でもなんとかもう一度気持ちも元気になってやっていきたいと思っています」との発言があった。

- 活動：日常生活はほぼ自立していたが，労作時の息切れが強く，身体活動性は低下していた。パルスオキシメータによるセルフモニタリングを実施し，SpO_2 90%を維持することを目標に行動を調整していたが，実際にはSpO_2 85%前後になることが多くみられた。

◉ 症状緩和

呼吸困難に対する緩和ケアとして，包括的指示[1]の範囲で酸素管理や人工呼吸器の酸素濃度調整などの実施はもちろんのこと，尊厳の保障を基盤とし，自己価値の回復・維持，不安や孤独感の緩和などの精神的・社会的ケア，スピリチュアルケア，ソーシャルサポートを獲得できるように支援することなどが不可欠である。

呼吸困難の緩和▶　A氏の安静時および食事やトイレへの移動時などの労作時の呼吸状態，SpO_2，脈拍，呼吸補助筋の緊張状態と呼吸法，動作要領など観察をした。

リザーバ付鼻カニュラによる酸素吸入6L/分で1.5m先のトイレまで歩行した際には，動作が速く，SpO_2 80〜84%，脈拍110回/分前後，呼吸回数30回であった。速い動作では酸素消費量の増加と呼気排出障害により息苦しさが増強するため，動作はゆっくり行い，呼息を意識するように伝えた。また，口すぼめ呼吸の必要性を説明して実施してもらった。

入浴時は，背部・下肢の洗体と洗髪の介助を行い，更衣や湯船への移動時に動作要領や口すぼめ呼吸の声かけを行ったが，リザーバ付鼻カニュラによる酸素吸入7L/分でSpO_2 80%となった。これらの観察の結果，酸素流量は，労作時にはリザーバ付鼻カニュラによる酸素吸入7L/分，入浴時には開放型酸素マスク7L/分に変更となった。

呼吸の負担の少ない動作の学習および呼吸法の実施によって，SpO_2 90%を維持できたときはA氏を称賛し，自己効力感の向上につなげた。

◉ 精神的ケア

A氏は，以前は一家の主として家族役割を果たし，亭主関白であった。しかし，息切れのため家族の支援を必要とする自分に対して，自己価値の低下を感じるようになった。また，病状の進行に伴い，趣味である盆栽の継続が困難と

---

1) 看護師が患者の状態に応じて柔軟に対応できるように，医師が患者の病態の変化を予測し，その範囲内で看護師が実施すべき行為について一括して指示するもの。

なり，楽しみを喪失してストレスが増強していた。自己価値の低下やストレスは，息切れの増強やスピリチュアルペインにつながるため，症状の緩和と並行して精神的ケアを実施していくことが重要である。

自己価値の向上▶　A氏が仕事ひと筋で一家の大黒柱として働いてきたことの回想を促し，傾聴して称賛した。

趣味の継続▶　A氏にとって盆栽は唯一の楽しみであるため，これを継続できる方法として，家族に縁側まで盆栽や土などの手入れ用品を持ってきてもらうことを提案した。退院後は，家族の協力のもとで実施することとなった。

● 意思決定支援

慢性呼吸器疾患の終末期患者は，生命予後の予測が困難なため，早期に医師から病状や生命予後，人工呼吸療法や鎮静薬などの終末期医療について説明を受けることが少ない[1,2]。そのため，患者が終末期医療について自己決定を行う機会を逃してしまうことが多い。

患者の価値観に基づく真の自己決定ができるように，早期から今後おこりうることや終末期医療などの説明を行い，対話により価値観の明確化を促進する支援が重要である。

ACPに基づく▶　A氏は，前回退院時に行った終末期医療についての面談において，非侵襲的
意思確認　陽圧換気療法 non invasive positive pressure ventilation（NPPV）をはじめとした人工呼吸療法を行わないことを意思表明していた。

今回の入院において，再度，終末期医療の紹介とともに，望む終末期のあり方について患者，家族，主治医，看護師で話し合う機会を設けた。A氏は，前回同様「酸素と一緒に十分生きた。つらい思いはもうしたくないので，そこまでは望まない。ただ，最期につらいのは嫌だから，モルヒネや薬を使ってほしい」と語り，主治医は鎮静薬の使用を保証することを伝えた。家族も，本人の意思を尊重したいと話した。

患者の意思が尊重されるためには，このように患者・家族・医療者が話し合い，患者の望む生き方や終末期医療を理解し，共有するプロセスであるアドバンス・ケア・プランニング（ACP）が重要である（▶65ページ）。

● 終末期のケア

A氏は呼吸困難などの症状が軽快したのち退院したが，急性増悪のため2か月後に再入院した。

1) Curtis, J. R.: Palliative and end-of-life care for patients with severe COPD. *European Respiratory Journal*, 32: 796-803, 2008.
2) Curtis, J. R. et al.: Patient-physician communication about end-of-life care for patients with severe COPD. *European Respiratory Journal*, 24: 200-205, 2004

● 症状緩和

　終末期の呼吸困難は，死を連想することから恐怖や不安を増強する。また換気量が増加すると，さらに呼吸困難が増強する。酸素管理と呼吸介助を行いつつ，精神的に安寧が得られるようなケアが重要である。

適切な酸素管理▶　採尿や洗面時などの労作時には，リザーバ付鼻カニュラによる酸素吸入7 L/分を行っていても，Spo₂80％前後，脈拍120回/分，呼吸回数36回/分，呼吸補助筋緊張著明であり，呼吸困難が非常に強く，不安も増強し，負のスパイラルに陥っていた。口呼吸でもあるため，包括指示である開放型酸素マスクに変更し，呼吸介助を行った。背中をさすることなどによるタッチングの効果も期待し，不安の軽減をはかった。酸素流量は，安静時には開放型酸素マスクで5 L/分，労作時には10〜15 L/分に変更となった。

● 精神的ケア

　慢性呼吸器疾患の終末期患者は，抑うつや不安，自己価値の低下などの精神的問題と，それに伴うスピリチュアルペインが増強するため，精神的ケアが重要である。看護師は専心[1]を基盤として，呼吸困難の緩和と安全に留意しながら，患者の価値感をふまえたセルフケアの充足をはかる。これにより，患者は大切にされている実感や尊厳の保証を得て，瞬時の快や安寧をもたらされつつ，生きる意味を感じて自己を保つことができる。

自己コントロール▶
感の維持　　　　　A氏は，自己採尿を行う際に低酸素血症となるが，バルーンカテーテルの留置は拒否した。A氏にとって排泄を自分で行うことは生きているあかしであるため，呼吸困難の程度をみながら，身体の限界についてA氏自身がアセスメントを行った。患者の安全だけを優先するのではなく，自己で採尿することの意味を患者の価値観から理解し，折り合いをつけることも重要である。

　A氏はその後，呼吸困難が著明となり，みずからバルーンカテーテルの留置やゴム便器での排泄を希望した。洗面や清拭などを行うタイミングについてはA氏にたずね，それをA氏が決定することで，自己コントロール感[2]を大切にしながらかかわった。

● 意思決定支援

　入院時に，A氏は前回と同様に人工呼吸療法を行わず，現在の酸素療法を最終治療とするよう意思表示した。開放型酸素マスク15 L/分で酸素流量も最大となり，呼吸困難が増強して身のおきどころがない状況となり，「モルヒネを使ってほしい。もうがんばれない。苦しい。楽になりたい」と希望したため，

---

1) 専心とは，ケアにとって本質的なものであり，「そこに，その人のために私がいる」「他者のために自己が存在してる」という態度である。
2) 人間は自律に価値をおいている。患者が，最期の瞬間まで自分の意思が尊重されている，自分の意思で生きている，過ごしているという実感をもつことは，自己価値の維持につながる。

家族合意のもとでモルヒネを開始した[1]。

● 家族ケア

　A氏が耐えがたい呼吸困難を体験しているなか，家族はA氏の最期が近づくことへの悲しみやつらさ，付き添うなかでの家族の身体的苦痛など，さまざまな思いや苦痛をかかえながら介護をしていた。家族にねぎらいの気持ちを伝えながら，家族が感情を表出できるようにかかわり，A氏が最期を生き抜くためにできることをともに考え実践した。患者だけでなく，家族の感情・苦悩・価値観・ニーズも理解し，ケアをすることが重要である。

● 慢性呼吸器疾患の患者の緩和ケアにおける看護師の役割

　慢性呼吸器疾患の終末期患者に対する緩和ケアにおける看護師の役割とは，患者が心身ともに苦痛が少なく，そして尊厳をもってその人らしく生き抜くことができるように支援することである。医療による呼吸困難の症状緩和には限界があるなか，長い人生を生きてきた生活者である患者にとって，患者の意思と尊厳を大切にした基本的ニーズとセルフケアの充足，価値観の尊重による自己価値の維持・向上，価値観をふまえた意思決定支援，スピリチュアルケア，家族ケア，そして専心が必要不可欠である。

④ 神経難病

1 疾患の概要

　ここでは，代表的な神経難病である**筋萎縮性側索硬化症** amyotrophic lateral sclerosis（**ALS**）について述べる。ALSは，上位運動ニューロンと下位運動ニューロンが障害される進行性の難病である。おもに中年以降に発症し，身体のあらゆる部位に筋力低下と筋萎縮がおこり，進行に伴って全身の運動機能障害を生じる。多くの場合，上肢の筋力低下で始まり，全身の筋力低下の進行とともにADLが低下し，さらには構音障害や嚥下障害を生じていく。しかし，初期から構音障害や嚥下障害を生じる例もあり，障害が生じる部位やその順序，進行の速さには，相当の個人差がみられる。

　一般的に経過は慢性的である。しかし，いずれは呼吸筋も麻痺してしまうため，**気管切開下人工呼吸器** tracheotomy positive pressure ventilator（**TPPV**）を装着しなければ，2〜4年で呼吸不全により死にいたる。人工呼吸器を装着すれば，病気が進行しても介護を受けながら生きつづけることが可能となり，その生命

---

1) 包括指示によりモルヒネを増量する場合は，患者の意向を確認することが必要である。耐えがたい呼吸困難のなか，最期まで家族との時間を過ごしたい，家族役割を果たしたい，などのように価値観に伴う思いがあることを忘れてはいけない。

予後は10〜20年以上に及ぶ。患者と家族は，病気の進行に伴い，胃瘻の造設や人工呼吸器の装着など，数々の意思決定を積み重ねなければならない[1]。なかでも，TPPVの装着の決定は生命に直結する決断であり，介護や生活状況なども考慮した決断を迫られることになり，とても困難な意思決定となる。

　ALSには，完治を目ざす根本的な治療がない。そのため，① 進行をなるべく遅らせること，② 病状の進行によって患者が受ける苦痛がなるべく最小限になるよう対処すること，の2つがおもな治療となる。それらの治療の目標は患者のQOLを高めることであり，まさにALSの治療すべてが緩和ケアであるといえる。

2　緩和ケアを必要とする病態とアセスメント

　ここでは，苦痛を低減するために緩和ケアを必要とするALS患者の状態として，嚥下機能の低下，コミュニケーション障害，呼吸機能の低下，家族と介護に関する問題，精神的・社会的・スピリチュアルな苦痛を述べ，そのアセスメントの方法を述べる。

● 嚥下機能の低下

　嚥下機能が低下すると，経口摂取量が減少する。それにより脂肪・筋肉量が減少してしまうと，筋力とADLの低下に拍車がかかり，病状が進行してしまう。嚥下機能の状態をアセスメントする際には体重測定を行い，経口摂取量が維持できているかをモニタリングする。

　また，嚥下機能の低下が進むと誤嚥を生じやすくなる。誤嚥性肺炎は，全身状態の悪化をまねき，病状の増悪に直結する。多くの患者は，そのことを十分に理解しているにもかかわらず，誤嚥のリスクをかかえながらも経口摂取を続けることにこだわりをもつ。しかし，誤嚥しないよう気をつけながら食事をすると，食事時間が長くなるため疲労が加わり，さらに誤嚥しやすくなってしまうという悪循環に陥る。

　嚥下機能障害に対しては，患者が障害の受容過程（▶198ページ）のどの段階にあるのかを意識しながらかかわることが重要である。

● コミュニケーション障害

　筋力低下が原因となって，患者の発語は不明瞭になる。また，嚥下機能の低下により口腔内にたまった唾液を嚥下することができず，たえず流涎（よだれ）が生じてうまく発声することができなくなる。これらの理由から，ALSの患者にはコミュニケーション障害が生じる。

　さらに筋力低下が進むと，呼吸困難が生じて声量が小さく不明瞭となる。加

1）日本神経学会監修：筋萎縮性側索硬化症診療ガイドライン．南江堂，2013.

えて，非侵襲的人工呼吸器 non-invasive positive pressure ventilation（NPPV）を含む人工呼吸器が装着されると発声しにくくなり，コミュニケーションが困難となっていく。

発声が不可能になった場合には，残された機能を活用してコミュニケーションをはかる必要がある。そのため，全身のどの部位の機能が残されているかを十分に観察しておく。また，コミュニケーション障害が顕著となり，患者が他者に意向を伝えられなくなったときに備え，「頭の位置をかえてほしい」「腰をさすってほしい」などのように，障害が生じる以前から，おもな患者の希望や訴えのパターンを把握しておくことも重要である。

● 呼吸機能の低下

呼吸筋の筋力低下に伴い，呼吸機能も低下していく。呼吸困難が先行することは少ないが，発症まもなくの時期，まれに患者が呼吸困難を訴える場合もある。病名告知によるストレスや，いずれ呼吸筋が麻痺してしまうという恐怖感など，精神的な問題で呼吸困難が生じる場合もあるため，患者の精神状態に注意する。ただし，すべての呼吸困難が精神面からくるものではなく，身体症状から生じている場合もあるため，適切な薬剤投与で緩和できるものがあることを念頭におくことが必要である。

呼吸機能のアセスメントでは，患者自身の自覚症状とSpO_2の測定，呼吸音の聴診がおもな観察項目となる。アセスメントには呼吸機能検査が有効であり，検査結果に留意する。また，次のような場合には注意が必要である。

(1) 人工呼吸器を装着せず，みずからの呼吸筋で少しでも長く呼吸を維持しつづけたい，という思いが患者にある。

(2) 進行のため体動が少なく，呼吸困難を感じる機会自体が減っている。

(3) 進行がゆるやかな場合は身体が低酸素に慣れてしまうこともあり，SpO_2値が低く呼吸が浅いにもかかわらず，患者に呼吸困難の自覚がない。

また，胃瘻造設などのように，呼吸機能がある程度保たれていないと導入が困難となる治療（緩和ケア）もあるため，適切なアセスメントが重要である。

● 家族と介護に関する問題

治療法が未確立なため，診断確定後の多くのALS患者は，急激な症状悪化などで医療処置を必要としない限り，自宅で在宅医療チームに支えられながら病の進行を体験する。闘病生活が長期間に及ぶことに加え，ADLの低下により当初より介護が必要となる場合が多く，患者を最も近くで支える家族が担う負担はとても大きい。

また，ALS患者は，療養の過程で数々の意思決定を積み重ねなければならない。決定の内容によっては介護負担を伴うものもあるため，患者と家族があとで後悔しないためにも，意思決定は患者と家族がともに納得した決定である

ことが望ましい。

症状悪化に伴う意思決定事項については，患者本人だけでなく家族も揺れている。家族の思いはどうか，患者と家族が十分に話し合えているのかなど，家族関係も把握しておく必要がある。

● 精神的・社会的な苦痛

治療の選択によってALS患者の生命予後は大きくかわるため，どの時点からを終末期とするかはむずかしい。患者自身の主体的決断によって終末期を決定できることがALSの特徴であり，それが患者と家族を思い悩ませることになる。

病状の進行により，患者の身体にはつぎつぎと障害が生じていく。患者と家族は進行性で治療のない病であるALSに罹患したということを認める「病気の受容」を行うと同時に，「障害の受容」を行う必要がある。

障害の受容過程は，① ショック，② 否認，③ 混乱，④ 解決への努力，⑤ 受容という5つの段階からなるとされる。障害の受容では，1つの障害について受容段階へいたる前に，新たに次の障害が生じてしまうため，患者は同じ過程を繰り返しながららせん状に進んでいくことが明らかとなっている[1]。患者と家族の精神状態に寄り添い，それぞれの障害について受容過程のどの段階にあるのかをアセスメントしながらかかわることが重要となる。

● スピリチュアルな苦痛

患者は，自分でできないことが徐々に増えるため，自律が保たれず，自尊心がそこなわれてゆく。そして今後さらに病気が進行して，できなくなることが増えることを予想し，人生の意味や価値について思い悩み，葛藤する。

患者が「こんな病気になって生きていてもしかたがない，家族に迷惑をかけるだけ」などと発言したときには，受容的な態度で接しつつも，ただ「かわいそう」と思うのではなく，患者がその発言の背後でうまく言葉にできず，真に望んでいる内容がなにかをさぐることが大切である。

3 緩和ケアの実践

ここでは，これまで述べた緩和ケアを必要とする状態に対する緩和ケアの実践方法を述べる。

● 嚥下機能の低下に対するケア

栄養状態はALSの生命予後に強く影響を及ぼす因子であるため，初期から

---

1) 長戸和子：難病患者とその家族の病気・障害受容と看護支援. 家族看護 3(1)：26-32, 2005.

十分な栄養摂取を進めることが必要である。嚥下機能が低下し，経口摂取量が減少したときには，食事形態の工夫や嚥下リハビリテーションを行う[1]。

しかし症状は進行するため，いずれは胃瘻の造設について意思決定しなければならない。呼吸機能が低下してから胃瘻を造設すると，術中に呼吸機能障害が悪化する場合がある。また，やせてからでは栄養状態を維持することがむずかしいため，苦痛をさけるためには胃瘻が必要であるということが納得できるように説明し，胃瘻の併用をすすめる。

まだ経口摂取ができている段階で「胃瘻造設などしたくない」と患者が思うことは，当然の心理である。病や障害の受容にいたらない段階で胃瘻造設を決断することは，みずからの病と障害が今後治る見込みがないということを認めてしまう行為にもなる。胃瘻造設を延命治療ととらえる患者もいるが，胃瘻を造設して良好な栄養状態を確保することは，患者の苦痛を軽減する緩和ケアでもある。患者の気持ちに寄り添いながら，患者自身が決定できるように情報提供を行う。

● コミュニケーション障害に対するケア

コミュニケーションがはかれなくなると，大きな精神的・スピリチュアルな苦痛が生じる。患者の尊厳をまもるためにも，意思伝達の手段を必ず確保しておく必要がある。

コミュニケーション障害が生じた場合，まずは導入が簡単な筆談や文字盤を用いる。対面式で使用できる透明アクリル文字盤も，使い慣れると有効である。病状が進行した場合にも，身体のどこかで意思を示すことさえできれば，**補助・代替コミュニケーション手段** augmentative and alternative communication（AAC）とよばれる IT 機器を使用することができる。AAC にはさまざまな種類があり，個々の患者に応じた選択，入力方法や設置場所の工夫などが必要である。支援チームがそのすべてを把握することは困難であるため，患者会や支援 NPO 組織などに情報提供や支援を依頼するとよい[2]。

機器の導入時期については，症状の進行を見こして，なるべく早期から練習を始める必要がある。しかし，機能がまだ残っている段階では，患者は発声によるコミュニケーションの継続にこだわりをもち，使用を拒否する場合が多い。しかし，緩和ケアの1つとして，適切な時期に練習を始めることが望ましいため，障害の受容過程を意識しながら進めていく。

1) 荻野美恵子：筋萎縮性側索硬化症の在宅栄養管理と呼吸管理，*Geriatric Medicine*54(3)：243-246，2016．
2) 成田有吾：筋委縮性側索硬化症におけるコミュニケーション支援．*Geriatric Medicine*54(3)：247-251，2016．

● 呼吸機能の低下に対するケア

　人工呼吸器装着の有無にかかわらず，筋力低下が進むと残された筋肉がかたくなり，呼吸時の胸郭の動きを妨げてしまうため，筋肉を柔軟に保つように呼吸リハビリテーションを行う。また，病状が進行していないうちは「少し休めば落ちつくので呼吸補助まではいらない」と拒否する患者も多いが，早期からNPPVを用いたほうが長期的には苦痛の軽減となる。NPPVの使用は，結果的に延命治療につながる可能性はあるが，いまの生活を快適に送り，QOLの向上を目ざす緩和ケアでもある。このことを患者と家族が正確に理解できるように説明を行う[1]。

　ALS患者は，いずれTPPVの装着について意思決定を行わなければならない。TPPVはいったん装着すると中止することができないため，この意思決定は生死をかけたものとなる。患者の障害の受容過程を考慮しつつ，情報提供を行うことが必要である。しかし，容易に決断できるわけなどなく，ほとんどの患者が装着・非装着の間で最後まで揺れつづける。看護師は患者と家族に後悔して欲しくないと思うことから，あせる気持ちを感じがちであるが，大切なのは患者と家族の揺れに寄り添い続けることであり，それが意思決定の支援となる。

● 家族の介護に関する問題に対するケア

　家族は，患者のQOLを支える大きな存在である。ALSでは，進行に伴い介護依存度・医療依存度が徐々に高くなる。家族が患者を支えたいと強く望んでいても，いつの間にか家族の負担は強くなり，家族がかかえる苦痛も理想と現実のはざまで大きくなってしまう場合が少なくない。患者のQOLを維持・向上するためにも，家族のQOLを維持・向上する支援が大切である。

　ALS患者は在宅で療養生活を送ることが多く，患者とその家族の生活の質の確保と保障が重要になる。医療面での支援も大切だが，患者と家族がうまく療養生活を送ることができるよう，社会資源を活用して生活を整えることが大切である。そのためには，ケアマネジャーや訪問介護，地域のボランティアなどの支援が不可欠である。患者と家族を支えるためには，医療・看護・介護の多職種連携がとても重要となる（▶図6-6）。

　また，意思決定の場面では，患者と家族の間に入って両者の思いを調整することも必要である。患者と家族に十分な情報提供を行い，患者が自分で考えられるようにサポートする。患者だけでなく，家族のQOLも考慮し，今後も続いていく患者の療養生活，家族の介護生活の両方を見すえた支援が重要である。

1）荻野美恵子：前掲論文，pp.243-246.

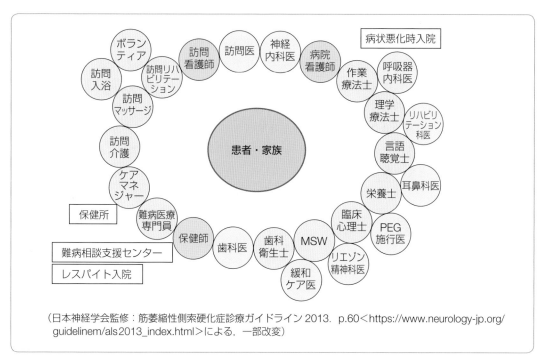

（日本神経学会監修：筋萎縮性側索硬化症診療ガイドライン2013. p.60＜https://www.neurology-jp.org/guidelinem/als2013_index.html＞による，一部改変）

▶図6-6　ALS患者・家族と各職種のかかわり

● 精神的・社会的な苦痛に対するケア

症状の進行により，今後どのようなことがおこるのか，どのような対処方法があるのかがわからないとき，患者の不安はさらに強いものとなる。今後おこりうる症状についても，緩和ケアを行うことで対処できるということを十分に説明する[1]。症状が出現した際には，迅速に生活を支えるケアを提供し，患者が「障害のある身体でも緩和ケアによって生活していけそうだ」と実感できるように調整する。それが，患者の不安を軽減することにつながる。

また，いまおきている症状について，さらに今後おきる可能性のある症状について，患者の精神状態に注意しながら，繰り返し説明して理解を促すことも重要である。その積み重ねが，患者の受容を次の段階へ進める手だすけとなる。

● スピリチュアルな苦痛に対するケア

神経難病のスピリチュアルケアに関する研究はごくわずかである。その理由としては，ALSを代表とする神経難病の最も重要な課題が，即時的で現実的な生活を支えるケアであることが大きい[2]。

1）日本神経学会：前掲書.
2）長瀬雅子：神経難病患者の手記にみるスピリチュアルな苦悩. 順天堂大学医療看護学部医療看護研究11(1)：67-73，2014.

　　しかし，つぎつぎと生じる新たな障害によって患者の自律が保たれなくなるため，多くの ALS 患者はスピリチュアルペインをかかえている。神経難病の看護では，むしろ従来からスピリチュアルケアが行われてきた。ALS 患者のなかには，罹患して機能を失った身体にあっても，前向きにいきいきと生活している人もいる。自律がくずれても，患者自身がこれまでの価値観を書きかえ，ALS の身体で新たな自律が発見できるよう援助することが，医療者の役割である。そのためには患者の気持ちに寄り添い，患者の語りに耳を傾けることがとても重要となる。

⑤ 脳血管疾患

1 疾患の概要

　　ここでは，代表的な脳血管疾患である**脳卒中** stroke について述べる。脳卒中は，わが国の死因の第 4 位，世界では第 2 位を占めており（厚生労働省 2018，WHO 2014），教育格差や貧困などが引きがねとなっておこる生活習慣病との関連が指摘されており，世界的な健康問題とされている。

　　脳卒中は，脳血管が障害されておこる複数の疾患からなる総称で，脳梗塞（虚血性脳卒中），脳内出血，クモ膜下出血（出血性脳卒中）などがある。

　　虚血性脳卒中・出血性脳卒中ともに，意識・運動・感覚の神経学的障害が急激もしくは徐々に出現することを特徴としており，神経学的障害の程度は虚血もしくは梗塞，出血の部位と量によって異なり，多様である。予後に影響する因子としては，高血圧，喫煙，過剰飲酒，塩分過多，脂肪摂取量の増加，タンパク質摂取の減少があげられている。

　　また，わが国では要介護になる原因の第 2 位が脳卒中であり[1]，他疾患に比べても発症後の予後は良好とはいえない。

2 緩和ケアを必要とする病態とアセスメント

　　前述の通り，脳卒中の予後は他疾患よりも要介護度が高く，寝たきりを余儀なくされる場合も多い。脳卒中後の後遺症・合併症として，痛み，痙縮，嚥下障害，栄養障害，排泄障害などの身体症状と，抑うつなどの精神症状があげられ，これによる苦痛や苦悩が長期に継続する。脳卒中後の後遺症・合併症から生じる身体的・精神的・社会的・スピリチュアルな苦痛や苦悩を理解し，それらに対応していくことが，脳卒中患者の QOL を尊重することにつながる。

---

1) 厚生労働省：平成 28 年国民生活基礎調査の概況．（https://www.mhlw.go.jp/toukei/saikin/hw/k-tyosa/k-tyosa16/index.html）（参照 2019-09-11）

● 痛み

　脳卒中後に生じる痛みとしては，麻痺などの運動障害に伴う関節や筋肉の痛みや，拘縮などに伴う関節の痛み，視床痛ともよばれる中枢性疼痛がある。

● 中枢性疼痛（視床痛）

病態▶　中枢性疼痛は，体性感覚神経系の病変や疾患によって引きおこされる痛みである神経障害性疼痛の1つとされている[1]。中枢性疼痛には，体性感覚神経系の病態のみではなく，精神的・社会的な要因も痛みの強さに影響を与えることから，この痛みの訴えに対しては，患者の身体的・精神的・社会的・スピリチュアルな側面を総合的にアセスメントして，治療方針や看護ケアを決定していく必要がある。

症状▶　中枢性疼痛は，視床の血管が障害されたのち，数週間から数か月後に，麻痺側に持続性・発汗性の痛み，電撃痛，摩擦痛などが出現し，同時にしびれや有痛部の皮膚温低下といった感覚障害を伴う。出現時期や痛みの種類は多様で，一定ではない。

アセスメント▶　主観的な痛みを評価するために一般的なVASやNRSの使用も有用であるが（▶85ページ），患者の神経障害性疼痛を簡便に評価するスクリーニングとして，神経障害性疼痛スクリーニング質問票，painDETECT日本語版の2つも非常に有用である。

　また，痛みの有無や程度，部位の特定だけではなく，精神的・社会的な要因が影響していることもふまえて包括的に痛みをアセスメントする必要がある。

● 痙縮

病態▶　脳卒中による上位運動ニューロンの損傷によって，脊髄反射回路の興奮の促進と抑制のバランスがくずれた結果，麻痺側の腱反射亢進を伴った筋緊張を特徴とする運動障害である。

症状▶　手足のこわばり，つっぱり，クローヌス，姿勢の異常がみとめられる。姿勢の異常として，手・足の異常がある（▶図6-7）。

アセスメント▶　痙縮に関するアセスメントでは，症状に伴う日常生活行動の障害と，リハビリテーションの状況，痛みの程度，家族の介護負担の状況，それに伴う患者と家族の精神的ストレスの程度が重要である。

　手の指が握ったままで開きづらい場合は，手掌や指が不潔になりやすい。また，肘が曲がっていると着がえに不便を感じ，足の先が足の裏側の方へ曲がっていると靴や装具がはきづらく，歩行時に痛みを感じる。

1）日本ペインクリニック学会神経障害性疼痛薬物療法ガイドライン改訂版作成ワーキンググループ編：神経障害性疼痛薬物療法ガイドライン，改訂第2版. (https://www.jspc.gr.jp/Contents/public/kaiin_guideline06.html)（参照 2019-09-11）

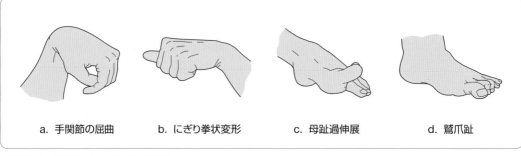

a. 手関節の屈曲　　　b. にぎり拳状変形　　　c. 母趾過伸展　　　d. 鷲爪趾

▶図6-7　痙縮による手・足の異常

　　歩行のしづらさ，食事や衣類の着脱などのADLの困難，痛みを生じる部位や出現の時期，患者の意欲につながるリハビリテーションへの影響，痙縮による家族の介護量や精神的ストレスの程度について，患者と家族から詳細に聴取する必要がある。

● 嚥下障害・栄養障害

病態▶　　脳卒中に由来する摂食嚥下障害は，両側性上位運動ニューロン病変による仮性麻痺と，嚥下中枢が存在する延髄の損傷による球麻痺がおもな原因である。脳卒中が軽度の場合，発症当初は半数以上の患者に嚥下障害がみられるが，その後は自然に改善し，長期に残存するのはごくわずかである[1]。一方，脳卒中が重度な場合には，嚥下障害が重度かつ継続する場合が多く，経口摂取困難による低栄養状態を伴う可能性が高い。

　　また嚥下障害は，嚥下食と経管栄養での栄養補給となる場合が多く，人としての「食べる」行為がそこなわれることが多い。人としての「食べる」，つまりおいしそうなものを見ること，味わうこと，かむこと，食事時に会話をすること，箸や茶わんをもって姿勢を保つことは，単なる栄養補給ではない。「食べる」ことは認知症や廃用症候群の予防につながる身体機能の維持，さらには人としての楽しみや生きがいでもあり，QOLを維持し，人権にもつながる重要な生活行動である。したがって，嚥下障害は，QOLや人権を左右する重大な障害といってよい。

症状および合併症▶　　嚥下障害時は，摂食中のむせや，口腔内の食物残留，流涎，湿性嗄声（させい），構音障害，開鼻声（かいびせい）（構音時に空気が鼻腔に漏れる状態）などがみとめられることが多い。さらに嚥下障害と脳卒中関連肺炎 stroke-associated pneumonia（SAP）には関連があり，嚥下障害による誤嚥に伴う SAP といわれている。

アセスメント▶　　上記の嚥下障害時の症状について，有無と程度を観察する。また，経口摂取

1）Casaer, M. P. et al.: Early versus late parenteral nutrition in critically ill adults. *The New England Journal of Medicine*, 365(6): 506-17, 2011.

が開始されていない場合は，食べることへの意欲やニーズ，口腔内環境（歯や歯肉の状況，義歯の有無）などもアセスメントする。そして嚥下障害がない場合には，経口摂取の早期開始が可能であるかをアセスメントする必要がある。

　ベッドサイドで可能な嚥下障害のスクリーニングテストとしては，改訂水飲みテスト Modified Water Swallowing Test（MWST），フードテスト Food Test（FT），反復唾液嚥下テスト Repetitive Saliva Swallowing Test（RSST）があり，これらは看護師が実施できる。

● 排泄障害

病態▶　脳卒中の急性期では，排尿無反射による尿閉が生じ，回復期では脊髄排尿反射が抑制から解放されて少量の膀胱容量で排尿反射をおこす**排尿筋過活動**を生じる。一方，便失禁は，大腸の蠕動運動の低下によって硬便周囲から流出した水様便，さらには構音障害や失語によって便意を伝えられないことによる便の流出が原因とされている。

　ここでは，回復期の多くの患者で多様なアセスメントとケアを必要とする排尿障害を中心に述べる。

症状▶　排尿筋過活動によって，尿意切迫，頻尿，夜間頻尿，切迫性尿失禁をおこす。

アセスメント▶　排尿筋過活動の診断と重症度の判定には，過活動膀胱診療質問票 overactive bladder symptom score（OABSS）が用いられる。排尿日誌を記載することで，排尿回数や時期，排尿量から排尿パターンを把握し，看護ケアにいかすことも可能である。排尿筋の回復をアセスメントするためには，直腸内指診によって直腸肛門反射やクローヌス様の排尿括約筋収縮の観察が行われる。

　また，失語症や意識障害のために尿意の伝達が困難になっていないかをアセスメントする。さらに，麻痺などの運動障害による活動制限のための失禁や，服用薬物，加齢による排尿障害の有無もアセスメントすべき項目としてあげられる。

● 抑うつや意欲低下などの精神症状

病態▶　「脳卒中後のうつ」とこれまであらわされてきた状態は，近年，抑うつ depression と意欲低下 apathey（アパシー）に分けられるようになった。抑うつは左前頭葉の病変，意欲低下は両側基底核病変である可能性が高いとされているが[1]，いまだ明確な病態については明らかではない。

　脳卒中後のうつの発症率は高く，脳卒中発症4か月後に23%程度の患者が発症するとされている。とくに女性，65歳以下，ひとり暮らし，再発，要介護，

---

1) 濱聖司：脳卒中後のうつと意欲低下．週刊医学界新聞，第2871号：2010．

施設入所の患者に発症しやすい傾向があるといわれている[1]。

症状▶ 抑うつは，落ち込み，活動性の低下，食欲不振，易疲労感，不眠などであり，これらは脳卒中後の当然の反応ととらえられて見すごされる場合が多い。また，脳卒中後の意識障害，認知障害，運動麻痺，失語，構音障害などのさまざまな局在徴候（単症状）があることから，うつ症状の判断が困難なことが多い。

意欲低下は，目的指向性の行動の減弱，興味や関心の欠如，認知や情動の減退であり，意識や認知障害の局在徴候に依存しないと言われている。

アセスメント▶ 前述の通り，脳卒中患者には意識障害や失語などの症状があることから，うつ症状の判断がむずかしい。そのため，主観的評価に合わせて客観的評価ができるスケールを用いることが望ましい。

脳卒中うつスケール Japan Stroke Scale（Depression Scale）（JSS-D）は ① 気分，② 罪責感，絶望感，悲観的考え，自殺念慮，③ 日常生活への興味，楽しみ，④ 精神運動抑制または思考制止，⑤ 不安・焦燥，⑥ 睡眠障害，⑦ 表情の合計点で評価する（▶図6-8）。

脳卒中情動障害スケール Japan Stroke Scale（Emotional Disturbance Scale）（JSS-E）は，① 気分，② 日常生活動作・行動，③ 不安・焦燥，④ 脱抑制行動，⑤ 睡眠障害，⑥ 表情，⑦ 病態・治療に対する対応，⑧ 対人関係の合計点で評価する。

JSS-D と JSS-E は，点数が大きいほど重症度が高いことを意味している。また，2つのスケールによって同時に評価する脳卒中感情障害（うつ・情動障害）スケール同時評価表（JSS-DE）も使用されている（▶図6-9）。

3 緩和ケアの実践

● 痛みに対するケア

痛みは，QOL に大きく影響を与える因子である。神経障害性疼痛に関する QOL の調査報告では，ほかの痛みよりも神経障害性疼痛をもつ患者のほうが重症度が高く，終末期がん患者が倦怠感などから日常生活を床上で過ごしている状態，あるいは心筋梗塞患者が絶対安静で生活している状態と同程度の QOL であると報告されている[2]。これは QOL が著しく低いと解釈される状態であり，看護として重視すべき点である。

◉ 医学的治療に対する調整

中枢性疼痛の治療では，おもに薬物療法が行われる。抗うつ薬のアミトリプチリン塩酸塩や，抗てんかん薬であるラモトリギンが有効とされているが，い

1) Burvill, P. W. et al.: Prevalence of depression after stroke: the Perth Community Stroke Study. *The British Journal of Psychiatry*, 166: 320-327, 1995.
2) Attal, N. et al.: The specific disease burden of neuropathic pain: results of a French nationwide survey. *Pain*, 152(12): 2836-43, 2011.

[1] 気分
　A：気分爽快やうつ気分はなく，ふつうにみえる。
　B：気分がふさいでいる様子がある。
　C：気分が沈む，さびしい，悲しいという明らかな訴えやそぶりがある。
☐ A＝−0.98
☐ B＝−0.54
☐ C＝ 1.52

[2] 罪責感，絶望感，悲観的考え，自殺念慮
　A：とくに自分を責める気持ちはなく，将来に希望がある。
　B：自分は価値がない人間だと思い，将来に希望をなくしている。
　C：明らかな罪責感をもつ（過去に過ちをした，罪深い行為をしたなどと考える）ないしは死にたいという気持ちをもつ。
☐ A＝−2.32
☐ B＝−0.88
☐ C＝ 3.19

[3] 日常活動（仕事，趣味，娯楽）への興味，楽しみ
　A：仕事ないしは趣味・娯楽に対して，いきいきと取り組める。
　B：仕事ないしは趣味・娯楽に対して，気のりがしない。
　C：仕事ないしは趣味・娯楽に対して完全に興味を喪失し，活動に取り組まない。
☐ A＝−1.17
☐ B＝−0.94
☐ C＝ 2.11

[4] 精神運動抑制または思考制止
　A：十分な活気があり自発的な会話や活動がふつうにできる。
　B：やや生気や意欲に欠け，集中力も鈍い。
　C：まったく無気力で，ぼんやりしている。
☐ A＝−0.84
☐ B＝−0.53
☐ C＝ 1.37

[5] 不安・焦燥
　A：不安感やいらいら感はない。
　B：不安感やいらいら感がみとめられる。
　C：いらいら感をコントロールできず，落ち着きない動作・行動がしばしばみられる。
☐ A＝−1.11
☐ B＝−0.64
☐ C＝ 1.75

[6] 睡眠障害
　A：よく眠れる。
　B：よく眠れない（入眠障害，熟眠障害ないしは早朝覚醒）。
　C：夜間の不穏（せん妄をふくむ）がある。
　　※付加情報：Bを選択した場合，以下のうちみとめられるものに○をする。複数選択可。
　　　入眠障害（　　）　途中覚醒・熟眠障害（　　）　早朝覚醒（　　）
☐ A＝−1.83
☐ B＝−0.64
☐ C＝ 2.47

[7] 表情
　A：表情は豊かで，明るい。
　B：表情が乏しく，暗い。
　C：不適切な感情表現（情動失禁など）がある。
☐ A＝−0.52
☐ B＝−0.79
☐ C＝ 1.31

Total	
Constant	+9.50
Total score =	

（日本脳卒中学会：脳卒中感情障害〔うつ・情動障害スケール〕．脳卒中 25：205-214，2003による）

▶図6-8　脳卒中うつスケール（JSS-D）

ずれも保険適応外である。したがって経済的な負担が大きいことも含め，患者と家族への説明や医師との調整を行う必要がある。

● 傾聴の態度

　中枢性疼痛の体験をまとめた報告によると，痛みは患者によって多様に表現されるが明確に区別できないこと，しびれが強くなると痛みに近い感覚になること，気象変化や雨風があたるなどで誘発されることや，意識が集中すると強く感じることがある。一方で，睡眠時や意識がほかに向いている場合には，痛みを感じないこともある。

　このような複雑な体験は他者に理解されにくく，虚言や精神障害ととらえられる可能性もある。脳卒中後には中枢性疼痛が出現する可能性があることを念頭におき，そのメカニズムや症状の特徴を看護師が十分に理解し，患者の主観

			うつ	情動障害
[1] 気分				
A：気分爽快やうつ気分はなく，ふつうにみえる。			A=−0.98	A=−0.93
B：気分がふさいでいる様子がある。			B=−0.54	B=−0.68
C：気分が沈む，さびしい，悲しいという明らかな訴えやそぶりがある。			C= 1.52	C= 1.61
[2] 罪責感，絶望感，悲観的考え，自殺念慮				
A：とくに自分を責める気持ちはなく，将来に希望がある。			A=−2.32	
B：自分は価値がない人間だと思い，将来に希望をなくしている。			B=−0.88	
C：明らかな罪責感をもつ（過去に過ちをした，罪深い行為をしたなど と考える）ないしは死にたいという気持ちをもつ。			C= 3.19	
[3] 日常活動（仕事，趣味，娯楽）への興味，楽しみ				
A：仕事ないしは趣味・娯楽に対して，いきいきと取り組める。			A=−1.17	
B：仕事ないしは趣味・娯楽に対して，気のりがしない。			B=−0.94	
C：仕事ないしは趣味・娯楽に対して完全に興味を喪失し，活動に取り組まない。			C= 2.11	
[4] 精神運動抑制または思考制止				
A：十分な活気があり自発的な会話や活動がふつうにできる。			A=−0.84	
B：やや生気や意欲に欠け，集中力も鈍い。			B=−0.53	
C：まったく無気力で，ほんやりしている。			C= 1.37	
[5] 不安・焦燥				
A：不安感やいらいら感はない。			A=−1.11	A=−2.04
B：不安感やいらいら感がみとめられる。			B=−0.64	B=−0.44
C：いらいら感をコントロールできず，落ち着きない動作・行動がしばしばみられる。			C= 1.75	C= 2.47
[6] 睡眠障害				
A：よく眠れる。				
B：よく眠れない（入眠障害，熟眠障害ないしは早朝覚醒）。				
C：夜間の不穏（せん妄をふくむ）がある。			A= −1.83	A=−1.72
※付加情報：Bを選択した場合，以下のうちみとめられるものに○ をする。複数選択可。			B=−0.64	B=−0.98
入眠障害（ ）途中覚醒・熟眠障害（ ）早朝覚醒（ ）			C= 2.47	C= 2.70
[7] 表情				
A：表情は豊かで，明るい。			A=−0.52	A=−0.80
B：表情が乏しく，暗い。			B=−0.79	B=−0.45
C：不適切な感情表現（情動失禁など）がある。			C= 1.31	C= 1.25
[8] 日常生活動作・行動（入浴・着替え・洗面・娯楽など）に関する自発性と意欲の低下				
A：自発的に活動し，通常の意欲がある。				A=−1.05
B：日常生活動作にはたらきかけが必要で，意欲に欠ける。				B=−0.67
C：はたらきかけても活動せず，まったく無気力である。				C= 1.72
[9] 脱抑制行動（易怒性，性的逸脱行動）				
A：感情や異常な行動を抑制できる。				
B：悪態や乱暴な言葉，または軽い性的な言動が見られる（エロチックな発言や体にさわるなど）。				
C：異常で明らかな怒りや逸脱行為が見られる（物を投げる，つねる，たたく，ひっかく，蹴る，かみつく，つばを吐く，叫ぶ，服をかってに脱ぐなどの行動）。				A=−5.53
				B=−0.78
				C= 6.31
[10] 病態・治療に対する対応				
A：自分の身体の状態を認識し，その治療に前向きである。				A=−1.18
B：自分の身体の状態を認識しているが，治療への積極性がない。				B=−0.29
C：自分の身体の状態を認識していない。				C= 1.47
[11] 対人関係				
A：家族やスタッフとの交流は良好である。				A=−1.30
B：家族やスタッフとのかかわりに消極的で，関心が薄い。				B=−0.58
C：周囲との交流はほとんどなく，人との接触に拒否的である。				C= 1.89

脳卒中うつスケール

Total	
Constant	+9.50
Total score =	

脳卒中情動障害スケール

Total	
Constant	+14.00
Total score =	

（日本脳卒中学会：脳卒中感情障害〔うつ・情動障害スケール〕. 脳卒中 25：205-214，2003 による）

▶図 6-9　脳卒中感情障害（うつ・情動障害）スケール同時評価表（JSS-DE）

的体験・訴えに寄り添い，傾聴する態度が重要である。

● 痙縮に対するケア

● ADL の困難への支援

痙縮によって，ADL に困難が生じる場合が多い。衣類の着脱や食事，トイレ動作，歩行のしづらさなど，困難が生じる行動は多様である。困難を生じている行動と，必要な支援をアセスメントする。

支援する際には，患者の自尊心やセルフケア能力を尊重しながら，家族の介護負担との兼ね合いも考慮して，支援の内容を決定していく必要がある。

● 治療に対する調整や支援

痙縮の治療としては，リハビリテーション，内服，神経ブロック，バクロフェン髄注療法，ボツリヌス療法などがあり，これらによって痙縮の軽減が期待できる。しかし，これらの治療は完治を目的とするものではなく，症状の緩和を目的としたものであることをふまえ，症状に対する患者と家族の訴えへの対応，それに関する医師への連絡・調整を行う必要がある。

● 痙縮部位の清潔ケア

前述のように，握り拳 状の痙縮がみられる場合は，手掌や指が不潔になりやすい。清潔を保持するために，適宜，手浴や清拭などを行う必要がある。また，排泄後の手洗いや朝の洗面の際にも，手が洗えるように援助する必要がある。

● 歩行時の痛みに対するケア

足趾などの下肢の痙縮によって，靴や装具の装着には援助が必要になる。また，歩行時には下肢の変形によって痛みを伴うことが多い。痛みに対する治療を医師に相談することや，痛みを緩和させる歩行時の補助具などについてほかの専門職に相談する必要がある。歩行時の痛みに対するケアは，患者の QOL と家族の介護負担に大きく影響するため，ていねいなアセスメントとケアが求められる。

● 嚥下障害・栄養障害に対するケア

● 食べる行動に対する準備ケア

食べるための日常生活行動を行うためには，認知状態や意識レベルをできるだけ良好に維持することが重要である。家族との面会やコミュニケーションの機会をできるだけ多く設け，刺激のある病室環境にするなど，日常生活のなかで患者の脳機能の活性化を促すためのケアを心がける。

● 誤嚥性肺炎・脳卒中関連肺炎予防のケア

誤嚥をおこさないよう，看護師は言語聴覚士や理学療法士とともに，最適な食事時の姿勢を検討する必要がある。看護師は，経口摂取後に日常的な口腔ケアを必ず行うようにする。食事時以外にも，口腔内の保湿を維持するための口

腔ケアを行い，口腔内細菌の増加を防いで肺炎を予防する。

義歯の調整や歯周病の予防も肺炎防止に関連する重要な援助であることから，歯科衛生士や口腔外科医とも協働して対応していく。

● 排尿障害

脳卒中患者にとって，尿失禁は身体的・精神的・社会的に耐えがたいものである。排尿は，最も他人の世話になりたくない行動とされる。また，脳卒中で尿失禁を伴う患者は，伴わない患者よりも抑うつを示すことが多いとされており，介護度も高くなることから家族の負担や施設入所率も高くなる。

◉ 慢性期における過活動膀胱症状に対するケア

脳卒中の患者は，運動障害や意識障害も伴うことから，尿意の確認とタイミングをはかったトイレ移動が困難になる。そのため，1人ひとりの患者に応じたトイレ誘導や衣類の改良，尿意訴えの徴候のアセスメント，便秘による尿失禁助長を防止するための食事と飲水の調整などを含めたケア計画を立案し，対応することがケアとして重要である。

● 抑うつや意欲低下などの精神症状に対するケア

脳卒中後のうつに対しては，抗うつ薬が効果的であることがシステマティックレビューでも明らかにされているが，一方で副作用の懸念も報告されている[1]。副作用には，一般的に口渇，悪心・嘔吐，便秘，眠け，排尿障害，ふらつき・めまい，不眠などがある。

つねに副作用と抗うつ薬の効果とのバランスを医師に相談し，投薬を調整する。また，抗うつ薬は効果があらわれるまで3〜4週間はかかると考えられることから，その期間についても理解し，ほかの対処療法も検討する必要がある。たとえば，運動訓練やレクリエーションなどによって身体を動かすことは，抑うつを緩和するとされている[2]。

⑥ 腎疾患

1 疾患の概要と透析の特徴

以前は，なんらかの原因によって腎機能が低下して末期腎不全にいたる疾患を慢性腎不全ととらえてきたが，現在では，2002（平成14）年に腎臓病予防改善委員会から提唱された**慢性腎臓病** chronic kidney disease（**CKD**）の概念が広

---

1) Hackett, M. L. et al.: Interventions for treating depression after stroke, *Cochrane Database Systematic Review*, Oct 8(4): 2008.
2) 日本脳卒中学会：脳卒中治療ガイドライン 2015．pp.321-322，協和企画，2015.

く普及している。

CKD は，原疾患は問わず，次の 2 項目のいずれか，または両方が 3 か月を
こえて持続するものと定義されている。

(1) 尿異常，画像診断，血液，病理で腎障害の存在が明らか，とくに 0.15
g/gCr 以上のタンパク尿(30 mg/gCr 以上のアルブミン尿)の存在が重要
(2) 糸球体濾過量(GFR)＜60 mL/分/1,73 m^2

CKD は，GFR による区分では，軽度なものからステージ G1，G2，G3a，
G3b，G4，G5 に分けられ，ステージ G5 は末期腎不全である。G4 以上に重症
化した場合には，後述する腎代替療法が検討される。

● 末期腎不全

末期腎不全にいたった場合には，腎代替療法を選択するかどうかの意思決定
が必要となる。腎代替療法には透析療法と腎移植があるが，ここでは透析療法
について述べる。

透析療法の種類▶ 透析療法は，大きく**腹膜透析** peritoneal dialysis(PD)と**血液透析** hemodialysis
(HD)に分けられ，わが国の透析患者の 95% 程度は血液透析を受けている。

腹膜透析と血液透析とでは，患者が透析を受ける場が異なり，腹膜透析は家
庭や職場などの医療機関以外で，血液透析は医療機関で実施される。したがっ
て，腹膜透析は患者本人またはその家族により実施され，血液透析は医療者に
より実施されることになる。なお，生命維持のために定期的に行われる透析療
法は，**維持透析療法**とよばれることがある。

腹膜透析実施の▶ 腎不全患者の腹膜透析の実施にあたっては，PD ファーストと PD ラストと
時期 いう 2 つの考え方がある。

①**PD ファースト** 腎機能が維持されている間は腹膜透析を行い，腎機能
の低下に伴い漸次，血液透析へと移行するというものである。

②**PD ラスト** 患者の高齢化に伴い，循環動態の悪化や，バスキュラーア
クセス[1]のトラブルの増加がみられ，さらには透析施設への通院が困難になる
などにより，血液透析が継続できなくなることが少なくない。この場合に，在
宅での腹膜透析に移行するというものである。

PD ファーストと PD ラストのいずれも，透析療法の変更には手術を要し，
患者の状態と家庭環境などから慎重に判断する必要がある。

透析療法の選択と▶ 透析を導入する際の基準として，わが国ではこれまで，「平成 3 年度厚生科
見合わせ 学研究腎不全医療研究事業研究」により作成された慢性維持透析療法の導入基
準が用いられてきた。しかし，近年の患者の高齢化，および通院困難などの活
動性の低下に伴い，終末期も含めた透析医療の選択について，一定の指針が求

---

1) バスキュラーアクセスとは，透析器に血液を送るために患者の血管に設けられた血液の
出入り口をさし，動脈と静脈を短絡化させたシャントによるものが一般的である。

められた。これを受け2014(平成26)年，日本透析医学会により『維持血液透析の開始と継続に関する意思決定プロセスについての提言』が公表された。なお，この提言の作成時の議論の結果，透析の中止は「見合わせ」という表現が用いられることになった。

　透析療法の選択にあたっては，透析開始時点だけでなく，その維持も含め，患者の意思や医学的な状況，さらには家族などの患者を支える資源を考慮する必要がある。また，透析療法の見合わせは，医学的な問題だけではなく，患者と家族で十分な話し合いを行ったうえで患者が意思決定されなければならず，それは医療チームで共有されなければならない(▶図6-10)。

　心不全患者などの非がん患者と比較したとき，透析を見合わせた患者は，短期間で最期を迎えることになる。したがって，透析も含めた腎不全患者の看護は，つねに倫理的な問題をはらんでいることを，看護師は意識する必要がある。また，透析を見合わせた患者に残された時間の長短にかかわらず，緩和ケアにも注意をはらうことが求められている。

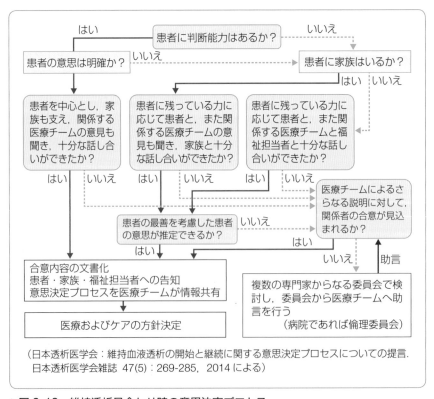

(日本透析医学会：維持血液透析の開始と継続に関する意思決定プロセスについての提言. 日本透析医学会雑誌 47(5)：269-285, 2014 による)

▶図6-10　維持透析見合わせ時の意思決定プロセス

2 緩和ケアを必要とする病態とアセスメント

● 緩和ケアを必要とする状態

腎臓は，尿の生成を介して，老廃物の排泄，水・電解質の調節，酸塩基平衡の調節，ホルモンの産生・調節を行っている。腎臓は，肝臓とともに沈黙の臓器とよばれ，腎機能がかなり低下しなければ症状が出現せず，尿毒症症状などを生じる腎不全にいたって，はじめて発見されることも少なくない。なお，腎代替療法である維持血液透析療法により症状がおさまったとしても，それを中断した場合には，同様に症状が出現することになる。

以下に示す症状を緩和することが，腎不全領域における緩和ケアとなる。

● おもな尿毒症症状とアセスメント

◉ 中枢神経・末梢神経症状

尿毒素が体内に蓄積することにより，初期には易疲労性や，記憶力・集中力・思考力の低下，不眠などがあらわれる。進行すると無欲状態になることや，意識の清明度にまで影響することがある。患者がそれまで容易に実施できていたことに時間を要するようになっていないかを確認し，早期に症状を発見することが重要である。

◉ 呼吸器・循環器症状

肺水腫・起座呼吸・呼吸困難感をきたした場合は，早急に透析治療が必要になることが多い。これらの症状は体液の貯留によるものであり，胸部 X 線検査では心胸比の拡大が観察される。また，短期間に体重が増加するため，毎日，体重を測定することが重要である。

また，下腿に浮腫をきたすため，衣服で締めつけられることによる循環障害や皮膚の損傷などの二次障害を予防することが必要となる。

◉ 消化器症状

食欲低下，悪心・嘔吐などの症状が出現する。これらは栄養状態の悪化や，貧血，体重減少などをまねき，全身状態をさらに悪化させる。ほかの疾患による症状ではないことを確認することも必要となる。

また，食事の摂取状況を把握することも重要である。消化器症状の出現によって食事摂取量が減少すると，栄養状態の悪化をまねきやすくなる。患者の咀嚼・嚥下機能に応じた食事の提供が必要となることも多い。

◉ 血液系の異常

腎不全の進行とともに血小板機能が低下するため，出血傾向があらわれる。全身の皮膚の状態と粘膜からの出血に注意が必要である。

また，易感染状態になりやすく，感染予防が必要となる。腎機能が低下した状態で感染をおこすことは，腎機能のさらなる低下をまねく。

さらに，腎臓から分泌されるエリスロポエチンの減少により，貧血状態をまねきやすい。血液検査の結果を把握し，貧血症状が生活に及ぼしている影響について観察することが必要である。

◉ **皮膚症状**

全身にかゆみが出現する。これは身体内部から出現するものであり，軟膏の塗布などでは一時的な解決にしかならないが，少しでも症状を緩和するために用いられる。皮膚損傷は感染のリスクを高めるため，全身の皮膚状態を観察する。

● 水分・電解質異常

腎臓は，尿の生成を行い，体外に排泄することによって，体内のバランスを保っている。水分が適切に体外へ排泄されないと全身に浮腫をきたし，体重の増加や呼吸困難をまねく。

仰臥位では呼吸が苦しく，座位で呼吸がらくになるという起座呼吸がおこりやすい。体位を観察することが必要である。

また，不要な電解質が腎機能低下により蓄積されることで，電解質異常をきたす。とくにカリウムの蓄積は高カリウム血症をまねき，重症の場合は心停止にいたる。高カリウム血症の初期症状である口唇のしびれや脱力感などがないかを確認する。

● 維持血液透析の見合わせ

維持血液透析の実施を見合わせることは，患者の生命の維持と直結している。維持血液透析の実施を見合わせた場合は，腎不全症状が出現する。透析を導入しなかった場合と同様に，腎不全症状に対する緩和ケアが必要である。

維持血液透析の見合わせについては，日本透析医学会血液透析療法ガイドラインワーキンググループと透析非導入と継続中止を検討するサブグループにより，維持血液透析の見合わせについて検討する状態が示されている(▶表6-7)。患者の状態を慎重に判断し，見合わせを検討する必要がある。

3 緩和ケアの実践

ここでは，維持血液透析の見合わせのため，緩和ケアを受けた患者の事例をもとに，緩和ケアの実践について述べる。

● 維持血液透析見合わせの事例

- B さん，83 歳，女性，慢性腎不全(血液透析歴約 15 年)，左前腕内シャントあり
- 既往歴：膠原病，胸膜炎，汎血球減少症
- 家族：夫は他界，娘 1 人(キーパーソン)

▶表6-7 「維持血液透析の見合わせ」について検討する状態

1）維持透析を安全に施行することが困難であり，患者の生命を著しくそこなう危険性が高い場合 ①生命維持がきわめて困難な循環・呼吸状態などの多臓器不全や持続低血圧など，維持透析実施がかえって生命に危険な病態が存在。 ②維持血液透析実施のたびに，器具による抑制および薬物による鎮静をしなければ，バスキュラーアクセスと透析回路を維持して安全に体外循環を実施できない。
2）患者の全身状態がきわめて不良であり，かつ「維持血液透析の見合わせ」に関して患者自身の意思が明示されている場合，または，家族が患者の意思を推定できる場合 ①脳血管障害や頭部外傷の後遺症など，重篤な脳機能障害のために維持血液透析や療養生活に必要な理解が困難な状態。 ②悪性腫瘍などの完治不能な悪性疾患を合併しており，死が確実にせまっている状態。 ③経口摂取が不能で，人工的水分栄養補給によって生命を維持する状態を脱することが長期的にむずかしい状態。

（日本透析医学会血液透析療法ガイドライン作成ワーキンググループ 透析非導入と継続中止を検討するサブグループ：維持血液透析の開始と継続に関する意志決定プロセスについての提言. 日本透析医学会雑誌47(5)：279, 2014による）

- 今回の経緯：胸腹水の貯留から心不全をきたし，ドライウェイト[1]の設定や透析条件の見直しが行われるとともに，膠原病のためステロイドの投与が行われていたが，治療の効果をえられない状態であった。左胸部では呼吸音を聴取することがむずかしい。食事摂取量が減少して経腸栄養が開始されたが，全身状態は低下していた。貧血が進行して脳の血流量が減少し，傾眠傾向となってJCS 300（痛み刺激に反応しない状態）にいたっていた。徐々に血圧低下と呼吸促迫がみとめられるようになっており，再び胸水がたまってきていた。

- 血液透析療法の経過：血液透析時間は4時間であるが，収縮期血圧が100 mmHg未満に低下するようになり，透析療法中には昇圧薬を使用していた。透析中に赤血球濃厚液の輸血を行うことや，血圧が低下するために1時間30分で透析を終了することもあった。

● 緩和ケアを必要とする状態

　Bさんは，維持血液透析を行っている患者である。維持透析の実施中に血圧低下をみとめること，および4時間の透析が実施できないことから，安全に透析が行えない状態となっており，維持透析を継続するかどうかについて検討する必要がある。また，全身状態が悪化しており，治療の効果を得られていない状態にある。

1）透析終了時の目標体重を意味する。透析後にむくみがなく，非透析日に血圧の低下をみとめず，心胸郭比が50％以下となる状態を目安としたもの。

● アセスメントのポイント

◉ 維持血液透析の見合わせの検討

治療とケアの方針▶
の確認

　維持血液透析を行うことによって，循環状態は不安定になっている。血圧の低下や呼吸促迫が出現してきていることにより，維持血液透析の実施がかえって生命をおびやかしていると思われる。透析実施中に輸血が実施できない状態にある場合には，輸血実施の方法を検討することが必要となる。

　Bさんにおいては，輸血を行っても貧血の改善がみられず，治療効果が得られにくくなっている。

適切な情報提供と▶
自己決定の支援

　Bさんの意識レベルは痛み刺激に反応しない状態にあり，自己決定がむずかしい状況である。キーパーソンである娘に対し，適切な情報提供を行うことが求められる。娘に対して，現在までの経緯，生命予後の予測，血液透析療法を継続するかどうかを含めた治療の選択の有益性と危険性を理解できるように説明することが必要である。

娘からの十分な▶
情報収集

　娘がBさんにどのような思いをいだいているのか，現在の状態をどのようにとらえているのかを把握する。また，医療者からの説明に対する娘の理解度を把握するとともに，娘の気持ちの変動を受けとめ，支援することが必要である。

意思決定の過程の▶
共有と尊重

　Bさんの事例は，事前指示書などはなく，娘に残していた言葉もなかったため，患者自身の思いを把握できていない。医療者から情報を提供するとともに，家族が意思決定をする過程での疑問にていねいに対応することが必要である。また，医療チームは，決定された意志を尊重できるよう，意思決定の過程を医療チームで共有しておくことが重要である。

● 維持血液透析見合わせ後の緩和ケアの実践

苦痛の緩和▶

　BさんはJCS 300の状態にあるため，本人が苦痛を表現することはできないことを念頭におく必要がある。鎮痛薬に関するBさんの理解・反応を確認することはできないが，家族が納得したうえで使用していくことが望まれる。

　また，Bさんの事例では鎮痛薬は必要とされなかったが，鎮痛薬を必要とする患者の場合には，痛みがとれるという効果と，眠けや意識がもうろうとするなどの有害性の両側面を説明する。

　また，栄養状態がわるいため同一体位を避ける必要があるが，下顎呼吸など著しく呼吸状態が悪化している場合には，体位変換による不利益が大きいため，体位変換を避けるように留意する。

　経腸栄養の介助や排泄の介助，更衣の介助，洗面の介助といった日常生活の援助においては，日常的なケアに基づいて実施することが必要である。

　尿毒症の状態は，血液データから把握する。しかし，採血そのものがBさんに痛みを与えることになるため，今後の方針によっては，血液検査をいつま

で実施するのかについても，家族と十分に話合う必要がある。

維持血液透析が症状の軽減を目的として行われてきた経過があり，中止することによって症状の悪化が予想される。このため，維持透析患者は，がん患者と異なり，緩和ケアへの移行がむずかしい。

本人の意思が明示されていない場合，家族にとっては維持透析実施の見合わせを検討すること自体が大きな課題となる。その経過に寄り添うことは，看護師に求められる役割である。

C 療養の場の広がり：地域・施設・在宅

わが国では，緩和ケアも含めた医療の場の地域への移行が進められている。ここでは，地域移行に関する医療制度の概要を述べ，それに伴い多様化している緩和ケアの実践の場を紹介する。さらに，地域連携における緩和ケアの実際をみていく。

① 療養の場の地域への移行

地域包括ケアシステム ▶ 2025 年には団塊の世代が 75 歳以上の後期高齢者となり，医療・介護需要はますます増加する。高齢者が最期まで住み慣れた地域で自分らしい暮らしが送れるよう，構築が推進されている地域における包括的な支援・サービス提供体制が，**地域包括ケアシステム**である。地域ごとに高齢化の進行状況などが異なるため，市町村・都道府県が，地域の特性を考慮したうえで地域包括ケアシステムの構築を進めている。

地域包括ケアシステムでは，地域での高齢者のニーズなどを把握し，対応策が検討される。対応策として，介護サービスなどとともに住まいがあげられており，サービス付き高齢者向け住宅などの整備が進められている。高齢者向けの住まいには，そのほかに有料老人ホームなどの施設サービスがあり，居宅サービスと合わせ，高齢者の住まいや生活は多様化している。そのため，緩和ケアの行われている場も多様化しているといえる。

地域共生社会 ▶ 一方，2016(平成 28)年に閣議決定された「ニッポン一億総活躍プラン」において，**地域共生社会**の実現が盛り込まれた。地域共生社会では，公的支援を高齢者などの対象者ごとの「縦割り」から「丸ごと」へと転換し，さらに地域住民が主体的に地域の課題を把握して解決するという他人事を「我が事」にかえていくはたらきかけについて支援体制の整備を目ざしている。したがって地

域における緩和ケアも，全人的な苦痛の緩和を地域で支えるという視点が必要となる。

地域医療構想▶　また，病床の機能分化・連携の推進に向け，**地域医療構想**が策定されている。これは，病院と有床診療所の病床の機能を，高度急性期，急性期，回復期，慢性期に分類し，2 次医療圏を基本的な単位として 2025 年の医療需要と病床の必要量を推計し，効率的な医療提供体制を実現するための制度である。地域医療構想の実現のために，地域の関係者が協議し，地域の高齢化などの状況に応じた病床の機能分化と連携を進めている。

地域包括ケア・地域共生社会・地域医療構想という施策の進展にしたがい，患者が生活者として地域で暮らすことが多くなるであろう。看護師は，高齢者をはじめ，緩和ケアを必要とするすべての人々の療養の場が，地域へと広がっていることを意識する必要がある。

② 療養の場と緩和ケア

ここでは，緩和ケアの場を大きく ① 病院，② 病院以外の施設，③ 自宅に分けて述べる。

1 病院

病院を機能でみたときに，緩和ケアとかかわりが大きい病棟として，一般病棟・緩和ケア病棟・地域包括ケア病棟・療養病棟がある。

● 一般病棟

一般病棟で緩和ケアを必要とする患者の多くは，基本的緩和ケアを受けている。そのうえで，難治性疼痛などの症状があれば，主治医などから緩和ケアチームへのコンサルテーションを行うことにより，専門的緩和ケアを受けることになる（▶13 ページ）。

日本緩和医療学会の 2022 年度の緩和ケアチーム登録（2021 年度チーム活動）によると，全国で 544 件の緩和ケアチームが登録を行っている。緩和ケアチームは，主治医や病棟看護師が主体的に患者支援に携わることができるように，アセスメントに基づく治療とケアの提案が求められるものである。

● 緩和ケア病棟

緩和ケア病棟は，苦痛の緩和が必要となる，がんおよび後天性免疫不全症候群（AIDS）の患者をおもな対象としている。積極的な抗がん薬治療を行うことはできないなど，各施設の受け入れ要件があるので確認が必要である。通常，患者自身が病状や病棟の機能を納得したうえで入院することが望ましく，多くの場合では入院申込や転院面談などをふまえて判定会が開催され，入院が決定

される。

　近年，緩和ケア病棟は，看取りの場としての役割だけではなくなっている。医療の地域移行の流れを受け，症状が緩和できた場合には自宅などへ退院することが増えており，在宅ケアなどに向けての退院調整の場としての役割も求められている。

● 地域包括ケア病棟

　急性期治療を終えたのちに継続的な治療やリハビリが必要な患者(ポストアキュート)，もしくは自宅や介護施設などで急性増悪した患者(サブアキュート)を対象として，在宅復帰を支援する機能がある。入院期間は60日以内で，在宅復帰率7割以上が求められている。急性期病院などから，在宅調整目的で転院することが多い。

● 療養病棟

　療養病棟とは，療養病床にかかわる病棟として届け出られたものをさす。療養病床への入院には，医療保険適用の医療療養病床と，介護保険適用の介護療養病床があるが，介護療養病床は廃止の方向であり，2018(平成30)年に新たな介護保険施設として介護医療院が創設されている。

　薬価は包括されているため，薬価が高額な医療用麻薬などを採用していない場合もあるため，確認が必要である。

2　病院以外の施設

　高齢者が利用できる施設には，入所に介護保険による介護認定が必要なものと，必ずしも介護認定を必要としないものがある。近年は，施設の種類が多様化するとともに，それらの施設が増加している。これらの利用のされ方は，地域性や施設を運営する事業主体の方針により異なっている。

● 有料老人ホーム

　有料老人ホームは，介護型，住宅型，健康型の3種類がある。介護型は施設内の看護師などが医療処置に対応することができるが，住宅型では看護師の配置がなく，訪問診療や訪問看護ステーションの看護師が対応することになる。

● サービス付き高齢者向け住宅

　サービス付き高齢者向け住宅は，あくまでも「住宅」の位置づけで，自宅で行えることについては対応が可能と考えられる。サービスとは，安否確認(見まもり)と生活支援サービスをさし，食事や排泄介助などは含まれない。そのため，医療用麻薬の管理や点滴などが必要となった場合には，24時間体制の訪問診療や訪問看護，調剤薬局と連携し，看取りも可能となる。

● 介護老人福祉施設(特別養護老人ホーム)

終の棲家として,看取りの対応が可能である。2018(平成30)年度介護報酬改定により,早朝・夜間または深夜に施設を訪問し入所者の診療を行った場合や,施設内での看取りを進めるために一定の医療提供体制を整備している場合には,より評価されることとなった。

医師は非常勤,看護師は夜間オンコール[1]対応の場合が多いため,看護と介護との連携が今後の重要なポイントとなる。ただし,末期の悪性腫瘍の患者のみ,医療保険での訪問看護を利用することができる。

● 介護老人保健施設

医師の常勤配置,看護師・理学療法士の配置により,看護・医療管理のもとにおける介護および機能訓練・その他必要な医療が受けられ,看取りに関しても期待されている。薬価は包括されているが,抗がん薬・医療用麻薬に関しては包括外となり,使用することができる。医師と看護師と介護職が連携できる体制が必要である。

● 認知症対応型共同生活介護(グループホーム)

認知症によりグループホームに入所している患者が緩和ケアを必要とする場合には,看護師の配置によって医療処置が可能となる。看取りも近年増加傾向にある。末期のがん患者の場合には,訪問診療や訪問看護を受けることができる。

● 看護小規模多機能型居宅介護

「通い」「とまり」「訪問介護」「訪問看護」の4つのサービスを組み合わせて利用することができる。医療的な管理を含めて24時間365日の在宅療養を支え,終末期の看取りも対応可能である。

3 自宅

2014(平成26)年の厚生労働白書によると,「死を迎えたい場所」について50%が自宅としている。しかし,「実際に死を迎えると思う場所」が自宅である割合は17%,「実際に死ぬ場所」は13%と,その希望がかなえられているとは言いがたい。

地域包括ケアシステムの推進には,在宅医療が欠かせない。とくに在宅で緩和ケアを必要とする患者は,緊急時や看取りの対応のために,24時間体制の訪問診療や訪問看護が必要であり,これらの充実が求められる。また,急変時

---

1) オンコールとは,緊急時に施設にかけつけられるように待機していることをさす。

に対応するためには，後方支援の機能を病院が担うことも重要である。在宅療養支援の詳細については，第4章「C. 社会的ケア」（▶116ページ）を参照のこと。

③ 緩和ケアの地域連携の実際

多様なニーズを有する患者が地域で安心して暮らすためには，医療機関・行政・地域支援スタッフなどが，患者とのかかわりのなかで生じた課題を発信し，それを解消する機会が重要となる。たとえば，ADLが低下したAYA世代のがん患者が「短期間でも自宅へ帰りたい」と希望した場合には，介護保険の該当とはならない。しかし，自費負担の電動ベッドなどの福祉用具を準備して環境を整えることができれば，患者の希望をかなえることにつながる。施策や制度の盲点となるようなことがらに注目し，制度の変革を進めていくことが必要である。

地域緩和ケア▶
連携調整員

厚生労働省は，地域全体で緩和ケアを推進していくために，顔の見える関係づくりを促し，地域の課題が整理され解決されるよう，地域の医療機関などのネットワークを築いていく人材として「地域緩和ケア連携調整員」の体制を整えている。その活動として，第一段階では，現場の医療福祉従事者が顔を合わせて意見交換する場をつくる「顔の見える関係づくり」，第二段階では現場だけでは解決できない課題を抽出して話し合っていくための「体制づくり」，そして第三段階では課題解決に取り組み地域全体の質の向上を目ざす「地域づくり」を推進している。

このように，住まいが多様化しているなかでも，誰でも・どこにいても緩和ケアが特別なことではなく自然なこととして行われ，人としての尊厳を保ちつつ患者と家族が過ごせる社会を目ざしていく必要がある。そのためには，患者と家族にかかわる医療・介護・福祉の専門職が，チームのなかでみずからの専門性をいかし，その専門性の違いを認め合いながら，つながりつづけていくことが求められている。

④ 療養の場の選択としての意思決定支援

療養の場を選択することは，緩和ケアにおける意思決定支援の1つであり，そのプロセスが重要となる。それは，単に介護保険によるサービスについて情報提供して決まるものではない。患者と家族から，これまで病気とどのように向き合い，治療を行ってきたのか，ADLやIADL，医療的な処置やケア，社会的役割，家族を含めた周囲とのつながり，気がかりや希望することをていねいに聴き，患者と家族のおかれている立場をともに共有することが必要である。こうしたかかわりは，患者や家族との信頼関係を築くきっかけにもなりうる。

　得られた情報は，医師や医療ソーシャルワーカーなどと共有し，患者と家族に療養の場に関する選択肢を提示していく。

　患者の「どうしても自宅へ帰りたい」という気持ちと，家族の思いが同じ方向性になるとは限らない。患者が自宅退院を希望していても，家族に迷惑をかけることから帰ることをあきらめざるをえない場合や，家族の精神的・社会的背景などにより「いまはどうしても家でみることはむずかしい」と葛藤をかかえる場合も少なくない。それぞれの葛藤を理解したうえで，限られた時間のなかで患者・家族にとっての最善の選択ができるように支援を行うことが必要となる。

ゼミナール
復習と課題

❶ 緩和ケアの対象として，小児の患者，AYA世代の患者，高齢者の患者には，どのような特徴があるか。また，その特徴に合わせてどのような緩和ケアが必要となるか。

❷ 緩和ケアの対象となる疾患として，悪性腫瘍，心不全，COPD，ALS，脳卒中，末期の腎不全にはどのような特徴があるか。また，その特徴に合わせてどのような緩和ケアが必要となるか。

❸ 緩和ケアが行われる場として，どのような病院や施設があるか。

参考文献

1) Hunt, A. et al.: The Big Study for Life-limited Children and their Families-Final research report. Together for Short Lives, 2013.
2) 厚生労働省：地域包括ケアシステム．(https://www.mhlw.go.jp/stf/seisakunitsuite/bunya/hukushi_kaigo/kaigo_koureisha/chiiki-houkatsu/)（参照 2023-10-04）
3) 国立がん研究センター　がん対策情報センター：地域緩和ケア連携調整員．(https://www.ncc.go.jp/jp/icc/qual-assur-programs/project/060/index.html)（参照 2023-10-04）
4) 日本医療ソーシャルワーク研究会編：医療福祉総合ガイドブック 2022年度版．医学書院，2021.
5) 日本緩和医療学会：2022年度緩和ケアチーム登録．(http://www.jspm.ne.jp/files/palliative Care Team/report_jspmpct2022.pdf)（参照 2023-10-04）
6) 日本腎不全看護学会：腎不全看護，第5版．pp.10-18，医学書院，2016.
7) 平原佐斗司編著：チャレンジ！非がん疾患の緩和ケア．pp.176-185，南山堂，2011.

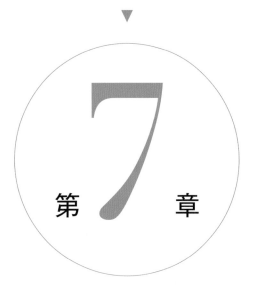

緩和ケア

▼

第 **7** 章

臨死期のケア

A｜臨死期の概念とケアの目標

① 臨死期の概念

　　治癒を目ざした治療が限界を迎える場合，あるいは診断時にすでに治癒が期待できない場合に，患者は死を迎えることになる。**臨死期**に明確な定義はないが，一般的に生命予後 1 か月から数日以内の時期をさすことが多い。

② 死に対峙する患者と家族

　　臨死期には，さまざまな症状が生じ，あるいは増悪し，ADL が身体的に制限される。患者は社会から切り離されたような感覚になり，あたり前にできたことが自分でできなくなるつらさが生じ，そばでみている家族の苦痛が増すことも多い。さらに，死という不条理なものに対峙するため，精神的・スピリチュアルな問題が生じやすい。

③ 臨死期のケアの目標

　　日本人を対象とした望ましい死のあり方に関する研究によると，多くの人が「医師や看護師を信頼できる」ことや生き方や価値観が尊重されて「人として大切にされる」ことを重要視している(▶表 7-1)。このことは臨死期の患者に対して，症状の緩和だけでなく，多職種で全人的に患者をとらえ，信頼関係を構築して支援することの重要性を示唆している。

　　臨死期のケアの目標は，死を前にして生じる患者の全人的苦痛を緩和し，尊厳を尊重し，患者や家族の希望にそって QOL を維持・向上しながら人生を完遂できるよう支援することである。看護師は，死にゆく患者とその家族に誠実に向き合い，多職種チームで協働しながらそばで支えるという重要な役割を担う。

▶表 7-1　日本人の望ましい死（good death の構成要素）

多くの人が共通して大切にしていること	人によって重要さは異なるが大切にしていること
・身体的・精神的なつらさがやわらげられている。 ・望んだ場所で過ごす。 ・希望や楽しみがある。 ・医師や看護師を信頼できる。 ・家族や他人の負担にならない。 ・家族や友人とよい関係でいる。 ・自立している。 ・落ち着いた環境で過ごす。 ・人として大切にされる。 ・人生をまっとうしたと感じる。	・できるだけの治療を受ける。 ・自然なかたちで過ごす。 ・大切な人に伝えたいことを伝えておける。 ・先々のことを自分で決められる。 ・病気や死を意識しないで過ごす。 ・他人に弱った姿を見せない。 ・生きていることに価値を感じられる。 ・信仰に支えられている。

（Miyashita, M. et al.: Good death in cancer care: a nationwide quantitative study. *Annals of Oncology*, 18（6）：1090-1097, 2007 を参考に作成）

▶表 7-2　死が迫っていることを示す徴候の類型（OPCARE 9 プロジェクトによる国際同意）

①呼吸の変化	呼吸リズムの変化（チェーン-ストークス呼吸），下顎呼吸，死前喘鳴
②意識・認知機能の変化	意識レベルの低下，昏睡
③経口摂取の変化	食事・水分をとることができない，嚥下障害
④皮膚の変化	網状の皮膚（チアノーゼ），色調の変化，四肢の冷感，口唇・鼻の蒼白
⑤情動的な状態の変化	落ち着かなさ，身のおきどころのなさ，精神状態の悪化
⑥全身状態の悪化	身体機能の低下，臓器不全
⑦その他	医療者の直感

（Domeisen Benedetti, F. et al.: International palliative care experts' view on phenomena indicating the last hours and days of life. *Support Care Cancer*, 21（6）: 1509-1517, 2013. および森田達也・白土明美：死亡直前と看取りのエビデンス. p.6, 医学書院, 2015 を参考に作成）

B 臨死期における全人的苦痛の緩和

① がん終末期における全身状態の変化の特徴

　　がん患者においては，死亡前 1 か月から食欲低下，眠け，呼吸困難，全般的な状態の急激な悪化が示される（▶81 ページ，図 5-1）。OPCARE 9 プロジェクトというがん患者の臨死期に関する国際研究では，死が迫っていることを示す徴候を 7 項目にまとめている（▶表 7-2）。7 項目のうち①～⑥は，臨死期の観察ポイントとなる。⑦では「医療者の直感」が信頼できることが示されており，とくに看護師は，直接患者とかかわり，患者の変化に気づく立場にあることから，日々の観察から患者の変化に気づく力を養う必要がある。

② 慢性疾患の終末期における全身状態の変化

　緩和ケアが必要な非がん疾患の多くは慢性疾患であり，心不全や慢性閉塞性肺疾患(COPD)，神経疾患などがある。がんにおいては治療が不可能と判断される時期が比較的明確であるが，心不全やCOPDにおいては明確な時期が存在せず，最期まで寛解の可能性が残る。

　心不全の経過においては，寛解と悪化が繰り返され，最期は急速に終末期を迎える。したがって，臨死期になってはじめて積極的治療を断念し，緩和ケアが中心となることもある(▶181ページ)。終末期心不全の患者にあらわれるおもな症状は，呼吸困難88％，痛み75％，倦怠感69％，不安49％と報告されている[1]。

　COPDにおいても寛解と悪化が繰り返され，臨死期には急激な呼吸困難や突然死がみられることも少なくない(▶188ページ)。米国のCOPDで死亡した患者416名を対象とした研究では，患者にあらわれた症状は呼吸困難が最も多く，死亡直前に増加した[2]。呼吸不全の患者に対しては，人工呼吸器の装着などに関する意思決定が迫られ，治療が優先されるために医療用麻薬を用いた緩和ケアが行われないこともある。

　慢性疾患患者には，早期から意思決定支援を行い，臨死期においても緩和ケアを適切に提供できるよう支援する必要がある。

③ 臨死期における症状の特徴とケア

　ここでは臨死期によくみられる症状として，嚥下障害，呼吸困難，せん妄，気道分泌(死前喘鳴)を取り上げ，症状の特徴と必要なケアについて述べる。症状の特徴を理解してアセスメントにいかし，患者の安楽や，家族が看取る準備をはかることができるように支援する必要がある。

1 嚥下障害

　死亡1か月前ごろから急激に生じる症状として，食欲不振がある。死亡前1〜2週間には衰弱などによる**嚥下障害**が生じやすい。液体を摂取すると早く咽頭に達することでむせが生じやすくなるため，液体にはとろみをつけて，咽頭までの送り込み速度を遅らせるようにすることが多い。また，食事の形態や体位を工夫するなどして，誤嚥性肺炎を予防する。

---

1) Nordgren, L. and Sörensen, S.: Symptoms experienced in the last six months of life in patients with end-stage heart failure. *European Journal of Cardiovascular Nursing*, 2(3): 213-217, 2003.
2) Lynn, J. et al.: Living and dying with chronic obstructive pulmonary disease. *Journal of the American Geriatrics Society*, 48(5): 91-100, 2000.

　臨死期の患者は，がん悪液質の進行などのため代謝機能が低下して栄養を吸収できないことが多い。そのため，少量の食事でも味わえることが目標となる。

　衰弱による嚥下障害の場合，食事の中止について患者や家族と相談する場合もある。家族のつらい心情をくみとり，わかりやすい説明と十分な支援を行うことが必要である。

2　呼吸困難

　呼吸困難はがん患者の 29〜74％でみられ，肺がんや肺転移がないがん患者においても生じやすく，死亡 10 日前ごろから急激に悪化する[1]。呼吸困難の原因には，①肺がん，がんの肺転移，がん性リンパ管症などの肺実質の病変，②胸水，誤嚥性肺炎の感染などの局所の問題，③悪液質や衰弱による呼吸筋疲労，発熱などの全身状態の問題がある。呼吸困難は死をイメージさせるため，不安の増強からさらに悪化をまねきやすく，全人的なケアが重要である。

　薬物療法では，エビデンスのあるモルヒネ塩酸塩水和物が選択される。増大する呼吸回数を減弱させて浅い呼吸から深い呼吸へと整え，呼吸困難を軽減させると考えられている。

　非薬物療法としては，体位の工夫，排痰ケア，口すぼめ呼吸，風をあてることなどがある。COPD 患者で効果が実証されている口すぼめ呼吸は，気道内圧を高め，呼吸回数を減らすことで呼吸困難を緩和する。また，呼吸困難の患者に対して，うちわなどで顔に風を送ることの有効性が示唆されている。そばに付き添うことは患者の安心感にもつながる。

　呼吸困難の緩和がむずかしい場合は，鎮静が検討される場合もある。

3　終末期せん妄

　臨死期のせん妄には**終末期せん妄**が多く，死亡直前には 70〜80％以上の患者が経験する[2]。せん妄の原因が，薬剤性，代謝性障害，脱水，感染症などの場合は，原因を是正することで改善できる場合もある。しかし，終末期せん妄は，低酸素血症，肝不全，腎不全などが原因となる意識障害に基づく精神症状であることが多く，これらは不可逆的であることが多い。

　せん妄には，身のおきどころのなさや不眠，幻覚，妄想，不適切な行動などがみられる過活動型と，傾眠，コミュニケーション困難，思考力低下などがみられる低活動型，両型が合わさった混合型があり，緩和ケアの対象となる患者では低活動型が多いといわれている。

1) Currow, D. C. et al.: Do the Trajectories of Dyspnea Differ in Prevalence and Intensity By Diagnosis at the End of Life? A Consecutive Cohort Study. *Journal of Pain and Symptom Management*, 39(4): 680-690, 2010.
2) Breitbart, W. and Alici, Y.: Agitation and delirium at the end of life: "We couldn't manage him". *Journal of the American Medical Association*: 2898-2910, 2008.

せん妄症状のなかでも，とくに患者にとっては幻覚，遺族にとっては患者の不穏行動やコミュニケーション障害がつらい体験となったという報告がある[1]。看護師は患者と家族のつらさを理解して，患者の自尊心を傷つけないよう言動に配慮し，患者がなにに困っているのかを考えながらかかわる必要がある。

また，不穏による転倒の予防など，安全面や過ごしやすさに配慮した環境整備を行うことも重要である。

4　気道分泌亢進（死前喘鳴）

気道分泌亢進（死前喘鳴）とは，死が差し迫った患者において，蓄積した気道分泌物の振動により吸息相に音が発生する状態である。ゴロゴロと音をたてる苦しそうな呼吸であり，死が近づくにつれ発現頻度が高くなる。

死前喘鳴には，真性死前喘鳴と偽性死前喘鳴の2種類があり，機序や薬物療法の効果に違いがある。真性死前喘鳴は，死期がせまり，嚥下機能が低下することで唾液が咽頭部に貯留して生じる。一方，偽性死前喘鳴は気道や肺の病変などから気道分泌が生じ，衰弱により有効に喀出されないことで生じる。真性死前喘鳴は，スコポラミン臭化水素酸塩水和物，ブチルスコポラミン臭化物などの薬物療法が有効とされるが，偽性死前喘鳴は薬物療法に対する反応が乏しいとされる。

生命予後が数日の場合は，家族と十分相談したうえで，分泌物の減少を目的として輸液を減量・中止することがある。家族は，死前喘鳴のある患者に付き添うことで強いストレスを感じることが多いため，家族に十分説明しながら，体位の工夫や口腔ケア，必要な場合は喀痰吸引を行う必要がある。

5　バイタルサインの変化

進行がん患者203名について死亡前2週間のバイタルサイン（血圧，脈拍，呼吸数，動脈血酸素飽和度〔SpO_2〕，体温）を観察した研究では，集団として統計学的に有意な相関があったのは，死亡前3日以内の血圧の下降，動脈血酸素飽和度の下降，体温の緩徐な上昇だった。しかし，個々の患者では死亡当日までバイタルサインは正常である場合も多く，バイタルサインだけでの死亡予測は困難であることが示唆された[2]。全身を十分に観察して，総合的に患者の状態を把握することが重要である。

1) Morita, T. et al.: Family-perceived distress from delirium-related symptoms of terminally ill cancer patients. *Psychosomatics*, 45(2): 107–113, 2004.
2) Bruera, S. et al.: Variations in vital signs in the last days of life in patients with advanced cancer. *Journal of Pain and Symptom Management*, 48(4): 510–517, 2014.

④ 臨死期における倫理的課題

1 輸液

　終末期の輸液に関する研究では，「輸液をしなければ死期が早まるのではないか」と考える患者の割合は56％，家族は84％だった[1]。しかし余命週単位の状態では，1,000 mL程度の輸液は症状やQOL，生命予後の改善に有効でないとされている。

　輸液やその量を検討するにあたっては，患者と家族にとってのメリット・デメリットや輸液の意味を理解しなければならない。家族は，患者が食事をとれない姿を見ると無力感にさいなまれることもあり，家族のつらい気持ちを傾聴して支援する必要がある。

2 鎮静

　がんの終末期においては，患者が利用できる緩和ケアを十分に行っても，患者が満足する程度に緩和することができないと考えられる苦痛が生じる場合があり，これを治療抵抗性の苦痛という。治療抵抗性の苦痛として頻度の高い症状には，難治性の痛み，せん妄，呼吸困難などがあり，これらは臨死期に頻度が高くなる症状でもある。

　治療抵抗性の苦痛を緩和するため，鎮静を行う場合がある（▶74ページ）。鎮静の導入にあたっては，苦痛に対して可能な治療がすべて行われたかを多職種であらためて評価し，全人的苦痛の概念に基づいて包括的に患者をとらえる。患者と家族の意思を確認しながら，多職種で鎮静の導入を慎重に判断する。

　看護師は，患者とともにあろうとする姿勢で寄り添い，患者の苦しみを理解しようと努める必要がある。さらに，鎮静導入後も，毎日，カンファレンスで鎮静の状況と適応について検討する。

⑤ 全人的苦痛の緩和

　臨死期においても，全人的苦痛を緩和するためには，多職種によるチームアプローチが不可欠である。ひとりの人間の最期の日々に対して多職種の多様な視点からアプローチすることで，少しでも安楽にその人らしく過ごせるような支援につなげることが重要である。

1) Morita, T. et al.: Perceptions and decision-making on rehydration of terminally ill cancer patients and family members. *American Journal of Hospice and Palliative Medicine*, 16(3): 509-516, 1999.

C｜死亡前後のケア

① 死亡前 1 週間ごろのケア

　死亡前 1 週間ごろは，患者の意識レベルが不安定になり，抑うつやいらだち，終末期せん妄が生じることがある。患者によっては，「生きている意味がない。早く終わりにしたい」と，スピリチュアルペインが強く生じ，そばにいる家族がつらい思いをすることもある。死を前にした患者の反応は個別性が高く，症状による影響だけでなく，その人の生き方や価値観が強く反映される。

　ケアとしては，患者の安楽を最優先に苦痛を緩和し，患者や家族に寄り添い，その人らしく生きることを支えることが重要である。看護師は，死後までを見こした視点で患者や家族にかかわることができるよう，看取りの過程をよく理解する必要がある。

　この時期には，患者の病態から変化を予測して，タイミングよく情報提供を行う。家族は，危機的状況のなかで医療者からの説明をよく覚えていないこともあるため，看取りに関するパンフレットも有用である。文書があれば，あとで読み返すことができ，ほかの家族などとの情報共有も行いやすい。ただし，情報提供のタイミングや情報量は，家族の状況によって判断する。

　看護師は，自身の死生観を深め，そのうえで日ごろからていねいなケアを心がけ，家族の心身の状態に配慮した声かけを行い，患者や家族との信頼関係を構築していくことが重要である。

② 死亡前数時間のケア

　米国などのがん患者 203 名を対象とした研究では，死亡 12 時間前にコミュニケーションをとることができた患者の割合は 39% であった[1]。死が近づくにつれて，患者の意識は低下し，苦痛の言語化が困難になることも多い。看護師は患者の顔の表情，とくに眉間にしわがないかどうかなどで苦痛の有無を判断し，最期まで苦痛の緩和に努める。

　また，事前に，家族 1 人ひとりの看取りへの思いや，看取りのときに付き添いたいのかどうかを確認する。ただし，希望していても付き添えない場合や，付き添うことで家族の疲労が蓄積する場合もある。そのような場合には，死に立ち会うことよりも，患者との時間を大事にすることへ意識が向くよう看護師

---

1) Hui, D. et al.: Symptom expression in the last seven days of life among cancer patients admitted to acute palliative care units. *Journal of Pain and Symptom Management*, 50(4): 488-494, 2015.

が助言することで，家族の気持ちがらくになることもある。

③ 看取りのときのケア

　看取りにおいても，日常のケアを行いながら，患者の反応の変化を観察する。この時期の患者は，口腔ケアの際に口腔用スポンジをかむ様子がなくなる，手に触れると冷たく，チアノーゼがみられる，経皮的動脈血酸素飽和度が測定できない，尿量が極端に減少し，呼吸が不規則になる，などの様子がみられる。下顎呼吸になり，しだいに呼吸が弱くなり回数が減少すると，最期のときが近づいていると考えられるためなるべく患者の側にいるよう家族に伝える。

　患者が半開眼し，死前喘鳴や呻吟（しんぎん）（苦しそうにうめくこと）が生じる場合には，家族に，すでに意識は低下して患者自身は苦痛を感じておらず，自然な経過であると説明する。それによって家族は安心し，のちに「穏やかな死であった」とふり返ることができる。一方，意識低下時にも聴覚は残っており，返答はなくとも家族の言葉は患者に伝わることを説明する。尊厳を尊重するためにも，患者のそばで死後の話をするなど不用意な言動をつつしみ，場所を移して話をするなどの配慮が必要である。

　その後，血圧は測定できなくなり，対光反射がなくなり，瞳孔が次第に散大する。看護師は，医療機器を動かす際には静かに行うなど，家族が落ちついてそばにいることができるように環境を整備する。

　死亡確認は，医師が心停止，呼吸停止，瞳孔散大と対光反射消失を確認することで行い，家族に死亡時刻を伝える。医師が死亡診断書を作成したのち，看護師は家族の悲嘆の状況を考慮しながら，家族と死亡診断書の内容を確認し，原本を渡す。患者の移送時には，死亡診断書の携帯が必要であることも案内する。

④ 死後のケア

　患者の身体の修復と清潔をはかる死後の処置は，わが国ではエンゼルケアともよばれる。死後の身体は変化をきたすため，全身をきれいに保つケアは患者の尊厳をまもることになる。また，生前の面影を可能な範囲で取り戻すための死化粧はエンゼルメイクともよばれる。日本人は，死後もその人らしい顔を残すことを重んじるという死生観や遺体観をもつため，おだやかな表情をつくるエンゼルメイクは，重要なケアの1つである[1]。

　わが国の緩和ケア病棟の遺族598名を対象とした研究では，遺族の77％が

---

1) 小林光恵：ケアとしての死化粧—エンゼルメイクから見えてくる最期のケア．p.28，日本看護協会出版会，2007．

エンゼルケアについて満足と回答した。看護師と一緒にエンゼルケアを行った家族は37%であった。このように，家族の心身の状態に配慮しながらグリーフケアとしてエンゼルケアを家族と一緒に行うこともある。しかし，エンゼルケアに家族が参加することに対しては否定的な意見をもつ人もいるため，参加するかどうかは家族に決定してもらい，実際に一緒にケアを行うことができるかを看護師が見きわめ，声をかける必要がある。

　看護師自身も患者を失うことで悲嘆を経験する。それによって自分の家族や身内の喪失体験を思いおこし，死に対する恐怖・不安が惹起されることもある。エンゼルケアを行うことで，自身のなかで区切りをつけて気持ちを整理し，看護師自身がセルフマネジメントを行うことも重要である。

D｜急変時のケア

① 臨死期における急変

　終末期がん患者の急変の原因には，出血(31%)，呼吸不全(29%)，消化管穿孔(8%)，心不全(8%)，脳血管障害(5%)，肝不全(5%)，敗血症(5%)，脳浮腫(4%)などがある[1]。臨死期ではすでに衰弱して免疫能も低下しているため，急変によりすぐに死にいたる可能性が高い。おだやかな看取りを行うために，急変が予測される場合はそれに対処する準備を行い，急変した場合には早急に症状緩和に努めていく。

② 臨死期における急変時のケア

　患者の状態がすでにわるい状態であっても，急変による急激な変化があると，家族は「急に具合がわるくなった」と感じる。医療者は，急変の可能性について家族に，そして希望があれば患者にも説明する。急変の可能性があることを患者と家族が認識することで，最期に会っておきたい人との面会や身辺整理を検討するきっかけとなる。

　ただし，こうした説明は患者と家族の意向にそわない内容やタイミングで行われると，負担感などにつながる場合がある。患者と家族の心身の状態に配慮し，知りたい情報を伝えることが重要である。

1) 恒藤暁：がん緩和ケア．綜合臨牀 52(12)：3258-3264, 2003.

ゼミナール
復習と課題

❶ 臨死期のケアの目標は，積極的な治療の時期のケアの目標と，どのような違いがあるか考えてみよう。

❷ 臨死期にみられる症状の特徴とケアをまとめてみよう。

❸ 患者・家族の看取りを支える看護師に必要なことや看護師の役割を考えてみよう。

参考文献
1)清水哲郎・会田薫子編：医療・介護のための死生学入門．東京大学出版会，2017．
2)宮下光令・林ゑり子編：看取りケア　プラクティス×エビデンス．南江堂，2018．
3)森田達也・白土明美：死亡直前と看取りのエビデンス．医学書院，2015．

第 **8** 章

家族のケア

本章で学ぶこと	□家族の定義と家族ケアのあり方を学ぶ。
	□緩和ケアにおける家族看護過程を学ぶ。
	□患者の経過に応じた家族ケアの実践方法を学ぶ。
	□グリーフと遺族ケアを学ぶ。

　緩和ケアは，あらゆる年齢層の，苦痛や死に向き合う患者と家族を対象とする。そこには多くの場合，喪失と悲嘆が存在している。また，緩和ケアを必要とする以前から，家族は困難をかかえていることもある。

　ここでは，緩和ケアを必要とする患者とその家族を1つのユニットとしてとらえ，なにに着目してケアを考えていけばよいのかについて学ぶ。

A 家族の定義と家族ケアのあり方

① 家族とは

　家族をどのように定義するかは，法学，生物学，社会学，心理学といった学問的な立場によって視点が異なり，領域をこえた共通の定義はない。看護学においては，米国の家族看護学者であるフリードマン Friedman, M. M. が「家族とは，きずなを共有し，情緒的な親密さによって結ばれた，家族であると自覚している2人以上の人々」と定義している[1]。近年ではわが国においても，婚姻関係，婚姻を基盤にしない関係，同性どうしのパートナー関係，継続的な別居生活など，多様な家族のあり方がみられ，社会においてはそれぞれのあり方を尊重し，認め合い，理解し合うことに価値がおかれるようになってきている。

　看護学において，家族には表8-1に示す特性があると考えられている。家族看護とは，こうした特性をもつ家族に対して，「家族が，その家族の発達段階に応じた発達課題を達成し，健康的なライフスタイルを維持し，家族が直面している健康問題に対して，家族という集団が主体的に対応し，問題解決し，対処し，適応していくように，家族が本来もっているセルフケア機能を高めること」を目的に実践するものである[2]。

---

1) Friedman, M. 著，野嶋佐由美監訳：家族看護学．p.12，へるす出版，1993.
2) 鈴木和子・渡辺裕子：家族看護学，第4版．pp.29-30，日本看護協会出版会，2012.

▶表8-1 「家族」を家族たらしめる特性

① 保育, 教育(社会化), 保護, 介護などのケア機能をもっている。

② 社会との密接な関係をもち, 集団として, つねに変化し, 発達しつづけている。

③ 役割や責任を分担し, 不断の相互作用によって, 家族間に人間関係を育成している。

④ 結婚, 血縁, 同居を問わず, 家族員であると自覚している人々の集団である。

⑤ 健康問題における重要な集団であり, 1つの援助の対象である。

(鈴木和子・渡辺裕子：家族看護学, 第4版. pp.29-30, 日本看護協会出版会, 2012を参考に作成)

② ありのままの家族像を知るために

看護師と家族の▶
信頼関係の確立

　フリードマンは,「家族のニードを明らかにし, それにこたえる支援的な援助は, 看護師の専門的知識のみでなく, その家族が経験していることに対する看護師の感受性によるところもまた大きい。(中略)信頼関係は, 看護師側の目標や価値観や期待を押しつけるのではなく, 看護師が家族を受容し, 家族の感情と信念に対する権利を尊重することによって発展する」と述べ[1], 家族と看護師が互いに尊敬し合い, オープンで正直なコミュニケーションをとることができる信頼関係の確立が, 効果的なケアの前提になると指摘している。

看護師に▶
求められる態度

　不安や悲嘆, 介護疲れや生活上の困難をかかえている家族は, ものごとへの対処能力がふだんよりも低下している。そうした家族へのケアの第一歩は, 看護師は家族に対してもケアを提供する存在であることを理解してもらうことである。日常的な看護師のふるまいとして, 誠実な態度, 家族への声がけや配慮などを実践することが, 家族から「看護師に聞いてみよう, 相談してみよう」と思える存在として認められることにつながるであろう。目の前にいる患者と家族の苦悩, 悲しみ, 希望, 喜び, そして日々の生活の様子や, 家族の生活史の語りを聞き, それを理解しようとする相互作用のなかで, 必要なケアが明確になっていくことが多い。

　看護師は, 生活史の主体である患者と家族がこれまでも困難な状況に対処してきたこと, そしてこれからも対処する責任を引き受けていく人たちであることに対して, 敬意をもって接しなければならない。そして看護師自身も, 家族や社会のなかでおこっているものごとに対して, 自分自身の考えや価値観についてふり返ることが必要である。自分の価値判断の傾向を知り, 相手との違いを受け入れ, 謙虚な気持ちで患者と家族に接する姿勢をもちつづけることが大切である。

---

1) Friedman, M. 著, 野嶋佐由美監訳：前掲書, p.46.

B｜緩和ケアにおける 家族看護過程

家族看護過程とは▶　家族看護過程とは，家族になんらかの問題や課題があると判断された場合に行われる，家族に関する情報収集，アセスメント，家族看護計画の立案，実施，評価からなる一連のプロセスである。

　緩和ケアにおける看護実践では，苦痛や死に向き合う患者と家族が対象であり，喪失・悲嘆・スピリチュアリティにかかわる苦悩など，通常の看護過程のように「問題として解決する」という思考になじまない場面も少なくない。また，緩和ケアにおける家族の問題への対応の仕方は，看護師自身の考え方によって変化する可能性がある。緩和ケアにおいては，看護師が自分自身のものごとのとらえ方を自覚しながら，誰がどのように家族にかかわりつづけることが必要なのか，多職種の視点でケアを検討することが求められる。

家族エンパワー▶
メントモデルと
家族看護過程　ここでは**家族エンパワーメントモデル**[1]を参考に，緩和ケアにおける家族看護過程を考えてみる。家族エンパワーメントモデルとは，家族は自分たちで決定し，家族の福利のために行動する能力を備えているため，看護師はその能力が十分に発揮できるように協力関係を形成して支援する，という考え方である。この考え方は，緩和ケアの理念と適合していると考えられる。

　家族エンパワーメントモデルは，①家族の病気体験の理解，②援助関係の形成，③家族アセスメント，④家族像の形成，⑤家族像に基づいた家族への看護介入，の5段階で展開される。このモデルを参考にすることで，看護師の日常的なかかわりによって十分に対応可能な状態と，家族がより複雑な関係性や経過にあるため多職種チームのケアを積極的に必要とする状態とを見きわめることができる。

　実際の臨床場面では，看護師のみが患者と家族に対しているわけではない。緩和ケアの実践では，患者と家族に負担をかけず，この家族看護過程をいかに多職種チームで共有・実践していくかが問われる。患者と家族の立場で考えると，医師をはじめとした多職種から同じような質問をされることに負担を感じており，多職種が一緒に対面することが患者と家族の負担を減らすことにつながる場合もある。一方で，特定の職種とじっくり話したいというニーズをもつ患者と家族もいる。患者の衰弱が著しい場合には，医師の診察と並行して面談を行いつつ，患者の許可のもと，家族のみと別途面談することが必要となる場合もある。家族の状況に応じて，どのような体制や場の設定がよいかの判断も

1）野嶋佐由美監修：家族エンパワーメントをもたらす看護実践．へるす出版，2011．

重要である。

① 家族の病気体験の理解

緩和ケアを必要とする患者と家族に向き合う際には，単に自分が知りたい情報を収集するのではなく，患者と家族の体験を聴きながら，情報を次に示す5つの視点で整理するとよいであろう。病気体験の理解のプロセスをていねいにたどることから，ケアは始まっている。

1 健康-病気のステージ

患者と家族は，診断からこれまでの治療経過，現在の状態にいたるまでを詳細に語ることが多い。ときにそれは，診療情報提供書の記載内容と微妙にくい違う場合もある。しかし，まずは患者と家族が病気体験を受けとめた体験と，そのときどのような気持ちであったのかを重視して聴く。そこでは，患者本人と家族の体験や思いの相違点が明らかになることもある。

健康-病気のステージについては，病気や治療が日常生活にどのような影響を及ぼし，現在なにに困っていて，どのような苦痛を感じているのかをていねいに聞きとることが重要である。

こうして得られた内容に基づき，看護師は，患者と家族が病気のステージとしてどのような段階にあると感じているのか，それが現実の病状や見通しとどの程度合致しているのかを把握し，必要なケアにつなげていく。

2 病に対する家族の構え

病（やまい）に対する家族の構えを把握するためには，家族が現在の病状やその原因，治療法，予後をどのようにとらえ，それに対してどう対処しようとしているのかに着目する必要がある。それぞれのことがらにおいて，患者自身と家族とでとらえ方が異なっていることもあるので注意する。とくに進行がんの場合，家族には患者よりも詳しい病状や厳しい予後が伝えられていることも多い。逆に，患者が体感として病状の深刻さを理解していても，家族が楽観的に考えていることもある。

さらに，病に対する家族のとらえ方から，どのような療養行動を実行しているのか，または実行しようとしているのか，治療に対してどのような期待をもっているのかを明らかにしていく。

患者と家族には，過去の受療体験において不愉快な思いや不信をいだくような経験をしたことから，医療者や医療行為に対して不信感をもっている場合もしばしばある。そうした経験についても率直に話してもらえるようにかかわり，その気持ちを認めることが，ケアをともに考えていくうえで重要となる。

3　家族の情緒的反応

　　家族が表現する情緒的反応は，その家族の背景やその場の状況によってさまざまである。それぞれの家族が語る言葉，表情，緊張感，動きなどを観察し，ある家族が「その場では話しきれないなにかをかかえている」と判断したら，タイミングをみて，別に面談の機会をもつよう声をかけることが必要である。

4　家族のニーズ

　　終末期がん患者の遺族を対象とした調査では，看護師に期待することとして「いつも患者の清潔を保つよう援助する」「家族の質問に誠実に答える」「身体の苦痛をやわらげるために努める」「ケアや処置を行う際には，患者になるべく苦痛がないようにする」「家族に，そのときどきの患者の状態や治療について説明する」があげられた[1]。これらのことから，患者が清潔な状態であること，身体的な苦痛がないこと，家族が状況を理解できることが求められているのがわかる。

　　また家族には，自分たちも患者の役にたちたい，希望をもちたい，感情を表出したい，経済的なことがらに対処したい，というニーズがあるとされている[2]。

　　家族のニーズを把握する際には，3つの視点でとらえ直してみるとよい。第一は，1人ひとりの家族成員が独自にもつ個人的なニーズ，たとえば自身の持病への対処や仕事や学業・心身の不調などである。第二は，家族成員間(対患者，家族メンバー間)の関係性から生じるニーズ，たとえば患者に付き添いたい，家族間でこれからのことを話し合いたいがうまくいかない，などである。そして第三は家族システム(地域社会のなかに位置づけられる家族)としてのニーズであり，経済的な支援制度を活用したい，親の病気を心配している子どもを担任教師に見まもってほしい，などである。

5　病気と家族の関係

　　家族の病気体験を理解するには，患者の病気と家族がどのような関係にあるのかをみていくことも重要である。

　　たとえば，強い痛みのためオピオイドの使用が推奨されている患者の妻が，自分の親の疼痛管理の経験からオピオイドに対して否定的な感情をもっており，使用に反対したことで患者が苦痛に苦しむ時間が長引いてしまう，といった場合がある。また，つねに介護が必要となり，治療のための経済的負担が重くの

---

1) 安藤悦子：終末期がん患者の家族が認識する望ましい看護，日本ホスピス・緩和ケア研究振興財団編：遺族によるホスピス緩和ケアの質の評価に関する研究2．pp.82-87，日本ホスピス・緩和ケア研究振興財団，2013．
2) 野嶋佐由美監修：前掲書，p.29．

しかかっていて，家族の日常生活が困難になっている場合もある。

　一方で，困難な経験ではあるが家族のきずなが強化される，役割の再構成によって家族成員のそれぞれが成長したと感じられる，などのように，自分たちの経験に価値が見いだされる場合もある。

② 援助関係を形成する

　前述のプロセスは看護師の患者と家族に対する理解を深めるものであったが，同時に患者と家族も，看護師をはじめとした多職種チームのチームワークが適切かどうか，自分たちに対する姿勢が信頼できるものがどうかを見きわめようとしている。患者や家族と多職種チームが話し合い，協力し，率直に話し合える援助関係を形成し，維持できるよう努力しつづけることが大切である。

③ 家族アセスメント

　家族アセスメントは，家族と看護師の信頼関係を基盤として，家族を1つの集団ととらえて系統的に情報を収集し，家族のありようをとらえていく過程である。看護師は，家族の構造と機能，家族周期論，家族システム論，家族相互作用理論，家族ストレス理論，家族危機理論などの家族理論・看護理論を活用し，家族アセスメントを行う。（▶詳しくは「系統看護学講座 家族看護学」を参照）。

　家族アセスメントの視点を以下に示す。これらの視点は患者と家族の問題を把握するためだけではなく，家族のもつ強みや，困難な状況に立ち向かう力を発見するために重要である。目に映る家族の困難さだけに注目するのではなく，家族を多角的にとらえなければならない。

　[1] **家族構成**　家族成員の健康状態，要介護かどうか，意思決定能力，居住地など。

　[2] **家族の発達段階**　家族の現在の発達段階・発達課題，子どもに親の病気や死にゆくことを，どのように伝え一緒に考えるか，認知機能に障害のある老齢の親に息子・娘の病気や死にゆくことを，どのように伝え一緒に考えるか。

　[3] **家族の役割関係**　役割分担，役割過重・役割葛藤の有無，役割期待は明確か，学ぶべき役割行動はあるか，役割交代は柔軟に行われているか。

　[4] **家族の勢力関係**　家族のリーダーやキーパーソンは誰か，誰がなにを決定しているか，ものごとを決定するときにお互いに話し合っているか，どのような方法で決定しているか。

　[5] **家族の人間関係や情緒的関係**　家族成員は互いをどのようにとらえているか，互いに支援し合っているか，家族は全員一緒になにをどの程度行っているか，互いの感情や思いに敏感か，互いに尊重し合っているか，家族関係を必要に応じて柔軟に変化しているか，悲嘆について知り，家族成員それぞれの悲嘆

のありようを受け入れているか。

[6] **家族内コミュニケーション**　機能的で明確なコミュニケーションがとれているか，オープンに自分の意見や感情を表明できているか，互いに傾聴する姿勢があるか，会話のなかであたたかい思いやりのあるフィードバックが行われているか，攻撃的で否定的なコミュニケーションは多くないか，コミュニケーションは一方向でなく双方向となっているか。

[7] **家族対処行動や対処能力**　一丸となって家族内の資源を活用する統合的対処をとっているか，負担を軽減し，現状を打開するために，さまざまな方法を試みる対処をとっているか，可能な限り普通の生活を維持する対処をとっているか，回避的な行動や資源を求める危機対応対処をとっているか，これまでの医療・看護への不信感の有無と程度，代替療法への期待や依存の程度。

[8] **家族の適応力・問題解決能力**　問題に対する適応力，現実検討能力，意思決定能力，現実的な目標や計画をたてていく力があるか，患者の病状・予後に関する理解の状態。

[9] **親族や地域社会との関係・家族の資源**　問題が生じたときに親族や近隣からの支援を得てきたか，社会資源を利用しているか，援助や支援を得ることについてどのように考えているか。

[10] **家族の価値観**　家族はどのような考え方を重視しているか，病気の家族の世話をするうえでなにを大切にしているか。

[11] **家族の期待・希望**　家族の期待・希望，家族間で期待や希望は一致しているか，療養場所に関する希望。

④ 家族像の形成

これまでの ①〜③ のプロセスで浮かび上がった家族の情報から，全体として統合した家族像を形成する。この家族像に基づいて，援助関係のあり方や看護援助の方向性が見いだされる。

⑤ 家族像に基づいた家族への看護介入

家族エンパワーメントを支援する看護介入としては，11 の項目が示されている（▶表8-2）。「④家族像の形成」のプロセスで形成した内容に基づいて，それぞれの家族に対する個別のケア方針と支援目標・支援計画をたてて介入していく。

▶表 8-2　家族へのはたらきかけ

1. 家族の日常生活・セルフケアの強化
2. 家族への情緒的支援・家族カウンセリング
3. 家族教育
4. 家族の対処行動や対処能力の強化
5. 家族関係の調整・強化・コミュニケーションの活性化
6. 家族の役割調整
7. 親戚や地域社会資源の活用
8. 家族の発達課題の達成へのはたらきかけ
9. 家族の危機へのはたらきかけ
10. 家族意思決定の支援・アドボカシー
11. 家族の力の強化

(野嶋佐由美監修: 家族エンパワーメントをもたらす看護実践. p.12, へるす出版, 2011 による)

C 家族ケアの方法

① 看護師の役割とチームアプローチ

看護師の役割▶　緩和ケアにおける看護師の役割には，これまでの各章で学んできた通り，① 苦痛の緩和，② セルフケア支援，③ 意思決定の支援，④ 心理・社会的ケア，⑤ スピリチュアルケア，⑥ 家族ケア，⑦ ケアのコーディネーション，⑧ 教育指導がある。

　家族へのケアは，患者へのケアから独立したものではない。まずは，患者の症状マネジメントを適切に実施し，安楽と安心を得られるように日常生活のケアを行うことで，患者が「自分を尊重したケアを受けることができている」と感じられることが必要である。これによって患者や家族と医療者の間に，「一緒に最善のケアを行う」という人間的な連帯感で結ばれた信頼関係が構築できれば，家族が本来もっている家族らしさにより，不安や葛藤に対処しながら過ごすことができる。しかし，家族の大切な一員である患者が，医療者から大切にケアされていると感じられなければ，家族の不安や葛藤はさらに深いものとなる。

ケアのコーディ▶
ネーション　看護師を含めたケアチームは，ケアの開始とともに，記録・カンファレンス・申し送りなどを通じて，家族像を形成するプロセスをメンバー間で共有する。看護師は，タイミングよく最適な職種からのケアを提供できるように，ケアのコーディネーションを行う。そのためには，ほかの職種の役割を熟知し，チームメンバーの担当する領域や役割としての限界も把握しておく必要がある（▶29 ページ）。

② 家族の状況と必要とされるケア

　緩和ケアの対象となる患者の状況は，疾患の種類や診断の時点での進行度によって異なり，急性増悪での発症など，さまざまな場合が想定される。慢性的な経過をたどり緩和ケアが必要となる状況もあれば，診断の時点でとても厳しい予後が迫っている場合もある。それによって家族の状況も異なり，必要とされるケアもかわっていく。

1 診断時・治療期

診断時・治療期に▶
必要となる
家族ケア
　多くの場合に共通して必要とされる家族へのケアとして，患者の診断・治療・経過の見通しに関する適切な情報提供がある。またこの時期には，病状の進行速度や苦痛の増悪を予測し，一般的な緩和ケアで対処可能か，あるいは専門的緩和ケアチームに支援を要請する必要があるかを判断することも必要となる。

　診断時・治療期において，急速に病状が変化することに対する家族の悲嘆や不安は非常に大きく，危機的状況にある家族への情緒面のケア，意思決定支援，家族間の関係性などへの支援が必要とされる。

治療による▶
変化への対応
　治療期を迎えた患者の家族には，治療の目的や内容，プロトコール(治療実施計画書)，副作用や侵襲に関して，患者とともに理解できるための支援を行う。患者と家族の年齢によっては，妊孕性の確保など，将来的な見通しも含めた支援が必要となる。

　治療に伴って，患者の身体的機能の変化や，特別な対処が必要な状況が生じることもある。患者に変調がないか観察する際のポイントを家族が理解することや，必要とされる手技の獲得について支援が必要となる。

　外来での治療が続く場合は，患者がひとりで通院することも多く，家族の様子は見えにくくなる。また，家族は，患者を支えるために，自分たちの心配ごとを表面化させにくくなることも多い。高額な治療費による経済的問題もその1つである。家族が気軽に相談できる窓口を明確に示しておくことが重要である。

2 慢性期

疾患仕事▶
　慢性期においても，家族が対処しなければならないさまざまなことがらがある。患者と家族が慢性的な疾患とともに生きていくにあたって，疾患をうまく管理していくための仕事を**疾患仕事**という。疾患仕事には，危機管理(危機の防止，対処，修正)，症状管理(変化の観察，薬剤の使用・管理)，日常生活における療養法(食事，排泄，清潔，睡眠，活動など)，時間の管理(薬剤投与やケアの実施時間)，身体を用いる仕事(身体介護など)，臨床上の安全性にかかわる仕事(医療機器の安全管理，転倒転落の防止など)，安楽に関する仕事(体

位の保持や変換, マッサージなど), 心理的仕事(希望や安心, ストレスへの対処など)がある[1]。

家庭運営の支援▶ 家族には, 疾患仕事に加えて家庭運営の仕事もあるため, これらを統合し, 処理する方法を考え, 維持し, 予測不能な事態に対処していかなければならない。家族成員の役割を再配分するにあたっては, 重すぎる役割を担うことになる家族もみられる。しかし, 家族運営においては長い時間をかけてつくりあげられたかたちがあり, 合理的・効率的な修正が困難な場合も多い。

看護師は, 家族の健康状態に注目しながらかかわりを通じて, 家族の負担に関する課題を明確にする。そして, 家族以外の支援者が継続的にかかわる体制をつくること, 具体的な負担軽減につながる支援をすることが重要である。

患者状態の変化の▶ 予測 また, 慢性期にあっても, しばらく現状維持が見込まれるのか, いまより機能的に回復することが見込まれるのか, あるいは徐々に悪化の方向にあるのかなど, 患者の状態がどのように推移するのかを判断することが必要となる。

家族ケアを行う実際の場面においては, 悪化の徴候に関する話題はできれば避けたいものであり, 考えないようにしている患者や家族も多い。また, 家族の同行を嫌い, 1人で通院している患者も少なくない。看護師は, 患者と家族が希望をもちながら最悪の状況にも備えられるように, 支援のタイミングをとらえ, 家族と話す機会をつくる必要がある。この役割は, おもに外来看護師, 地域連携室や相談支援センター, 訪問看護師が担うことができる。

3 終末期～臨死期

この時期の家族のケアは, 家族が看取りの現実に向き合っていけるように支援することが中心となる。

● 家族のセルフケア行動の支援

病状が進行した患者に対して, 「自分たちはなにもできない」と無力感をいだく家族は多い。看護師は, 患者のケアに関して, 家族がしたいことやできること, 負担軽減のために医療者と一緒に行うこと, 医療者のみが行うこと, といったように状況に応じて判断する。

ケアを行いたいと考えている家族には, そのコツを伝授する。たとえば, 清潔保持や更衣においては, 患者への説明, 鎮痛薬の予防投与, 必要物品の準備, 不要な露出を避けるタオルの使い方, 患側・健側を考慮した更衣の方法, 体位変換のコツなどがある。また, 食事, 排泄, 睡眠の確保, 移動動作, 症状の緩和方法, レクリエーションやコミュニケーション, マッサージによる症状緩和の方法などについて, イラストやパンフレットなどを利用して, できるだけ具体的に示すと効果的である。

1) Anselm, L. S. ほか著, 南裕子監訳: 慢性疾患を生きる. p.133, 医学書院, 1987.

　　家族は，ケアを通して患者に触れることによって，つらいながらも患者の身体的な変化(腹水による腹部膨満，やせの進行など)を敏感に察知し，病状の進行を受けとめることとなる。

　　また，看護師は，家族成員が日常生活をより健康的に維持できるように支援する。食事や睡眠を確保し，必要に応じて気分転換がはかれるように気づかい，環境やマンパワーを調整する。

● 家族の苦悩の理解

家族の苦悩の個別性▶　患者を含め，家族成員の1人ひとりがかかえている情緒的な問題は，立場や個別性によってもさまざまである。後述する予期悲嘆も，死別後の悲嘆と同様に，患者への愛着や関係性，家族成員における個別の特性によって，表現のされかたは異なる。感情の起伏が激しく，ほかの家族や医療者に攻撃的な言動をしてしまう人もいれば，悲しみをこらえきれず患者のそばにいることができなくなってしまう人もいる。あるいは，冷静さを保ったまま，すべきことを淡々とこなしているように見える人もいる。また，生活をともにする家族以外の親族との間に，情緒的な葛藤をかかえていることも多い。

　　予期悲嘆やストレスに満ちた危機状況にあるとき，人は「自分の苦しみは，誰にもわかってもらえない」と孤独感をおぼえ，ますます孤立する行動をとることもよく見られる。

家族の苦悩に対するケア▶　こうした苦悩をかかえる家族に対するケアにおいては，以下のような工夫と配慮が大切である。

(1) 家族成員の個別の苦悩に対して，共感的理解を示す。ケアチームのメンバーや家族のなかに，心を開いて苦悩について話すことができる相手を見つけられるように支援する。

(2) 患者の病状の変化などに伴う家族の動揺を受けとめて，「思わず感情を表出してもだいじょうぶだ」と感じられる安全な環境をつくる。

(3) 感情の表出を強要せず，「感情を出さなくてもいい」ことも保証する。

(4) 家族成員の感情や意思を代弁したり，お互いの理解を深めるきっかけとなるようなはたらきかけをしたり，家族成員間の情緒的相互作用を深めるような橋渡しを行う。

(5) 家族がもつきずなに気づくことができるよう，はたらきかけを行う。

● 家族間のコミュニケーションの促進

　　家族の1人ひとりが自分のことに精いっぱいで，互いに気づかう余裕がないこと，喪失に対する不安や怒り，不当感，現状をみとめがたい気持ち，孤独感，過去に生じた家族どうしのすれ違い，それぞれの思いを言葉に出すことのおそれなどをかかえていることが，家族間のコミュニケーションがうまくいかない原因となっている場合がある。

看護師は，家族がお互いの感情や立場を知り，理解するきっかけとなるよう面談の場を設定する。中立的な立場でかかわり，家族間に生じる決めつけや共感の欠如を補うこと，家族成員それぞれの思いを傾聴してニーズを明らかにすること，家族成員どうしの円滑なコミュニケーションが成立するように配慮することによって，家族が自分たちの問題（看取りや家族内の役割分担など）について話し合えるように支援する。

● 家族間の役割調整の支援

まずは，これまでの家族内の役割構造を把握する。とくに，患者が家族のなかで担ってきた役割と存在感を知ることは重要である。たとえば，家庭の経済的基盤とリーダーシップを担っていた，家事のすべてを取りしきり，育児も一手に担っていたなど，これまでの役割を知り，それらの役割の再分担が可能かどうかを検討する。家庭内で，役割の再分担と負荷の配分，社会資源の調整が不可能な場合は，医療ソーシャルワーカー（MSW）のかかわりが必要となることもある。

患者のケアに関する家族内での役割調整においても，家族であるからこそ生じる遠慮や感情的な行き違い，過去の役割期待をそのまま引きずってしまうことなどから，特定の家族成員に負担が集中することもある。場合によっては，本人がその負担を自覚できていないこともあるため，家族成員とともに現状を共有し，現実的な役割調整を行えるように支援する。

● 家族の意思決定の支援

まずは，現在の状態にいたるまでに，家族が意思決定に関して行ってきたことを理解し，それを尊重する。そして，患者の病状や今後の見通しなどについて，家族の認識と医療者が判断している内容のすり合わせを行う，家族の感情に配慮して情報を適切な時期に提供する，家族成員の意見や立場，家族における力関係・感情・関心の度合いをみながら意見を引き出して相互作用を高めるなどの支援を行う。とくに，終末期の患者の療養に関する決定においては，家族の1人ひとりが納得できる合意形成が行われるように支援する必要がある。

患者の病態が悪化して意思を確認することができなくなったとき，誰が代理で意思決定を行うのかについても，あらかじめ患者や家族と話し合っておくことが必要である。

● 看取りの支援

患者の看取りの時期が近づく前に，家族がどのような看取りを希望しているのかを確認する。会いたい家族が遠方や外国にいる，出張や大きな仕事と重なる心配がある，最後に着せたい着物がある，宗教的な儀式などの希望があるなど，それぞれの家族によって希望はさまざまである。また，息を引きとるとき

に必ずそばにいたいという場合もあれば，さまざまな事情でそうではない場合もある。どのような場合でも，家族の希望と現実の事情に即した看取りを実現するように支援する。

これまでに看取りの経験がない家族の場合には，なにをすればよいのかを具体的に示すことがたすけとなる。話しかける，静かにいる，ふだんのとおりでいるなど，看取りのかたちはさまざまである。また，患者の身体に触れる方法や患者の口を湿らす方法などについては，看護師が行って見せるとよい。看取りのパンフレットなどを活用する方法もよいであろう。

また，呼吸パターンの変化をはじめとする臨終が近くなってきたときの身体の変化について説明しておくと，家族もあわてずに見まもることができる。

死亡確認が行われたあとは，家族だけで過ごす時間をもてるように配慮する。死後の処置については，家族の様子を考慮しながら一緒に行うことを提案し，家族に対する慰めとねぎらいの気持ちをもって接する（▶231ページ）。

● ケアの連続性

どの医療の時期にあっても，その時点で患者と家族にとって最適な医療はなにか，どのような見通しが予想されるかを考え，また療養の場所や方法，看取り方・看取られ方について話し合える関係性を築き，話し合う機会を逃さないことが重要である。それは，主体である患者と家族が人生や生活の連続性を保てるように支援することでもある。

そのためには，1つの施設においてだけではなく，複数の施設の間においてもケアの連続性を保持できるよう，医療者が情報を共有して協働し，ネットワークをつくることが求められる。患者と家族が「見放された」と感じることのないよう，連携したシステムの構築が課題である。

③ 緩和ケアを受ける親をもつ未成年の子どものケア

家族看護の過程で，家族に未成年の子どもがいることや，親が子どもに自分の病気や治療・病状の進行・死について話すことにとまどいや困難を感じていて，援助者によるサポートが必要となっている場合がある。

ただし，すべての親が子どもへの対応について支援を求めているわけではなく，とまどいながらも子どものことは家族にまかせてほしいと考えている家族も多いので注意が必要である。

親の疾患を▶
子どもに伝える
ときのポイント

親のがんを子どもにはじめて伝えるときには，次の「3つの C」が重要であるとされる[1]。

(1)「がん cancer」という病気であること：あいまいな表現をすると，見当違

---

1) 大沢かおり：がんになった親が子どもにしてあげられること．p.62，ポプラ社，2018.

いのことを考えて想像し，不安や混乱をきたすことがあるため，「がん」という言葉を使って病気のことを正しく伝える。

(2) うつる病気でないこと not catchy：自分や家族に病気がうつるかもしれないとおそれることがないようにする。

(3) 子どもによって引きおこされたものではないこと not caused：子どもは，自分がわるいことをしてしまったから，またはいいことをしなかったから，親が病気になったと思い込んでしまうことがあるため，このことをはっきりと伝える。

これらのことを伝えたあと，治療の計画や治療に伴って予想される親の身体の変化，治療にかかる期間，子どもの生活への影響(食事を誰がつくるのか，お風呂は誰と一緒に入るのか，学校の準備は誰が見るのかなど)について説明する。ここでは，なによりも子どもの疑問に十分に答えることが大切である。親は，患者または患者を支えるというつらい立場にありながら，子どものことを考えて向き合っていくことになるため，看護師は必要に応じて支援を行う。

▶たすけを求める
サインを
見逃さない

子どもは，親を取り巻く状況を敏感に感じ取り，親のことを心配していい子でいようと努力する。しかし，同時に本当の自分の気持ちを知ってほしいとも願っている。医療チームは，一見なにごともないように過ごしている子どもが発している，たすけを求めるサインを見逃さないように，そして親が子どもの状況を受けとめられるように，橋渡しをしなければならない。

▶病気や死について
子どもと話すこと

親が病気になり，入院して治療を受けていくなかで，子どもは死別だけでなくさまざまな喪失を体験することになる。子どもが自分の思いを誰にも話せないままにいることや，親に子どもを十分に気づかう余裕がないこともあるだろう。緩和ケアチームは，家族の全体像を見ながら，適切な支援が行えるよう準備しておかなければならない。

医療チームが基本的にすること，またできることは，日常的なケアのなかで子どもへのかかわりをもつこと，子どもの話に耳を傾けること，親と話し合うこと，チームの手を離れたあとも活用できる地域の社会資源を紹介することである。近年では，子どもを対象としたさまざまなサポートプログラムが各地で展開されている。

D｜グリーフと遺族ケア

① グリーフ

1 グリーフ(悲嘆)とは

▶喪失体験と悲嘆

人はその成長・発達において，基本的信頼や自立の感情を獲得し，他者との

最適距離を見つけ出すことができるようになっていく。また，人は基本的に他者に対してだけでなく，家庭・仕事・地位・金銭・土地や財産，自身の身体・健康にも愛着をもち，こうした愛着の対象を喪失するときに，強い情緒的反応をおこす。緩和ケアの対象となる患者の家族は，患者が病気になることで家族生活にさまざまな影響を受け，患者の死が免れない状況にあるという喪失，あるいは死別という喪失を体験する。喪失体験により，身体・感情・認知・精神・行動面において影響を受けることであらわれる反応を**グリーフ** grief といい，日本語では，**悲嘆・深い悲しみ**などとあらわされる。

　人が悲嘆するのは，深い愛情を寄せていた人やものを失ったためであり，失う前にはそれらに対する親近感と愛情があったことを示している。また，悲嘆が苦痛を伴う体験となるのは，悲嘆に直面している人が葛藤・死・自由・孤独・無意味などに同時に直面しなければならないためであるとされている。しかし，人はこれらに直面して打ちひしがれながらも，やがて自分なりの新たな解釈や意味，癒しを見いだし，再び生きるための希望を生み出していく力強さを秘めている。

悲嘆のプロセス▶　哲学者であるデーケン Deeken, A. は悲嘆を一連のプロセスとして示し，悲嘆のプロセスを「自分にとって大切な1人またはそれ以上の対象の死を体験，あるいは予期した際に生ずる一連の情緒的反応」とした。このプロセスには身体的・認知的・行動的・感情的な要素があり，人によってそのあらわれ方はさまざまである。

　一方，米国の心理学者であるニーメヤー Neimeyer, R. A. は，こうした感情の顕著な連続性をまったく経験しない人もおり，むしろ喪失によって示す特別な感情の反応・連続性・持続期間は，人によって大きく異なるものであるとしている。グリーフに段階やプロセスがあるとする表現は，同じような体験をした人が同一の経過をたどるような誤解を与えるため，あくまで一般的なパターンとして示し，グリーフの意味を理解するための基盤と考えるべきだと指摘している[1]。

　人は，個別性の高い喪失・悲嘆の体験をすることで，時間の長短はあるにしても，その体験になんらかの意味づけをし，やがて「自分の人生を歩んでいる」という実感をもつようになると考えられている。

2　悲嘆反応

　悲嘆反応には，喪失を経験した人が自然な反応として示す通常の悲嘆反応と，悲嘆反応が強く，また遷延することで社会生活に大きな支障をきたすような複雑な悲嘆反応があるといわれている。

1）ニーメヤー，R. A. 著，鈴木剛子訳：「大切なもの」を失ったあなたに．pp.44-45，春秋社，2006.

● 通常の悲嘆反応

通常の悲嘆反応とは，死別などの喪失のあとによく見られる，感情や身体感覚，認知・行動の反応である（▶表8-3）。これらの反応は，故人との関係性，死のかたち，過去の悲嘆の経験，パーソナリティ，社会的状況，ストレスなど

▶表8-3　通常の悲嘆反応

感情	● 悲しみ：悲しむ，必ずしも泣くことを伴わない ● 怒り：① 誰もその死をくいとめることができなかった　② 私をひとりにしないで！（家族・友人・医療スタッフ・神・亡くなった人や特別な誰かでないものに対して） ● 罪悪感と自責：死の前後にやってしまったこと，しないで怠ったこと（あのとき病気の兆候に気づいていれば，十分やさしくできなかったなど） ● 不安：① 故人なしで自分たちだけでやっていけないというおそれ　② 自分自身の死の自覚 ● 孤独感：日々の親密な関係の喪失（とくに配偶者を失った場合，ひとりぼっち，世界が終わってしまったなど） ● 疲労感：無気力や無関心としても経験される ● 無力感：不安との関係において喪失の早い時期に体験されることが多い ● 衝撃：突然死の場合，予想された死でもやはりそのときが来てしまったという衝撃 ● 思慕：故人を思いこがれる ● 解放感：故人との関係性からの解放感 ● 安堵感：故人が苦しみから解放されたという安堵感，罪悪感を伴うことがある ● 感情麻痺：なにも感じなくなる（とくに死を知った直後）
身体的感覚	● 腹部の空腹感 ● 胸部の圧迫感 ● 喉の緊張感 ● 音への過敏 ● 離人感 ● 息切れ ● 筋力の衰退 ● 身体に力が入らない ● 口の渇き
認識	● 信じない：そんなことはない，なにかの間違いだなど ● 混乱：考えがまとまらず意識を集中するのがむずかしい状態 ● 気をとられている状態：故人についての考えに執拗に取りつかれている ● 実在感：亡くなった人が，いままだどこかで生きているように思う ● 幻覚：喪失の2～3週間以内にときどきみられる，視覚・聴覚の幻覚
行動	● 睡眠障害：入眠障害と早朝覚醒の場合の両方を含んでいる。睡眠障害の継続はより重症なうつ障害との鑑別が必要なときがある ● 食欲障害：過食と食欲不振の両方をさすが，食欲不振のほうが多くみられる行動 ● ぼんやりした行動：自分の行動を自覚しないままぼんやりと行動している ● 社会的ひきこもり：外出することが自分の気持ちにそぐわない，気をつかいすぎて友人と距離をとる，新聞を読まない，テレビを見ないなど社会への関心の低下も含む ● 故人の夢：故人の夢をみる ● 故人を思い出させるものの回避：悲嘆の苦痛に満ちた気持ちをおこす場所や物を避ける ● 探索と叫び：故人の名前を呼ぶ ● ため息：ため息をつく ● 落ち着きのない過剰行動：落ち着きがなく，極端に活動的になる ● 泣くこと：涙を流して泣く ● 故人を思い出す場所の訪問や品物の携帯：故人の記憶をなくすことへのおそれなど ● 故人の持ち物を大切にする：故人の持ち物を身につけていると安心が得られるなど

（ウォーデン，J. W. 著，鳴澤實監訳：グリーフカウンセリング．pp.28-38，川島書店，1995 をもとに作成）

によって，程度や内容，時期，持続期間が異なり，きわめて個別性の高いものである。どのような悲嘆反応であっても，看護師は，まずは家族をなくした悲しみに寄り添い，可能な限りせかさないでケアにあたることが重要である。

　まれではあるが，強い悲嘆反応が身体症状としてあらわれる場合もある。とくに，高齢者は強いストレスにさらされることで循環器症状を示すことがあるので注意する。

● 予期悲嘆

　予期悲嘆とは，患者の生存中から，その後の死別を予期してあらわれる悲嘆反応である。通常の悲嘆反応と同様の反応を示すが，患者が存命であるのにかかわらず，死別後の生活不安や自分の問題にとらわれていることから，罪悪感をおぼえて苦しむ場合もある。予期悲嘆をかかえる家族に対しては，そのつらい気持ちを傾聴し，ほかの家族でも同様にみられる状態であり，家族にとって当然の感情であるということを伝える。

　また，過去の死別や喪失経験で生じた悲嘆が，心理的に積み残されたままとなっている場合などには，自覚しないまま怒りや抑うつなどの反応を示している場合もある。抑うつ状態から自傷行為に及ぶような場合は制止しなければならないが，悲しむことをとめるのではなく，安心して悲しみを表現できる環境をつくることが重要である。

　悲嘆反応としての怒りは，ときにケアを担当していた医療者に向けられることもある。不当感を感じ，とまどい，傷つくかもしれないが，その怒りは深い悲しみや不安の表現だととらえられないか，医療者間で共有する必要がある。

● 複雑な悲嘆反応

　複雑な悲嘆反応は，悲嘆反応の慢性化や悲嘆反応が遅れて発現してきたり，過剰な反応としてあらわれたり，あるいは自分の体験した喪失との関連に気づかずに身体症状や精神症状・行動異常として表現される形態をとる。これらは通常の悲嘆反応と識別することがむずかしい。個々のケースにおいて現在の悲嘆反応につながるできごとや抑うつ，不安発作の病歴などから総合的に判断することになる。不眠や不安発作，理性を失った感情の爆発，社会からの引きこもりの慢性化，抑うつ，希死念慮の出現などに対しては，精神医学的介入が必要かどうかを判断する。

　複雑な悲嘆を引きおこす危険因子には，自己概念の調整能力や抑制・悲嘆を阻害する社会的・環境的要因，情緒的なストレスへの対処能力の欠如などが関連している（▶表8-4）。緩和ケアの実践においては，家族アセスメントによって危険因子がみとめられた場合，複雑性悲嘆を生じる危険性が高い対象として配慮し，家族成員に助言を行い，必要に応じて精神科やグリーフカウンセラーの紹介などにつなげるよう工夫する。

▶表8-4 複雑な悲嘆の危険因子

個別的要因	・著しい怒り ・故人とのアンビバレントなもしくは依存的な関係 ・多数の喪失体験の経歴 ・精神的健康問題の既往 ・ソーシャルサポートの欠如
状況的要因	・突然の予期しなかった死，とくに暴力による多数の不特定の死 ・過度に長期に及ぶ病気のあとの死 ・子どもの喪失 ・喪失は回避できたという思い
歴史的要因	・過去の複雑な悲嘆反応の経験 ・不十分な幼少期の愛着形成
パーソナリティ要因	・極端な情緒的ストレスに対処できない人 ・依存感情にうまく耐えられない人 ・「強い人」という役割と価値を自己概念としている人
社会的要因	・自殺など社会的に口にしがたい死 ・妊娠中絶など社会的に否定されるような死 ・社会的な支援ネットワークがないとき

(Watson, M. et al. : *Oxford Handbook of Palliative Care*. p.754, Oxford University Press, 2005 を筆者訳)

　ニーメヤーは，喪失体験をした人がたすけを求めるべき状況として，① 深刻な罪悪感をおぼえる，② 自殺を検討する，③ 極度の絶望感をおぼえる，④ 長期におよぶ興奮や抑うつにある，⑤ 制御できない怒りを感じる，⑥ 持続的な機能障害（日常生活や仕事への支障など）がある，⑦ 薬物やアルコールなどに依存している，を示した[1]。これらは喪失体験による一時的な状態であるが，もし継続するようであれば注意が必要で，専門家の支援を受けることが望ましいとしている。

② 遺族のケア（ビリーブメントケア）

　人は，人生においてさまざまな喪失を経験し，悲嘆をかかえ，これらに対して他者からの支援（グリーフケア）を受けることがある。グリーフケアのなかでも，死別によるグリーフに対するケアを**ビリーブメントケア** bereavement care とよぶ。大切な家族をなくした遺族は，悲嘆を経験しながらも，多くの場合はうまく対処しながら，① 喪失の事実を受容する，② 悲嘆の苦痛をのりこえる，③ 死者のいない環境に適応する（新しい能力の習得），④ 死者を情緒的に再配置し生活を続ける，という悲嘆の4つの課題を自力で克服していくとされてい

---

1) ニーメヤー, R. A. 著, 鈴木剛子訳：前掲書. pp.44-45.

る[1]。ときに悲嘆への対処が困難で支援を必要とする人もみられるが，話す相手を得ることで対処したり，考えたりできるようになる。

　最近では，一般の人に向けた悲嘆のケアに関する書籍もある。また，悲嘆について語り合う自助グループも各地で活動している。地域によっては，通常の悲嘆作業を援助するグリーフカウンセリングを行う団体もある。米国の心理学者であるウォーデン Worden によるグリーフカウンセリングの考え方では，「残された人が故人との間でやり残したことを完了し，最後の別れのあいさつができるようにすること」を包括的目標として，次の項目を原則としている[2]。

(1) 残された人が喪失を現実のものとして認められるように援助する。

(2) 残された人がもろもろの感情を認め，表現することを援助する。

(3) 故人なしに生きることを支援する。

(4) 故人に対する感情の再配置を促す。

(5) 悲嘆にときを与える。

(6) 悲嘆の際の（通常）行動について説明する。

(7) 個人差を認める。

(8) 援助を持続させる。

(9) 防御と対処の様式を検討する。

(10) 病理を識別して委託する（複雑性悲嘆の識別と専門家への紹介など）。

　看護師として，悲嘆のなかにある家族と出会う場面はとても多い。緩和ケアにおいて遺族のケアは重要な要素の1つであり，多くの緩和ケア病棟において遺族ケアプログラムへの取り組みが行われており，パンフレットなどを用いて悲嘆に関する人々の理解を促進すること，地域の喪失と悲嘆のサポートグループを必要に応じて紹介すること，手紙や電話訪問，追悼会や茶話会の開催，遺族のフォローアップのプログラムをもつことなどが実施されている。

　また，遺族ケアプログラムがなくても，看護師は喪失と悲嘆に関する知識をもち，悲嘆のなかにある家族の苦しみに寄り添い，反応の特徴を理解してかかわることが求められる。

▌▌ゼミナール

✏ 復習と課題

❶ 家族エンパワーメントモデルとはどのような考え方か。

❷ 診断時・治療期，慢性期，終末期・臨死期において必要とされる家族ケアを考えてみよう。

❸ 自分や身近な人の経験をもとに，悲嘆反応について考えてみよう。喪失体験によってどのような様子が見られ，どのような要素が支えとなっただろうか。

1) ウォーデン，J. W. 著，成澤實監訳：グリーフカウンセリング──悲しみをを癒すためのハンドブック．pp.13-21，川島書店，1993．
2) ウォーデン，J. W. 著，成澤實監訳：上掲書，pp.55-70．

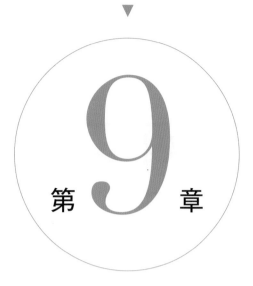

緩和ケア

第**9**章

医療スタッフのケア

本章で学ぶこと	□医療者のストレス要因とそれによって引きおこされる状態を理解する。
	□ストレスに対処する能力やケアを学ぶ。
	□臨床での介入や医療者のセルフケアに活用されるマインドフルネスについて，その概念や実践方法を学ぶ。

A ストレスマネジメント

① 医療者のストレス

　緩和ケアでは，医療者は生命の危機に瀕した患者の身体的苦痛のみならず，精神的・社会的な苦痛から，将来に対する不安，怒り，深い悲しみなどのさまざまな感情に接し，その苦悩に寄り添い，ケアすることが求められる。しかしながら，病気の進行や死が日々繰り返される現実を前に，無力感や罪悪感，喪失感をいだくことも少なくない。

　緩和ケアにかかわる医療者にとって，さまざまな問題がストレス要因となる（▶表9-1）。たとえば，医療者自身のなかにある未解決な喪失や悲嘆が，ある患者の似たような状況を経験するときに活性化され，強く感情を揺さぶられることがある。また，緩和ケアの知識不足や病気の進行のため思うように症状が緩和できず，ときには患者や家族から怒りをぶつけられ，感情的に疲弊して無力感に陥ることもあるだろう。さらに，患者が求めることと，医療者が望むこととのギャップから，適切な医療を提供できないジレンマに陥ることや，医師や看護師，あるいは緩和ケアチーム内で目標が定まらず，それぞれの役割や関係性そのものがストレスとなることもある。積極的な治療の中止など「わるい知らせ」を伝えることや，持続的な深い鎮静などに関する倫理的な問題は，患者だけでなく医療者にとっても「死」を強く意識させるものであり，心理的な

▶表9-1　緩和ケアにおける医療者のストレス要因

個人的な経験	個人的な喪失・悲嘆の体験 感情コントロールのむずかしさ 緩和ケアの知識不足
患者－家族－医療者間の関係性	患者・家族-医療者間のコミュニケーション不足 患者-家族間の意思疎通のズレ 医療者内での意思疎通のズレ，援助の不足
症状の進行・悪化	症状緩和の困難感
倫理的問題	意思決定に関する問題 積極的治療の中止，深い鎮静など

負担感を生じさせる[1]。

1 燃えつき症候群

2018 年，WHO は「疾病及び関連保健問題の国際統計分類(ICD-11)」のなかに，「健康状態に影響を与える要因」として分類される「雇用または失業に関する問題」の1つとして，燃えつき症候群(バーンアウト burnout)の項目を新たに追加した。燃えつき症候群は，適切に管理されていない慢性的な職場ストレスに起因するものと定義され[2]，① エネルギーが枯渇するか，または消耗したという感覚，② 仕事への心理的距離感の増加，または仕事に関する否定的ないし冷笑的な感情，③ 専門的効力(能率)の低下の3つをその特徴としてあげている。

燃えつき症候群は，医師や看護師などが長期にわたる対人援助過程において，つねに解決困難な問題にさらされた結果として生じることが知られている。患者の病状が進行するなか，揺れ動く患者との間で繰り返される感情のやりとりは，ともすれば医療者に慢性的なストレス状態を引きおこす。医療者の燃えつき症候群は，慢性疲労や心血管系の症状，消化器症状，認知機能障害，不眠症，怒りや抑うつ，不安といった医療者自身のストレス症状とも関連する[1]だけでなく，ストレスをかかえながらケアにたずさわることは患者の安全やケアの質の低下などの問題をまねくおそれがある。そのため，燃えつき症候群への早期対策が求められている。

2 共感疲労

共感とは，医療者にとって，患者をケアするうえでなくてはならないものである。しかし，他者の苦悩を軽減できるよう援助したいと思っていても，苦しみをかかえた患者に共感することで心理的に疲弊することや，ときには患者のトラウマ体験を自分のことのように感じ，なんとかしたいと思いながらもなにもできないという無力感や罪悪感にさいなまれることがある。このような状態を共感疲労 compassion fatigue，あるいは二次的外傷性ストレスという。

共感疲労は，患者の苦しみに深く共感してケアすることでおきるため，ケアの代償ともいわれる。感情的疲弊の結果として徐々にあらわれる燃えつき症候群とは対照的に，共感疲労は突然おこるが回復も早い[3]。ただし，繰り返される共感疲労の蓄積は燃えつき症候群につながる可能性もあるため，共感疲労に

1) Morita, T. et al.: Emotional burden of nurses in palliative sedation therapy. *Palliative medicine*, 18: 550, 2004.
2) WHO：ICD-11．(https://icd.who.int/browse11/l-m/en#/http://id.who.int/icd/entity/129180281)(参照 2019-09-12)
3) B. H. スタム編，小西聖子・金田ユリ子訳：二次的外傷性ストレス．p.18，誠信書房，2003.

早期に気づき，ケアすることが必要である。

　一方で，仕事から得られる喜びとしてケアの報酬とあらわされるものに，**共感満足**がある[1]。医療者が，患者の人生最期のときを患者や家族とともにあるなかで得られる共感満足は，医療者としてだけでなく，人としての成長をもたらす。

　患者との相互作用においては，共感によるネガティブな側面だけでなく，ポジティブな側面がケアを豊かにすることを忘れてはならない。

② レジリエンス

　ストレスに満ちた状況からの回復や，ストレスにうまく適応するプロセスをあらわす概念として，**レジリエンス** resilience が注目されている。レジリエンスとは，回復力，復元力，逆境をはね返す力ともいわれ，一般的には，困難な状況をうまくのりこえる回復力であるとされている。

　レジリエンスに関しては，個人の要因だけでなく，まわりの人や環境などとの相互作用を含めた複合的な視点も重要である。たとえば，死後の患者とあらためて対峙して悲哀や罪悪感をしずめる力や，終末期ケアに伴う哀傷を他者と分かち合い折り合いをつける力などは，個人と人的資源を活用していく終末期看護のレジリエンスでもある[2]。

③ ストレスケア

　緩和ケアにかかわる医療者が燃えつき症候群や共感疲労に対処し，ウェルビーイング（▶80ページ）を促進するためには，個人および組織レベルでストレスケアに取り組むアプローチが必要である（▶表9-2）。

　個人での取り組みとしては，セルフケアの実践がこれまでの経験を醸成してケアの意味を見いだしていくことにつながり，レジリエンスをはぐくむための有効なヒントを与えてくれる。

　組織として行うアプローチでは，医療者の働く環境に配慮し，緩和ケアのレベルの向上をはかる支援が必要である。また，病棟に限らず組織をこえたスタッフどうしのつながりを促進することが，医療者をサポートし，ケアの質を向上させ，患者にも医療者自身にも有益となる。

1) B. H. スタム編，小西聖子・金田ユリ子訳：上掲書，p.16.
2) 樽岡美愛・黒田寿美江：終末期ケアに携わる看護師のレジリエンス─和文献を対象とした文献検討─. 日本看護研究学会雑誌 40(4)：639-648, 2017.

▶表9-2　ストレスケア

個人のストレスケア	組織のストレスケア
・私生活と仕事のバランスを保つ。 ・患者の治療やケアに伴って生じる心の負担に対しては，認知的プロセスを含む感情コントロールを学習する。 ・緩和ケアを追求する動機づけや意図に立ち返りケアの限界を受けとめる。	・適切な勤務時間の調整と労働環境の改善によって，ワーク・ライフ・バランスをはかる。 ・緩和ケアに関する教育機会の支援を行う。 ・緩和ケアチームをはじめとするさまざまな資源と連携する。 ・病棟やチーム内でのつながりを促進する安全な環境づくりを行う。

(Gillman, L. et al.: Strategies to promote coping and resilience in oncology and palliative care nurses caring for adult patients with malignancy: a comprehensive systematic review. *JBI database of systematic reviews and implementation reports*, Jun 12, 13(5): 131-204, 2015 による，筆者訳)

B｜マインドフルネス

① マインドフルネスの背景

1 マインドフルネスの概念と脳科学

● マインドフルネスの概念

　マインドフルネス mindfulness という言葉は，元来仏教に由来する。パーリ語では sati(サティ)といい，「思い出す，忘れないでいる，気づくこと」という意味がある。日本語では「いまの状態に『気づく』こと」を示している。広く受け入れられている定義として，マインドフルネスは「意図的に，いまこの瞬間に，価値判断することなく注意を向けて気づいている」状態とされている[1]。

　たとえば患者から怒りをぶつけられた場合，私たちの心の動きとして，目の前のことから注意がそれて，過去のいやなできごとが思いおこされて気持ちが落ち込んだり，再び怒りをぶつけられるのではないかと未来のことを考えて不安になったりして，「いまこの瞬間の状態」から考えが離れてしまうことがある。これは，心が迷走して自動的に思考の反芻がおきている状態であり，そのことがストレス状態を引きおこす。

　マインドフルネスの状態とは，あれこれ考えてものごとを進める「すること

---

1) ジョン・カバットジン著，春木豊訳：マインドフルネスストレス低減法．北大路書房，2007.

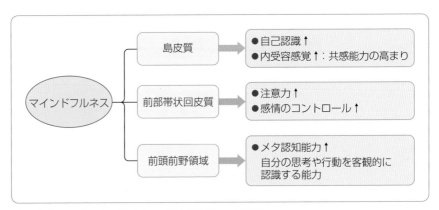

▶図9-1　マインドフルネスによる脳機能への影響

モード」でなく，いまの状況にしっかりと気づいて心を開き，ありのままに受け入れ，注意を「いま，ここ」に戻していく「あることモード」にする心構えでもある。いまの体験における思考や感情の気づきは無理やりかえるものではなく，心に生じては消えていくできごととしてとらえる。そうすることで，自己の体験に対して客観的な視点でかかわることが可能となる。これを脱中心化とよび，マインドフルネスではこの脱中心化の促進が，思考・感情・身体のバランスを保つためのカギとなっている。

● マインドフルネスと脳機能

　マインドフルネスによる介入が脳機能に与える影響については，次のことが明らかとなっている（▶図9-1）。

　まず，自己の認識と身体の感覚を感知する内受容感覚に関連する島皮質が活性化される。内受容感覚は，心拍や空腹感などの内臓の感覚だけでなく，暑さ・寒さを皮膚表面で感じることや，やさしくなでられ気持ちよいと感じる感覚など，身体の生理学的な感覚の1つである。マインドフルネスでは，身体の微細な感覚に注意を向ける練習を行うことで，内受容感覚をきたえていく。内受容感覚は脳の島皮質と関連しているが，島皮質は感情と他者への気づかいといった向社会性および共感する機能に関与している。そのためマインドフルネスの実践は，自分自身の身体の微細な感覚の気づきを亢進するだけでなく，他者への気づきを高めるため，共感能力の向上にもつながるといわれている[1]。

　また，注意と感情のコントロールに関連している前部帯状回皮質が活性化する。これは，あるできごとや状況へ対応するときに，感情的にならず平静で落ち着いた状態をもたらす。

1）Nielsen, L. and Kaszniak, A. W.: Awareness of subtle emotional feelings: a comparison of long-term meditators and nonmeditators. *Emotion*, Aug 6(3): 392-405, 2006.

　そのほか，客観的に自分自身について距離をもってとらえるメタ認知能力をつかさどる前頭前野領域が変化する。これにより，自分自身を客観的にとらえ，自己の思考にとらわれるのではなく，柔軟性をもって新たな思考を受け入れやすくなる[1]。

　一方で，脳機能と脳構造が変化する神経可塑性(神経の構造的・機能的な変化)の観点からは，学習と記憶に重要な海馬や自己認識，そして思いやりに関連する構造部位の灰白質が増加し，逆に不安やストレスに影響を与える扁桃体の灰白質の密度が減少する[2]。

　このように，マインドフルネスによって，感情調整，注意制御，自己認識と関連する脳部位が変化し，自己コントロール機能がはたらくことで思考の反芻が収まり，ストレスが低減されていく。

2　マインドフルネスのプログラムと実践技法

　マインドフルネスは，仏教の伝統を受けついだものからセラピーとして発展し，その効果が確認されるようになった。1970年代，慢性疼痛患者へのプログラムとして米国の分子生物学博士であり，米国マサチューセッツ大学医学部マインドフルネスセンター創設所長・同大名誉教授であるジョン・カバットジン John Kabat-Zinn により開発されたマインドフルネスストレス低減法 Mindfulness-Based Stress Reduction(MBSR)や，慢性うつ病患者への再発予防を目的としたマインドフルネス認知療法 Mindfulness-Based Cognitive Therapy(MBCT)などが代表的なプログラムであり，これらは基本的には瞑想を通して体験的に学んでいくものである。

　マインドフルネスの実践では，よい・わるいを判断せず，ただありのままをとらえて，思いやりをもって淡々と行っていく。正式に行う練習では呼吸や身体に集中する瞑想などを行い，日常生活のなかで行うマインドフルネスでは，日々の営みのさまざまな場面でその行為に注意を向けて集中し，「いま，ここ」の感覚に気づくよう意識して行っていく(▶表9-3)。正式に行う瞑想だけでなく，生活のなかにマインドフルネスを織りまぜていく。

1) Young, K. S. et al.: The impact of mindfulness-based interventions on brain activity: A systematic review of functional magnetic resonance imaging studies. *Neuroscience and biobehavioral reviews*, Jan 84: 424-433, 2018.
2) Hölzel, B. K. et al.: How does mindfulness meditation work ? Proposing mechanisms of action from a conceptual and neural perspective. *Perspectives on psychological science*, 6(6): 537-559, 2011.

▶表9-3　正式な練習と日常生活でのマインドフルネス

正式な練習	・ボディースキャン（身体のすみずみに注意を向けるエクササイズ） ・ヨーガ ・歩行瞑想，集中瞑想，観察瞑想，慈悲の瞑想など
日常生活での マインドフル ネスの例	・手洗い，洗面，歯みがき，洗髪，入浴の際に伴う感覚に注意する。 ・食べる・飲む際に注意して味わう。 ・皿洗いなどの家事の際に，1つひとつの動作に集中する。 ・信号待ちで立ちどまる際，足の裏の感覚に注意を向ける。

② マインドフルネスによる医療スタッフへのケア

1 マインドフルネスの広がり

マインドフルネスは，臨床としての介入だけでなく，ストレスや精神的健康問題の改善，仕事への満足度とウェルビイーングを高めることから，医療者へのセルフケアとしてその広がりをみせている。米国のローチェスター大学ではマインドフルネスのワークショップが行われるなど，全人的ケアを目ざす医療者を育てるべく，医学・看護教育でも活用されている。

2 自己覚知に基づく自己ケアモデル

自己覚知とは，自分の思考や感情，身体に対するあるがままの気づきを体験し，自分の能力や限界を知り，自己の背景を洞察することで自覚する自己認識である。米国の緩和ケア医であるカーニー Kearney は，医療者の自己覚知が自己ケアを向上させることについて，自己覚知に基づく自己ケアのモデルを提唱した（▶図9-2）。

複雑で緊張に満ちた多忙な臨床のなかで，自己覚知の機能が低下すると，自己中心的なバイアスにより自己と他者へ自動的に反応していることに気づかず，心理的消耗や共感疲労に陥る。

一方，マインドフルネスによる高い自己覚知では，自己の体験を主観的に判断せず，ありのままを明晰に認識する。そのことが「いま，ここ」での自己をみとめ，患者に対してより柔軟で思いやりをもって対応する真の共感となり，自己と他者を癒しへと導いていく。

3 コンパッションをはぐくむ

コンパッション compassion は，看護にとって不可欠な要素であり，日本語では「慈悲」や「思いやり」といった意味で用いられることが多い。言葉の起源としては，ラテン語の「com＝ともに」と「pati＝苦しむ」が合わさったものとされ，「他人の苦悩の状況に共感的な注意を注ぐことと，その苦悩をやわ

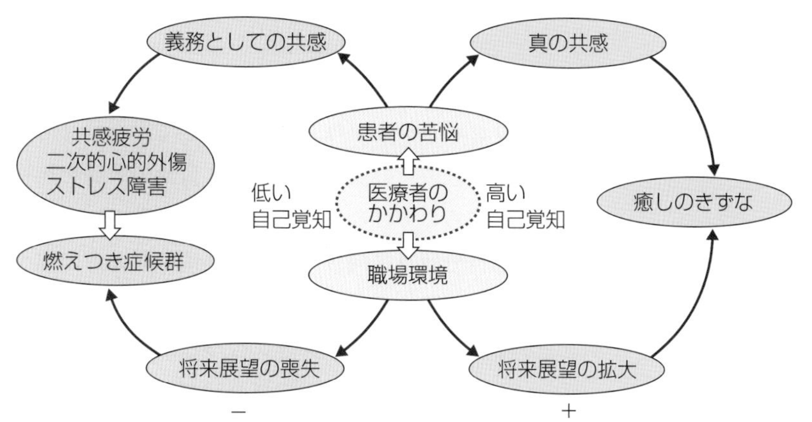

（トム・A・ハッチンソン編，恒藤暁訳：新たな全人的ケア，医療と教育のパラダイムシフト．p.161, 青海社, 2016 による，一部改変）

▶図9-2　自己覚知に基づく自己ケアモデル

らげようと意図すること」[1]を意味する。

　コンパッションは，相手の苦しみを気づかい，助けてあげたいと強く願う動機を伴うことから，向社会的行動へとつながり，その行為は自己の幸福感につながる。他者の肯定的・否定的いずれの情動にも共鳴する一般的な能力である共感とは異なり，コンパッションは共感をこえて，積極的に相手の苦しみをやわらげようとする。まずは，いまをともに生きる者として，自己と他者へやさしさと思いやりの気づかいをもって心をオープンにすることが，コンパッションをはぐくむ一歩となる。

　このように，コンパッションとは相手に注意を注ぎ，寄り添う能力でもある。おきている状況を見きわめ，相手がどのような経験のなかにいるのか，明確に気づかなければ，真のケアを実践するのはむずかしい。そのためコンパッションの能力を発揮するためには，いまここでの気づき，すなわちマインドフルネスが必要不可欠な要素となっている。

　そして患者の苦悩にふれる際には，患者に共感することで自分のなかにどのような感情や思考が流れているのか，自己と他者の区別を明確にしたうえで，気づきをもって行動することがコンパッションによるケアとなる。

セルフ・▶
コンパッション

　しかし緩和ケアを行うなかで「なんとかしてあげたい」と思うことで，ともすれば自己を犠牲にしてまで患者や家族につくしてしまい，自分が思い描く状景と現実とのギャップに苦しんだり，患者に寄り添うなかで共感疲労にさいなまれたりする。自分を責めず，自己を大切にしながらも，苦悩する患者のそば

---

1) トム・A・ハッチンソン編，恒藤暁訳：新たな全人的ケア，医療と教育のパラダイムシフト．p.86, 青海社, 2016

にいることを可能にするためには，自分自身にも思いやりを向けることが大切である。

　この，自分自身に思いやりを向けることを**セルフ・コンパッション**という。セルフ・コンパッションは，他者に対して思いやりを向けるのと同じように，自分が苦痛や失敗を経験したときに，自分の苦痛を無視したり，自己批判を繰り返したりするのではなく，自分自身におきていることを認識し，やさしさや思いやりを自分自身に向け，苦痛な感情や考え方のバランスをとることである。苦悩は誰もが経験する普遍的なものであることを受けとめ，あるがままに気づくことがセルフ・コンパッションにつながっていく。

　コンパッションは，患者に注意を注ぎ，患者がどのような経験をしているのか，その瞬間瞬間の気づきを洞察する能力であり，患者が苦しみから解放されることを望む意図をもって，配慮したケアを行うことでもある。自分自身にもやさしさや思いやりを向けることができるその先に，コンパッションによるケアの実践が可能となる。

4　G.R.A.C.E ——コンパッションによるケアの実践

　マインドフルネスとコンパッションに基づく緩和ケアを提供するための方法の 1 つとして，G.R.A.C.E（グレース）がある[1]。

　G.R.A.C.E とは，① G：注意を集中させ gathering attention，② R：自分の動機・意図を思い出し recalling intention，③ A：自分と相手の思考・感情・感覚につながり attuning to self/other，④ C：なにが本当に役だつかを熟考し considering，⑤ E：かかわり，実践し，終結させる engaging, enacting, ending という 5 段階のケアプロセスである。

　G.R.A.C.E は，バランスのとれた思いやりのある態度で患者に集中して向き合い，最善のケアへと導くためのコンパッションを体現する効果的な実践ツールとなっている。緩和ケアの実践は，その人の人生の終わりに身をおき，その場にいて，おきていることに向き合うことでもある。G.R.A.C.E は，けっして平坦ではないその道を歩む看護師や医療者の地図となるであろう。

1）村川治彦：G.R.A.C.E.—コンパッションに基づくケアのためのトレーニング．*Cancer Board Square* 4(1)：70-75, 2018.

ゼミナール
復習と課題

❶ 燃えつき症候群と共感疲労とはそれぞれどのような状態か。また，両者にはどのような違いがあるか。

❷ ストレスに対して行うケアには，どのようなことが有効か。個人で行うものと組織で取り組むものに分けてあげてみよう。

❸ マインドフルネスの実践方法として，正式な練習と日常生活で行うものそれぞれにどのようなものがあるか。

❹ G.R.A.C.E とはどのようなケアプロセスか。

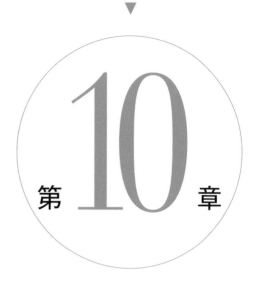

緩和ケア

▼

第**10**章

緩和ケアに関する教育

本章で学ぶこと	□基礎教育と継続教育において，緩和ケアに関する教育のあり方を学ぶ。 □ジェネラリストおよびスペシャリストのための教育について，プログラムや制度を学ぶ。

　第 1 章でも述べたように，緩和ケアは健康に対する人権であると位置づけられている[1]（▶5 ページ）。これまで，緩和ケアは，効率的・効果的に提供するためのモデルとして，基本的緩和ケアと専門的緩和ケアに分けて考えられてきた[2]（▶13 ページ）。

　基本的緩和ケアには，基本的な症状マネジメント，不安・抑うつへの対応，治療目標や病状に関する基本的な話し合いなどの技術が含まれる。

　一方，専門的緩和ケアには，緩和困難な症状のマネジメント，対応がむずかしい不安や抑うつ，スピリチュアルペインへの対応，治療の内容や目標について関係者間で対立している場合の解決支援などの技術が含まれる。

　これらのことから，緩和ケアに関する教育も，基本的緩和ケアと専門的緩和ケアに分けて考えることができ，それぞれの緩和ケアを提供するために必要な能力を習得するための教育が求められる。

A｜基礎教育

　わが国の看護師国家試験の受験資格を満たすための教育は，厚生労働省による保健師助産師看護師学校養成所指定規則（以下，指定規則）において教育内容や単位数が定められている。この指定規則は教育内容の大きな骨格を示すものであり，具体的なカリキュラムの内容は各教育機関の裁量で決定される。

　また，大学において看護師養成教育を行う場合，カリキュラム作成の参考となるものの 1 つとして，2018（平成 30）年に日本看護系大学協議会から出された「看護学士課程教育におけるコアコンピテンシーと卒業時到達目標」[3]がある。指定規則のなかでは，緩和ケアの学習について明記されていないが，「看護師等養成所の運営に関する指導ガイドライン」の「看護師に求められる実践能力

1) European Association for Palliative Care (EAPC): The Praque Charte.（https://www.eapcnet.eu/events/previous-eapc-events/prague-charter）（参照 2019-09-17）
2) Quill, T. E.: Generalist plus specialist palliative care-creating a more sustainable mode. *The New England Journal of Medicine*; 368: 1173-1175, 2013, DOI: 10.1056.
3) 日本看護系大学協議会：看護学士課程教育におけるコアコンピテンシーと卒業時到達目標.（http://www.janpu.or.jp/file/corecompetency.pdf）（参照 2019-09-17）

と卒業時の到達目標(改正案)」において,「終末期にある対象者の治療と苦痛を理解し,緩和に向けて支援する」という到達目標があげられている。また,「看護学士過程教育におけるコアコンピテンシーと卒業時到達目標」では,エンド・オブ・ライフにある人と家族を援助する能力を身につけるための教育内容の1つとして例示している。

しかし,緩和ケアを疾病の早期から適用することによって,QOLの向上や生存率の改善がみとめられることが明らかになっている[1]。わが国の緩和ケアは,がんの終末期患者を対象として発展してきたが,緩和ケアの定義(▶8ページ)にも示されるように,病期や対象,療養場所を限定せずに緩和ケアを提供できる能力を養うことができるよう,カリキュラムの内容を考えていく必要がある。

看護基礎教育において学習する緩和ケアは,基本的緩和ケアのレベルに相当する。しかし,ほかにも学ぶべき内容が多くあるなか,基本的緩和ケアを提供するための知識・技術を十分に学習することはむずかしく,その一部が扱われることが多い。基本的緩和ケアに関して,看護基礎教育のなかで学習すべき内容とそのレベルについては,後述の継続教育とのつながりもふまえながら検討することが望まれている。

B 継続教育

① ジェネラリストの教育

基本的緩和ケアを提供するための知識・技術を養う教育プログラムとして,**ELNEC-J(The End-of-Life Nursing Education Consortium-Japan) コアカリキュラム看護師教育プログラム**がある[2]。ELNEC は,2000 年に米国で開発されたエンド・オブ・ライフ・ケアおよび緩和ケアに携わる看護師のための教育プログラムである[3]。共通の知識を含むコアカリキュラムのほか,クリティカルケア,小児緩和ケア,高齢者ケア,学部教育用(オンライン)など,複数のカリキュラムが用意されている。スペイン語版や中国語版なども作成されており,国際的にも普及している教育プログラムである。

ELNEC-J コアカリキュラム看護師教育プログラムは ELNEC の日本語版で

1) Temel, J. S.: Early palliative care for patients with metastatic non-small-cell lung cancer. *The New England Journal of Medicine*, 363: 733-742, 2010.
2) 日本緩和医療学会:ELNEC-J.(http://www.jspm.ne.jp/elnec/index.html)(参照 2019-09-17)
3) American Association of College of Nursing: End-of-Life-Care (ELNEC). (https://www.aacnnursing.org/ELNEC)(参照 2019-09-17)

▶表 10-1 ELNEC-J コアカリキュラム看護師教育プログラムの教育内容

モジュール
1. エンド・オブ・ライフ・ケアにおける看護
2. 痛みのマネジメント
3. 症状マネジメント
4. エンド・オブ・ライフ・ケアにおける倫理的問題
5. エンド・オブ・ライフにおける文化への配慮
6. コミュニケーション―患者の意思決定を支えるために―
7. 喪失・悲嘆・死別
8. 臨死期のケア
9. 高齢者のエンド・オブ・ライフ・ケア
10. 質の高いエンド・オブ・ライフ・ケアの達成

あり，厚生労働省の研究班の一事業として開発された。本プログラムは，日本看護協会が示す「看護師のクリニカルラダー」のレベルⅡ(標準的な看護計画に基づき自立して看護を実践する)に合わせて作成されたものである。10 のモジュールから構成され，エンド・オブ・ライフ・ケアを包括的・系統的に学べるようになっている(▶表 10-1)。

現在は日本緩和医療学会のもとで普及活動が行われている。ELNEC-J コアカリキュラム指導者としてみとめられた者が中心となって，各地域や施設で本プログラムが開催される。普及活動は 2011(平成 23)年から始まり，2020(令和 2)年 4 月までに，全国で 1,395 回開催され，40,200 名が受講している。さらに，本プログラム受講後の知識・態度を測定するためのツールも開発され，教育効果を評価することも可能である[1]。

これまでのジェネラリストに対する卒後緩和ケア教育は，各施設で院内研修の一環として行われ，教育の質・量ともに施設によってばらつきがあった。しかし，本プログラムによって，質の高い系統的な教育が少ない労力で可能になった意義は大きい。今後は，本プログラムの普及が進み，さらに多くの看護師が受講することが期待される。

② スペシャリストの教育

ジェネラリストとして臨床経験を積み重ねるなかで，緩和ケアに特化した看護実践能力を高めたい，つまり緩和ケアのスペシャリストを目ざしたいという場合には，いくつかの道筋がある。最も身近なものとしては，施設独自で育成している専門ナース制度がある。制度の設置の有無や教育の期間などの条件は

1) Arahata, T. et al.: Development of an instrument for evaluating nurses' knowledge and attitude toward end-of-life care: End-of-life nursing education consortium—Japan Core Quiz. *Journal of Hospice & Palliative Nursing*, 20(1): 55-62, 2018.

▶表 10-2　認定看護師・専門看護師の分野

認定看護師		専門看護師 (13 分野)
現行の認定看護分野一覧 (21 分野, 2026 年度で教育終了)	新たな認定看護分野一覧 (19 分野：2020 年度から教育開始)	
救急看護	感染管理	がん看護
皮膚・排泄ケア	がん放射線療法看護	精神看護
集中ケア	がん薬物療法看護	地域看護
緩和ケア	緩和ケア	老人看護
がん化学療法看護	クリティカルケア	小児看護
がん性疼痛看護	呼吸器疾患看護	母性看護
訪問看護	在宅ケア	慢性疾患看護
感染管理	手術看護	急性・重症患者看護
糖尿病看護	小児プライマリケア	感染症看護
不妊症看護	新生児集中ケア	家族支援
新生児集中ケア	心不全看護	在宅看護
透析看護	腎不全看護	遺伝看護
手術看護	生殖看護	災害看護
乳がん看護	摂食嚥下障害看護	
摂食・嚥下障害看護	糖尿病看護	
小児救急看護	乳がん看護	
認知症看護	認知症看護	
脳卒中リハビリテーション看護	脳卒中看護	
がん放射線療法看護	皮膚・排泄ケア	
慢性呼吸器疾患看護		
慢性心不全看護		

施設によってさまざまであるが，自施設において勤務を継続しながら看護の専門性を高めることができるため，活用しやすい制度である。

さらにキャリアアップを目ざす場合には，専門的緩和ケアを担う専門資格として，**認定看護師**および**専門看護師**がある(▶表 10-2)。

1 認定看護師

認定看護師は，「特定の看護分野において，熟練した看護技術と知識を用いて水準の高い看護実践のできる認定看護師を社会に送り出すことにより，看護現場における看護ケアの広がりと質の向上をはかる」ことを目的とし，日本看護協会が認定する資格制度である[1]。1997(平成 9)年から認定が開始された。

21 の認定看護分野があり，緩和ケア関連の認定看護師としては，緩和ケア認定看護師とがん性疼痛看護認定看護師がある。認定看護師の資格は，看護師免許取得後通算 5 年以上(そのうち通算 3 年以上は特定の認定看護分野)の実務研修をもつ者が，認定看護師教育機関として認められた教育課程において 6 か月(615 時間)以上の教育を修了し，認定審査に合格した者に与えられ，5 年ご

---

1) 日本看護協会：認定看護師. (http://nintei.nurse.or.jp/nursing/qualification/cn)(参照 2019-09-17)

との更新審査がある。

　各認定看護分野に共通の役割として，実践，指導，相談がある。また，緩和ケア関連の認定看護師のための教育内容としては，ほかの認定看護分野との共通科目に加え，専門科目として，痛みや症状のマネジメントや喪失・悲嘆・死別など，患者・家族の苦痛緩和をはかるための知識・技術の習得を目標とした科目が用意されている。2019（令和元）年12月までに，緩和ケア認定看護師として2,438名，がん性疼痛認定看護師として760名が登録されている。認定看護師には，緩和ケアの現場でロールモデルとなる看護実践を示すとともに，指導や相談活動を通して，緩和ケアの質を向上させることが期待される。

2 専門看護師

　専門看護師は，「複雑で解決困難な看護問題を持つ個人，家族及び集団に対して水準の高い看護ケアを効率よく提供するために，特定の専門看護分野の知識・技術を深めた専門看護師を社会に送り出すことにより，保健医療福祉の発展に貢献し併せて看護学の向上をはかること」を目的とし，1997（平成9）年から認定が開始された[1]。認定看護師と同じく，日本看護協会が認定する資格制度である。13の専門看護分野があり，緩和ケアに関連する専門看護師として，がん看護専門看護師，精神疾患看護専門看護師，慢性疾患看護専門看護師などがある。

　専門看護師の教育は，大学院修士課程で行われる。専門看護師として資格認定されるには，看護系大学院修士課程修了者で日本看護系大学協議会が定める専門看護師教育課程基準の所定の単位（総計26単位または38単位）を取得していること，実務研修が通算5年以上（うち3年以上は専門看護分野）であることが条件となる。そのうえで，認定審査を合格した者に資格が与えられ，5年ごとに更新審査がある。

　各専門分野に共通の役割としては，実践，相談，調整，倫理調整，教育，研究がある。がん看護専門看護師養成のための教育内容としては，がんの病態生理や看護理論，各種がん治療に関する看護，緩和ケアなどが含まれる。緩和ケアについては，がんがもたらすあらゆる苦痛を包括的に理解し，エビデンスに基づいて適切なキュアとケアを統合して提供する能力を高める目的で行われる。

　2019（平成31）年12月までに，がん看護専門看護師は893名が登録され，病院，教育機関，訪問看護ステーションなど，多様な現場で活躍している。専門看護師には，大学院で学んだ理論や知識を活用して，根拠のある看護実践を行い，発展させる役割が期待されている。さらには，看護系の研究者と連携しながら緩和ケア領域での看護研究を行い，エビデンスの蓄積に貢献することも，

1）日本看護協会：専門看護師．〈http://nintei.nurse.or.jp/nursing/qualification/cns〉（参照 2020-10-07）

今後の大きな課題である。

3 SPACE-N プログラム

　専門的緩和ケアを担う看護師のための教育プログラムとして，SPACE-N プログラム（専門的緩和ケア看護師教育プログラム Specialized Palliative Care Education for Nurses Program）がある[1]。SPACE-N プログラムは，ホスピス，緩和ケア病棟や緩和ケアチーム，在宅緩和ケア施設などの専門的緩和ケアを担う場において，リーダーシップを発揮し，意欲的に専門的緩和ケアの質の向上に取り組むことができる看護師を育成することを目的として開発されたもので，日本ホスピス緩和ケア協会の事業の一環として行われている。専門的緩和ケアを提供する場（ホスピス・緩和ケア病棟，緩和ケアチーム，在宅緩和ケア）の臨床経験が 2 年以上ある看護師を対象とする。

　このプログラムは，専門的緩和ケアに必要な知識について自己学習を行ったのち，対話形式によるグループワークからなる 5 回コースの研修会を通して行われる。苦や死に向き合って生きるがん患者とその家族に寄り添い，支えていくために必要なケアについてともに探究し，互いにエンパワーメントする内容で構成される。

　2019（平成 31）年 1 月現在，全国で 211 名が本プログラムを修了している。本プログラムの教育期間は認定看護師や専門看護師と比較すると短いものの，知識の習得だけでは対応できない態度や姿勢などを含めた実践の熟達を促す内容としていることが大きな特徴である。今後の普及や効果検証が期待される。

ゼミナール
復習と課題

❶ 看護師に対する緩和ケア教育がどのように行われているか整理してみよう。
❷ 基本的緩和ケアと専門的緩和ケア，それぞれの重要性を考えてみよう。

参考文献　1）文部科学省：大学における看護系人材養成の在り方に関する検討会（平成 23 年 3 月 11 日）．（http://www.mext.go.jp/b_menu/shingi/chousa/koutou/40/toushin/1302921.htm）（参照 2020-10-19）

1）日本ホスピス緩和ケア協会：専門的緩和ケア看護師教育プログラム（SPACE-N）．（https://www.hpcj.org/med/space_n.html）（参照 2020-10-07）

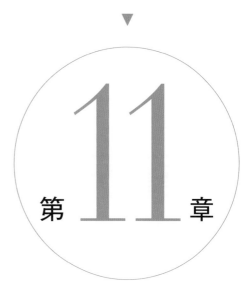

第11章

緩和ケアにおける研究

本章で学ぶこと　□緩和ケアにおける研究の意義やその特徴を学ぶ。

□「人を対象とする医学系研究に関する倫理指針」に基づき，緩和ケアにおける研究倫理を学ぶ。

□緩和ケアに関する研究を計画・実施する際の留意点を理解する。

A 緩和ケアにおける研究

① 緩和ケアの研究の必要性

　　かつて，病院では多くのがん患者が痛みなどの苦痛に苦しんでいた。現在では多職種による緩和ケアが行われるようになり，往時とは隔世の感がある。これは多くの臨床家の努力や緩和ケア教育の普及，国レベルでのがん対策の進歩などによるものであり，とくに苦痛の緩和については緩和ケアに関する研究の貢献が大きい。1970 年の Medline 収載文献のうち，緩和ケアに関するものは 0.08％だったが，2005 年には 0.38％に増加した[1]。また，2001 年から 2016 年までの間に緩和ケアに関連する Medline 収載文献の数は 3 倍以上に増加し，なかでもわが国をはじめとした東アジアの論文数の増加が著しい[2]。

　　しかし，がんをはじめとした生命をおびやかす疾患に罹患したすべての患者と家族の苦痛が軽減されているとは言えない。緩和ケアに携わる者は，未解決な問題を克服し，質の高い緩和ケアをすべての患者と家族に届けるために，研究を進展させる必要がある。

　　緩和ケアに関する研究において最も重要でむずかしい点は，研究の倫理性に配慮し，そのなかで科学性を追求しなくてはならない点である。研究に対して消極的な考えをもつ緩和ケアの臨床家も少なくない。緩和ケアの対象の多くが終末期にある人あるいは苦痛に苦しんでいる人であり，そのような患者と家族には利益をもたらさない研究に参加することは負担や苦痛を増すだけではないか，残された大切な時間を研究に費やすのは望ましくないのではないか，という考え方である。

　　しかし，これだけではすべての研究を否定する理由にはならないであろう。目の前に苦しんでいる患者と家族が存在し，現在の最新の知見ではそれを取り

1) Tieman, J. et al.: Changes in the quantity and level of evidence of palliative and hospice care literature: the last century. *Journal of Clinical Oncology*, 26(35): 5679–5683, 2008.

2) Liu, C. J. et al.: Bibliometric analysis of palliative care-related publication trends during 2001 to 2016. *American Journal of Hospice and Palliative Care*, 35(10): 1280–1286, 2018.

除くことができないとき，新たに研究を行ってそれを解決しようとせずにいることは，緩和ケアの専門家としての職業的な倫理に反すると，緩和ケアの研究者は考えている。この重要かつ本質的な制約のなかで，緩和ケアに関する研究を進め，すべての患者と家族が苦痛なく最期までその人らしい人生を送ることができる社会を実現させるためには，どうすればよいであろうか。本章では，緩和ケアに特徴的な側面を重視しつつ，緩和ケアの研究をどのように進めていけばよいかを考えていく。

② 緩和ケアにおける研究の問題

緩和ケアにおける研究に特有の問題として，次の点があげられる[1]。

患者の問題▶ 第一は患者の問題であり，① 複数の疾患や病態が存在する，② 全身状態が不良であることが多い，③ 重症度が高い，④ 高齢者が多い，⑤ 複数の身体・精神症状がある，⑥ 臨床経過が変化しやすい，⑦ 入院期間・生存期間が短い，⑧ 複数の薬物を使用している，⑨ 精神的・社会的要因の影響を受けやすい，⑩ 症例数が集まりにくい，などである。

環境の問題▶ 第二は環境の問題である。臨床においては患者と家族のケアが中心となるため，研究が必ずしも第一の目的ではない。患者と家族は安心して療養することを希望し，それを尊重するためには研究の対象となるよう依頼することを断念せざるを得ないことも多い。医療者の気持ちとしても，患者と家族を研究の対象とすることに抵抗を感じることもあるだろう。

緩和ケアにおいては，とくに臨床に密着した研究が必要である。研究者だけで研究を行うのではなく，臨床とやりとりをしながら行う必要があるが，臨床家が研究にさくことのできる時間や，研究に関する知識や教育も十分ではない。

研究方法の問題▶ 第三は研究方法の問題である。緩和ケアの研究方法や評価方法が確立していないことや，研究デザインの選択の問題などがある。緩和ケアにおいては，痛みや身体症状，精神症状，QOL，より望ましい死の過程といったように，主観的で目に見えないものが重要な評価項目となるが，その評価方法が確立しているとは言いがたい。また研究デザインに関しては，ランダム化比較試験などのエビデンスレベルが高い研究デザインを採用することが困難である場合が多く，さまざまなデザインを用いた研究結果の蓄積によって1つの統一した見解に達する必要がある。

さらに重要な視点は，緩和ケアにおける介入は，たとえば抗がん薬の臨床試験のように「ある薬剤を投与するか・しないか」という単純なものではないことが多いという点である。緩和ケアにおける介入の効果は，治療やケアの担い手である医師や看護師，その他の職種と，患者や家族の相互作用によってもた

---

1) 恒藤暁：最新緩和医療学．最新医学社，1999．

らされることが多い。介入自体をすべての患者に対して一律に行うことがそもそも困難であり，患者と家族のかかえる問題や生活・社会環境などの個別性に配慮して行われる。介入は薬剤の単回投与とは違い，患者と家族の反応をみながら，その内容や方法を最適化していく必要がある。この過程では，医療者間の相互作用や，患者と家族，またそれを支える人たち，社会との相互作用も生じる。このような介入を複雑介入または複合介入 complex intervention といい，とくに緩和ケアの看護にかかわる研究の多くが複雑介入に該当すると考えられる。

B 緩和ケアにおける研究と倫理

　緩和ケアではとくに脆弱な患者を対象として研究を実施するため，倫理的配慮が非常に重要である。緩和ケアの研究や看護研究に限らず，人を対象とする研究は，世界医師会のヘルシンキ宣言や，「人を対象とする医学系研究に関する倫理指針」（以下，倫理指針）（文部科学省・厚生労働省，2014 年）などの指針・法令を遵守して実施する必要がある[1]。

　また，症例報告などを含むプライバシー保護に関しては，外科関連学会協議会による「症例報告を含む医学論文及び学会研究会発表における患者プライバシー保護に関する指針」[2]に従うことが一般的であり，「個人情報の保護に関する法律」や「臨床研究法」などの関連法規も遵守しなくてはならない。

① 人を対象とする医学系研究に関する倫理指針

　緩和ケアの研究を計画する際には，倫理指針およびその具体的な運用の詳細が書かれている「人を対象とする医学系研究に関する倫理指針ガイダンス」（以下，ガイダンス）を熟読すべきである。以下では，本書の読者を念頭におき，緩和ケアの研究を実際に実施する際の留意点について述べる。

　まず，あくまでも倫理指針は原則して遵守されるべき事項を示したものであり，この範囲内であればなにをしてもいいというわけではない。研究の実施に関しては，倫理審査委員会の承認を受け，たとえ倫理審査委員会が承認した内容でも，最終的には研究者自身が目の前の患者や周囲の環境に十分な倫理的配

1) 厚生労働省：研究に関する指針について（https://www.mhlw.go.jp/stf/seisakunitsuite/bunya/hokabunya/kenkyujigyou/i-kenkyu/index.html）（参照 2019-09-05）
2) 日本外科学会：症例報告を含む医学論文及び学会研究会発表における患者プライバシー保護に関する指針，2009.（https://www.jssoc.or.jp/other/info/privacy.html）（参照 2019-09-27）

慮をする必要があることを肝に銘じておく。研究者は，適切な判断を可能とする倫理観を養う必要がある。

介入と侵襲▶　倫理指針とガイダンスでは，対象者からの同意を得る方法，倫理審査，有害事象が生じた場合の報告の仕方などが定められている。その適用範囲は研究の内容などによって異なるため，倫理指針で明確化されている「介入」と「侵襲」の定義を理解することが重要である。

　　介入は，「研究目的で，人の健康に関する様々な事象に影響を与える要因の有無又は程度を制御する行為」と定義される。この「制御する」とは，治療法の選択などに関する意思決定を，意図的に変化させる・させないなどのようにコントロールすることである。介入を行うことが必ずしも侵襲を伴うとは限らない。たとえば「オピオイドの服用に関する患者教育」は，通常，侵襲を伴わない介入である。

　　侵襲は，「研究目的で行われる，穿刺，切開，薬物投与，放射線照射，心的外傷に触れる質問等によって，研究対象者(患者)の身体又は精神に傷害又は負担が生じること」と定義されており，侵襲のうち，研究対象者の身体および精神に生じる障害および負担が小さいものを「軽微な侵襲」という。ここで「心的外傷に触れる質問」とは，その人にとって思いおこしたくないつらい体験(たとえば，災害，事故，虐待，過去の重病や重症等)に関する質問をさすと定義されている。したがって，遺族に対するインタビューやアンケートなどは「軽微な侵襲」に該当することが多い。患者に対するものでも，精神的苦痛が生じることが予測されれば同様である。

　　研究対象者に対する同意取得など，倫理指針で遵守すべき事項は，侵襲の程度や介入の有無によって異なる(▶表11-1)。看護研究の多くは「軽微な侵襲」もしくは「侵襲なし」に分類される。「侵襲なし」であれば文書による同意は必ずしも必要ではなく，心的外傷にふれる質問が含まれないアンケートやインタビューでは文書による同意は必要ない。しかし，口頭同意および記録，研究について開示し，対象者が拒否する機会を保証するなどの規定を遵守する必要がある。

倫理審査委員会▶　すべての研究は，倫理指針の要件を満たした医学・医療以外の専門家をメンバーに含んだ倫理審査委員会の審査を受けなくてはならない。施設によっては，このような倫理委員会が設けられていない場合があるので注意が必要である。

教育・研修▶　研究に携わるものは，学生であっても年1回程度の継続した教育・研修を受ける必要がある。

研究計画書▶　研究計画書に記載するべき事項は，倫理指針で定められている。研究の科学性の合理的根拠などを含んだ，十分な研究計画書を作成しなくてはならない。

インフォームド・▶
コンセント　　研究対象者に対するインフォームド・コンセントの書式に記載するべき事項についても，倫理指針で定められている。

症例報告▶　症例報告については，倫理審査委員会の承認は不要である。ただし，複数例

▶表 11-1　侵襲・介入と遵守すべき事項の関連

	侵襲あり（軽微な侵襲を除く）	軽微な侵襲	侵襲なし
介入研究	投薬，治療医療機器，手術など	採血などを伴う検査などの臨床試験	食品，運動負荷，保健指導など
	同意◎（文書） 審査○（本審査） 登録○ 補償○（一部保険加入） 有害事象◎ モニタリング・監査など○	同意◎（文書） 審査○（本審査） 登録○ 補償△（有無の記載） 有害事象△ モニタリング・監査など×	同意○（口頭＋記録可） 審査○（本審査） 登録○ 補償× 有害事象× モニタリング・監査など×
観察研究① 生体試料あり	CT・PET などによる検査	少量の採血や被曝，MRI など	尿・唾液などの採取（残余検体の二次利用も同じ）
	同意◎（文書） 審査○（本審査） 登録× 補償△（有無の記載） 有害事象○ モニタリング・監査など×	同意◎（文書） 審査○（迅速審査） 登録× 補償△（有無の記載） 有害事象△ モニタリング・監査など×	同意○（口頭＋記録可） 審査△（迅速審査） 登録× 補償× 有害事象× モニタリング・監査など×
観察研究② 生体試料なし	（ほぼ想定されない）	（精神的苦痛を伴うアンケートなど）	通常のアンケートやインタビューなど（診療情報の二次利用も同じ）
	同上	同上	同意△（オプトアウト可） 審査△（迅速審査） 登録× 補償× 有害事象× モニタリング・監査など×

有害事象対応の違い
・重篤未知の場合に厚生労働大臣報告：◎のみ
・研究計画書に対応をあらかじめ記載：◎と○のみ
・生じた場合に研究チーム・施設内で情報共有：◎○△

※生体試料とは血液や組織などをさし，アンケートやインタビューデータなどは含まない（指針上，これらは「情報」と定義される）。
筆者注：◎文書によるものが必須，○必須，△簡易なものでよい，×必ずしも必須ではない
（田代志門：「人を対象とする医学系研究に関する倫理指針」の解説．ICR 臨床研究入門，2017.〈https://www.icrweb.jp/course/view.php?id=308〉〈参照 2019-09-27〉）

の症例報告を同一発表内で行う場合に，何例以下であれば症例報告とみなすかは定められておらず，倫理審査委員会などの判断になるであろう。

② 緩和ケアの研究における倫理的配慮の実際

先に述べたとおり，倫理指針の条件を満たし，倫理審査委員会の承認を受けたとしても，緩和ケアの対象となる患者と家族に対しては慎重な倫理的配慮が必要である。

インフォームド・▶
コンセントに
おける配慮

研究への参加の意思確認にあたっては，参加をしいる雰囲気になってはならない。たとえば，主治医や担当看護師から参加の打診を受ければ「日ごろ世話になっているのに断るのは申しわけない」と感じるだろう。研究への参加について説明する主治医や看護師は，参加を断っても診療や看護には影響がないこ

とを対象者に伝える。インフォームド・コンセントの取得は，研究の実施主体とは独立した施設内の関係者や，施設に籍をもたない第三者が行ったほうがよい場合もある。

緩和ケアの対象となる患者には認知機能の低下がみとめられることが多いため，説明はていねいに，必要に応じて繰り返して行われるべきである。もし説明の際に，認知機能の低下により合理的な判断ができていないかもしれないという疑念が生じた場合には，研究参加の打診を中止するべきである。介入研究では，患者の認知機能に問題がないことを保証するために，ミニメンタルステート検査 mini-mental status exam などの認知機能検査を行い，適格性を判断することもある。

心理的負担への ▶
配慮

質問紙を使用する臨床研究では，患者と家族にとってつらい体験となる質問がないか，対象者の負担という点から徹底的に検討するべきである。作成した質問紙について，まずは健康な患者や少人数の患者でパイロットテストを繰り返すことが重要である。とくに「死」や病状の悪化を示唆するような内容を含む場合には，患者と家族に心理的負担が生じたときにどのような対応をとるのか，フォローアップ体制をあらかじめ定めておく必要がある。

緩和ケアの対象となる患者の家族は，患者同様に心身ともに脆弱な状態であることが少なくないことを，十分に認識する必要がある。

C 緩和ケアの研究の計画と実施

ここでは，緩和ケアの研究を実際に計画するうえでの留意点について述べる。研究の基本については，「系統看護学講座　看護研究」や成書を参考にしてほしい[1]。緩和ケアの研究の方法論は，Addington-Hall（2017）[2]や森田（2011）[3]に詳しい。

研究を実施するためには，文献を読む力，研究計画をたてるための知識，実際にアンケートやインタビューを行うための技術，データを分析する能力，研究成果を論文にしてまとめる能力などが十分でなければならない。

看護師になるための手続きを例にとって考えてみよう。まず解剖学や生理学などの基礎的な知識を得て，成人看護学などを学び，そして学内演習などの厳しい関門をクリアすることで，はじめて臨地実習に出ることができる。そのう

1）木原正博・木原雅子：国際誌にアクセプトされる医学論文，第2版．メディカル・サイエンス・インターナショナル，2019．
2）Julia, M. A. et al.: Research methods in palliative care. Oxford University Press, 2007.
3）森田達也：臨床をしながらできる国際水準の研究のまとめかた　がん緩和ケアではこうする．青海社，2011．

えで，臨地実習では臨床指導者や教員の指導のもと，実際の看護行為を患者と家族に対して行うことになる。

研究に関してもこのような段階が必須である。まずは十分に成書や授業で研究について学び，同時に研究の対象となる患者と家族や疾患などを十分に理解したうえで，教員などの指導にそって行うべきである。

① 意義がある研究でなければいけない

研究は患者と家族の疾病からの回復や生活の質の向上に貢献するものでなくてはならず，単なる興味や関心で行われるものであってはならない。その貢献とは，よりよい看護の実践や，学術雑誌などにおける研究結果の公表である。

倫理指針では「研究分野の特性に応じた科学的合理性の確保」を求めている。これは，緩和医療学もしくは看護学のなかで適切な方法論に基づき，過去の先行研究を精査して研究の必要性を吟味するべきである，ということを意味している。

たとえば「終末期患者の悪心・嘔吐に対する指圧の効果」を検証しようとした場合，たとえそれががん薬物療法中の患者に対して多くの有効性や安全性が確認されている介入だったとしても，終末期患者を対象にするのであれば，迷走神経反射などの予期せぬ有害事象のリスクを考え，まずは少数例の安全性試験から開始しなくてはならない。

また，過去の研究で解決されている課題であれば，新たに研究する意味はない。過去の研究で否定された介入の場合には，新たに研究を行う理由を研究対象者が納得のいくように説明できなくてはならない。

② 研究デザイン

研究の質は，多くの場合，研究デザインによって決定される。どんなにすぐれた研究テーマや研究仮説であっても，ずさんな研究デザインや研究計画によるものでは，その分野の発展や臨床に寄与しない。以下に，おもな研究デザインと緩和ケアにおける位置づけについて述べる。

1 量的研究法

量的研究法は，介入研究と観察研究に分類される。介入研究のうち最も強く因果関係を示すことができるものはランダム化比較試験であり，緩和ケアの領域でも薬物療法を中心に増加している。しかし，緩和ケア，とくに看護における研究では，ランダム化比較試験を行うことはむずかしい場合が多い。その理由として，終末期患者では研究参加者の確保が容易ではないこと，緩和ケアの提供は薬物の単回投与のように1度で終わるものではなく，多職種によって

日々のケアの一環として行われること，などがあげられる。

しかし，緩和ケアにおける介入には，たとえば痛みや不眠などプラセボ効果を引きおこしやすい症状に対する介入も多く，ランダム化比較試験を行わなければ真の効果を判定できない場合も多い。最近では単純なランダム化比較試験がむずかしい場合に，以下のような方法論を用いた緩和ケアに関する研究が増加している。

● クラスター・ランダム化比較試験

クラスター・ランダム化比較試験では，介入の単位を個人ではなく，病棟や施設などに設定する。たとえば看護師に対する緩和ケア教育の効果については，看護師をランダム化することも，対象となる患者をランダム化することもむずかしい。このような場合には病棟単位でランダム化を行い，教育を行う病棟と教育を行わない病棟で患者のアウトカムを比較する。この場合，個々の患者から同意をとる必要がない場合も多く，研究参加者の確保も容易となる。

● ランダム化クロスオーバー試験

すべての患者は，最適と考えられる治療を受ける権利をもつ。しかし，「ランダム化されて 1 つの治療しか行われない」という制約は，患者にとっても医療者にとってもランダム化試験への参加や実施を躊躇させる要因となる。

終末期の患者の症状に対する介入は，根治的に緩和にいたらないものが少なくなく，たとえば痛みに対する鎮痛薬の効果，呼吸困難に対する扇風機による送風の効果，そのほか一般的な看護ケアによる効果などは，ある程度の時間がたつと消失する。このような介入やケアに関してはランダム化クロスオーバー試験がよく利用されている。

● 観察研究

上記のような工夫によっても，倫理的な理由や実際上の問題から，ランダム化比較試験がむずかしい場合も多い。その場合は，観察研究の手法を選択することになる。

コホート研究と▶
後ろ向きコホート
研究

緩和ケアにおけるコホート研究のむずかしさは，通常のコホート研究のようにエンドポイントが死亡や罹患ではないことにある。しかし，QOL などの主観的な症状は死亡に近づくにつれ，意識や認知機能の低下のため収集できなくなる。また，測定時点の判断もむずかしく，通常のコホート研究のように研究参加時から定期的にとるのではなく，死亡時からさかのぼる必要があるが，死亡する日時はわからないため，頻度の高いモニタリングや予後をつねに考えたデータ収集をしなくてはならない。

このため，カルテ調査などの後ろ向きコホート研究が行われることも多い。後ろ向きコホート研究は，データが確実にとられていれば，患者と家族への負担もなく，ある程度のエビデンスを構築できる。将来的には電子カルテやレセプトデータなどの活用によって，日常的にルーチンにとられているデータを利活用することが望まれる。

横断研究 ▶ 　横断研究も，緩和ケアにおいてよく用いられる方法である。因果関係を検証する力は弱いが，現状やニーズの把握などには有用な方法である。わが国の大規模遺族調査である「遺族によるホスピス・緩和ケアの質の評価に関する研究(J-HOPE)」も横断研究の１つである。

2 質的研究法

　今日の緩和ケアに関する研究において，質的研究法は非常に重要な位置を占めている。質的研究法は看護研究に多くみられるが，緩和ケアにおいては医師やほかの職種が主導するものも多い。

　緩和ケアでは多様な患者の病態や価値観，多職種による介入の効果といった非常に複雑な現象を扱うことが多く，実際に目の前でおこっている事象がどのように理論化(単純化)されるか，介入による変化が「なぜ，どのように」もたらされたのか，患者と家族はどのような価値観をもっており，医療者の対応にどのように反応するか，という複雑な研究疑問を扱うことが多い。

　このような研究疑問に対しては，量的研究法より質的研究法が適している。個人もしくはグループに対するインタビュー，参加観察によって得られたデータなどを，グラウンデッドセオリー，解釈学的現象学的分析，エスノグラフィー，アクションリサーチ，主題分析・内容分析などの方法で分析することで，より複雑な事象を明らかにすることができる。

3 混合研究法

　量的研究法と質的研究法を組み合わせて用いる，混合研究法 mixed method という方法論が発展してきた。たとえばアンケート調査を行う前にインタビューを行い，項目を検討することや，量的研究法の結果を考察するために質的研究法を追加することも混合研究法である。

　混合研究法は量的研究法と質的研究法の強みと弱みを相互に補完しながら，研究結果の解釈をより深め，複雑な現象を臨床に取り入れ，活用するための示唆を得ることを目的にしている。緩和ケアの研究で扱う対象や現象は複雑なことが多いため，研究計画の立案にあたっては混合研究法の活用を念頭におくべきである。

4 レビュー研究

　国内外の医学論文の数は増加の一途をたどっており，先行研究を検索してまとめるだけでも膨大な作業が必要となる。こうした状況を背景として，最近では国内外でレビュー研究が盛んに実施されるようになってきた。

　レビュー研究は，一般的に定められた検索式を用いて系統的に検索した文献をまとめたものである。過去の介入研究などを量的にまとめて分析するメタ・アナリシスのような方法や，文献を列挙してまとめる方法など，いくつかの方

法がある。新しく研究を計画する場合や，既存の研究の概要を知りたい場合には，まずレビュー研究を検索することがすすめられる。

　たとえばランダム化比較試験の系統的レビューのライブラリであるコクランライブラリー Cochrane Library には，緩和ケアに関連するものとして Cochrane Pain, Palliative and Supportive Care（PaPaS）という研究グループがある。そのほかにも，レビューライブラリとしては，ランダム化比較試験に限らない現在進行中のレビューを登録する PROSPERO や，看護研究のレビューライブラリであるジョアンナブリッグス研究所 Joanna Briggs Institute（JBI）などがある。

③ 研究対象の選択における問題

　研究対象の選択における問題，すなわち研究対象の適格基準・除外基準を設定する際に生じる問題は，一般的に研究の内的妥当性と外的妥当性の問題に帰着する。

　内的妥当性とは，その研究が臨床疑問を解決するために妥当な方法であるということである。一方，外的妥当性とは，その研究の成果をどれだけ目の前の患者にあてはめられるかという，一般化可能性の程度をいう。

　たとえば，治療やケアの効果の比較をするためには，ランダム化比較試験が妥当な方法である。しかし内的妥当性を高く保つための研究計画を立案すると，選択された研究対象の全身状態は，緩和ケアを受ける一般的な患者に比べて良好となることが多い。そのため，研究結果を目の前の患者にあてはめられないという問題が生じる場合がある。

④ 対象数

　緩和ケアの研究では，統計学的に必要な対象数の確保がむずかしいことが多い。対象数が小さい研究では研究結果を明確に主張できない場合があり，探索的な研究を除けば，そのような研究に患者を組み入れることは倫理的に正しくない行為である。そのため，研究に必要な対象数を統計学的に計算し，それを確保する必要がある。

　また，研究参加の依頼時の応諾率やアンケート調査の回収率を上げる努力も必要である。一般的にアンケート調査の回収率が50％を下まわる場合には，結果の代表性が疑わしくなる。

⑤ アウトカムの測定

　測定は，科学の最も基本的な構成要素の1つである。緩和ケアでは，生存期

間や検査データのような明確で客観的なアウトカムや，痛みなどの主観的なアウトカムの測定が必要となることが多く，測定方法の信頼性・妥当性が重要となる。複数の尺度を比較した研究やレビュー研究などを参考に，適切な尺度を用いなくてはならない。

　また緩和ケアの研究では，意識や認知機能の低下により患者からデータを収集できないことが多く，家族や医療者の代理評価が必要となる場合がある。そのような場合には，代理評価の信頼性や妥当性についても事前に検討する必要がある。

⑥ 統計解析と臨床的有用性

　　緩和ケアの研究における統計解析について，とくに注意しておきたい事項をいくつか述べる。

統計学的仮説検定▶　近年，統計学的仮説検定（有意性検定）への過度な依存が問題になっている。有意確率（P値）とは帰無仮説からのデータの乖離の程度を示すものであり，それをもって関連の強さなどを主張することはできない。検定の結果，P値が有意水準の 0.05 を下まわるかどうかでだけで結論づけようというのは誤りである。しばしば $P<0.05$ などのように結果が報告されるが，$P=0.048$ などのように正確な値を表示することが望ましく，可能であれば 95％信頼区間なども併記する。

臨床的有意性▶　統計学的検定の 1 つの大きな欠点として，対象数が多くなれば臨床上意味がない差であっても統計学的に有意となってしまうことがある。たとえば有効率が疼痛の程度を 2％しか下げない（つまり，臨床的に意味がほとんどない）薬剤であっても，対象数が多ければ有意となる。統計学的に有意な結果が臨床的にも意味のあるものかを検討するためには，臨床的に意味のある効果がみとめられたかという臨床的有意性を検討する必要がある。たとえば痛みについては「10 段階評価で平均 2 以上の低下があること」などが臨床的有意性の基準として提案されている。これは Minimum Important Clinical Difference（MICD）などとよばれている。

効果量▶　緩和ケアの領域では，QOL 尺度など，点数だけをみてもその意味が解釈できない評価指標を用いざるをえないこともある。このような尺度に関しては，効果量 effect size（ES）という，標準偏差いくつぶんの差がみられたかを示す値を基準にすることが多い。ES が 0.8 以上であれば大きな効果，0.5 以上であれば中程度の効果，0.2 以上であれば小さな効果があるとするコーエン Cohen の基準がよく用いられる。

⑦ 交絡とその調整

緩和ケアでは，比較的病状が進行した患者を対象とすることが多く，痛みなどの心身の状態，身体活動度などの多くの要因が患者の状態に関連している。すなわち，緩和ケアの対象患者に関する検討を行う際には，つねに多くの交絡因子が存在し，それを制御・調整しなければ正しい結論にたどりつけないことになる。

交絡因子の制御・調整には大きく2つの方法があり，1つはランダム化比較試験などのように研究計画時の研究デザインによる制御，もう1つは解析の段階における調整である。緩和ケアの研究では，ランダム化比較試験を実施できないことのほうが多いので，そのような場合は重要な交絡変数をもれなく測定し，回帰分析などによる調整が適用できるだけの十分な対象数を確保することが必要になる。

⑧ 欠損値

患者の状態がわるいことなどで生じる欠損値は，緩和ケアの研究における重要な問題である。欠損値は統計学的に補正することもできるが，その方法は複雑で統計家の支援を要する。大切なのは，データ収集時に欠損値を最小にするように研究計画を立案することや，実際に欠損値が生じた理由などをきちんと記録しておくことである。

⑨ プラセボとプラセボ効果

緩和ケアの対象となる痛みなどの身体症状，心理症状などには，プラセボ効果がおこりやすいものが多い。そのため，治療やケアなどの効果を測定するためには，ランダム化比較試験などの方法が必要となる。実際にプラセボを用いたランダム化比較試験を行えない場合にも，つねにプラセボ効果の可能性を考え，なにもしない，もしくは最低限の介入をするなどの対照群を設定することを検討するべきである。

また，プラセボや患者への影響が最小限しかない介入によって有害事象の報告が増えることをノセボ効果という。たとえば痛みに対してプラセボを投与した際に，眠けや悪心の訴えが増えるような場合である。

ゼミナール
復習と課題

❶ 緩和ケアの研究に特有の問題にはどのようなものがあるか。

❷「人を対象とする医学系研究に関する倫理指針」において，介入と侵襲はどのように定義されているか。

❸ 緩和ケアに関する研究を計画するうえでは，どのような点に留意しなければならないか。具体的な例をあげて考えてみよう。

索引

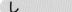

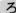
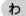